海派药膳

施杞 题

癸卯秋月

主　编　胡国华　宓轶群　赵永汉

副主编　冯　颖　陈　平　姚玮莉　蔡育发　朱海青

上海科学技术出版社

图书在版编目（CIP）数据

海派药膳 / 胡国华，宓轶群，赵永汉主编. -- 上海：
上海科学技术出版社，2024.4
ISBN 978-7-5478-6562-0

Ⅰ. ①海… Ⅱ. ①胡… ②宓… ③赵… Ⅲ. ①药膳
Ⅳ. ①R247.1

中国国家版本馆CIP数据核字(2024)第050511号

本书出版受胡国华上海市名中医工作室、上海市
科学技术委员会科普专项（21DZ231140）：跑好人
生马拉松–科学防治骨关节炎以及2020年上海市中
药专家传承工作室建设项目/赵永汉上海市中药专
家传承工作室（2020ZYGXS–005）资助出版。

海派药膳

主　编　胡国华　宓轶群　赵永汉
副主编　冯　颖　陈　平　姚玮莉　蔡育发　朱海青

上海世纪出版(集团)有限公司
上海科学技术出版社　出版、发行
（上海市闵行区号景路159弄A座9F–10F）
邮政编码201101　　www.sstp.cn
上海光扬印务有限公司印刷
开本 787×1092　1/16　印张 22
字数 351千字
2024年4月第1版　2024年4月第1次印刷
ISBN 978-7-5478-6562-0/R·2975
定价：168.00元

内容提要

　　海派药膳，即富有海派的地方特色，是为了人民大众"治未病"和保健养生的需要，运用中医药理论的指导，对适用的食材与药材予以科学配伍，再进行海派技艺的烹饪所制成的特色膳食。本书围绕海派药膳展开，对药膳的历史和发展、药膳的现代研究进行总结提炼，重点阐述了常见病的药膳疗法，涵盖了肺病科、心病科、脾胃病科、肝病科、肾病科、脑病科、神志病科、内分泌代谢科、风湿免疫科、血液病科、肿瘤科、疼痛科、老年病科、妇科、儿科、皮肤病、肛肠科、骨科、口腔科、耳鼻咽喉科、治未病科各科。本书荟萃众家之长，改变一部分"临床治病重疗效、不讲口味"的传统药膳观念，不仅起到防病保健作用，还好看、好吃，凸显海派中医文化特色。

　　本书可供中医临床医师、中医药爱好者以及中医药院校师生参考阅读。

编委会名单

主　编

胡国华　宓轶群　赵永汉

副主编

冯　颖　陈　平　姚玮莉　蔡育发　朱海青

编　委（按姓氏笔画排序）

王开强　冯其茂　朱为康　刘　毅　李文涛

李毅平　杨新伟　肖姝云　冷　静　宋　毅

张　毅　陈　静　陈薇薇　郑　晓　胡　琦

宣　静　祝峻峰　聂红明　郭　裕　郭修田

唐斌擎　陶　枫　龚学忠　樊天佑　薛　征

编写人员（按姓氏笔画排序）

王丽华　王炜为　王雪菲　孙　阳　李　鹏

李志敏　谷灿灿　汪　洋　汪　莹　张　娜

陈　陵　武前福　胡晓贞　柳林兵　姜煜资

秦　嫣　耿利娜　徐　静　徐光耀　黄爱苹

裘敏蕾　蔡惠群　熊必丹　薛　亚　魏聪敏

学术秘书

朱　焜　张亚楠

序

中医养生文化是中华优秀传统文化的重要组成部分，其中药膳独具特色。中医药膳历史源远流长，它是在《黄帝内经》思想指导下遵循天人相应之理念逐步发展而成的一门学科。《素问·五脏别论》曰："五味入口，藏于胃以养五脏气。"《素问·六节藏象论》曰："天食人以五气，地食人以五味……味有所藏，以养五气，气和而生，津液相生，神乃自生。"《黄帝内经》主张"调食和药"，全书记载了15个方剂，10多味中草药，药食同用。

《神农本草经》中记载了365种中草药，其中更将食物作为药物记载并广泛使用。明代李时珍《本草纲目》中记载了1 892种中草药，其中有12卷记载了粮类、油类、瓜类、果类、菜类、鱼贝类及家禽、家畜类300多种，既是食材，又当药物归类。古有"食以扶正，药以攻邪"之说，名医大家多善用药膳养生疗疾，如孙思邈《备急千金要方·食治》中记载了175种食物，以食物养生治病，并提出"安身之本，必资于食；救疾之速，必凭于药。

不知食宜者，不足以存生也；不明药忌者，不能以除病也"。再如清代名医叶天士创中医温病学说，立胃阴理论，建饮食养胃协助患者恢复正气和津液康复之法。后续吴鞠通、王孟英承之，并丰富、完善、发展了饮食养胃理论和临床方药，如吴鞠通《温病条辨》所定方剂中大量引用养阴生津、清热通络之药食同源之物，如生地黄、麦冬、玄参、沙参、玉竹、桑叶、白扁豆、冰糖、鲜芦根、生梨汁、西瓜翠衣、丝瓜皮、生藕汁、甘蔗、生乳汁等，其方、其药对当今疫病的危急重症患者、老年病患者，以及癌症放化疗后的救治、后期康复无疑具有借鉴意义。

《海派药膳》一书整合专家智慧，既阐述药膳渊源、理论及海派药膳的特色、烹制方法，又根据临床常见病、各种体质、不同季节而提出辨证用膳，尤其将各医院创制的参赛药膳编辑其中，内容丰富，临床实用性强。倘若医者既能开出治病的药方，又能开出切合患者体质、病情的药膳方，岂不更受百姓欢迎？相信本书的出版会对喜欢药膳的医者、患者，以及注意养生保健的百姓带来裨益。

《海派药膳》即将付梓，为鼓励支持海派药膳事业的发展，乐以为序。

胡鸿毅

上海市卫生健康委员会副主任

上海市保健局局长

中华中医药学会副会长

上海市中医药学会会长

2023 年 12 月

前　言

　　"海派药膳"是40年前由全国著名中医儿科大家、上海药膳协会创始人孟仲法教授率先提出、实践并自成体系的。孟仲法教授带领上海热衷于中医药膳（食疗）的一众同道，其中包括医家、营养师、药剂师、厨师，在上海中医药大学附属市中医医院（简称"上海市中医医院"）、上海市肺科医院以及市内著名饭店开展"药膳的临床"研究和"药膳宴席"研究。其研究大受欢迎，并受到国内外同行、专家的关注。孟仲法教授也因此受邀到新加坡、日本举办"药膳宴席"。为推广"海派药膳"，孟仲法教授在上海等国内多地以及海外多次举办培训班，并深受赞誉。之后，全国风湿免疫病专家沈丕安领衔上海药膳协会，其出版专著、开发产品、宣传推广，使海派药膳得以发展。2021年，上海药膳协会成功举办"上海首届药膳大赛"。

　　中医药膳在上海市中医医院各科临床中一直受到医生和患者的欢迎。上海市中医医院的医生除开具治病的药方外，还开药膳方用于疾病的辅助治疗，并促进患者康复。本书的药膳食材不限于目前国家颁布的110种药食同源"食材"，更多基于临床实用效果。本书共有临床21个科室参与编写常见病药膳，为方便了解每类疾病，均撰写了疾病的概要、宜用食材及中药以及推荐药膳。本书中介绍的药膳方已推广到上海市多个社区医院。

本书即将付梓，感谢上海市中医医院各科的同仁，感谢上海药膳协会的专家们，感谢赵永汉上海中药（药膳）专家传承工作室；尤其要感谢上海市卫生健康委员会副主任胡鸿毅教授为本书作序，以及予以的支持和鼓励。国医大师、上海中医药大学原校长、原上海市卫生局副局长施杞教授专门为本书题写书名"海派药膳"，我们深表感激，深受鼓舞。

海派无派，融合各派，自成大派。中医药膳在发展，海派药膳在拓展，让我们齐心协力，推动药膳更好地服务于百姓。

需要特别指出的是，药膳中还是含有中药，虽然大部分是药食两用的，但是还是要注意用药安全，建议广大读者在中医师指导下进行制作与食用。食用后如病情无改善，还是请尽快就医，以防耽误病情。

鉴于水平和时间有限，书中定有不足之处，敬请各位不吝指正。

上海药膳协会理事长　**胡国华**
2023 年 12 月

目 录

海派药膳

2

海派药膳

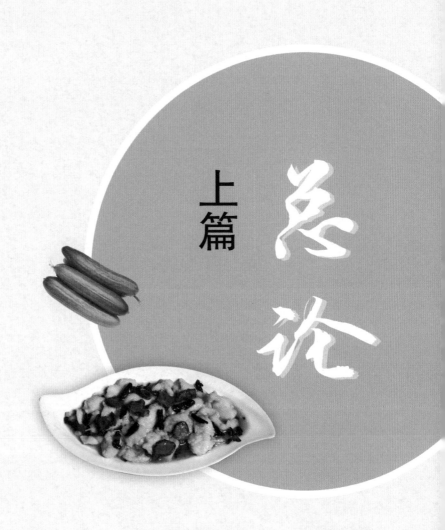

上篇

总论

第一章 > 药膳概述

我国的食疗发展源远流长，据现有资料估计，距今已有至少3 000年的历史。中国古代的药膳甚为丰富，各朝代都有其著作集，民间也流传食方药膳。这些药膳由于年代古远，受饮食习惯和生产发展水平的影响，有的直接应用便可有很好的效果并能发挥其价值，有的仅能作为参考、借鉴，可师其意。因此，这些药膳应结合现代人们的饮食习惯及生活水平，加以改进、补充后应用。总之，对我国古代药膳应用，应采取"发皇古义，融会新知，推陈出新"，做到古为今用。以下介绍药膳历史及部分具有代表性的各期药膳。

一、药膳发展的沿革

中华药膳、食疗的发展源远流长。最初的饮食文化应追溯到旧石器时代，生活在神州大地上的中华先民们结束了茹毛饮血的生食生活，开始用火煨煮食物，走上熟食阶段。在原始时期，中华先民得病后，为了生存，便与疾病作斗争，逐渐产生了医学和药物。而药物是在漫长的生存斗争实践中，从食物中分化出来的，故谓"药食同源"。药食同源也孕育了中医药学。火的运用使烹饪生食成为可能。熟食提高了人类健康水平，减少了疾病的发生。营养素的吸收增加，不仅使人类更为强壮，也加速了人类的进化。

自古代原始生活靠采集野果时起，中华先民就开始逐渐积累对食物的认知。北京人遗址中发现的朴树籽，河姆渡遗址中的葫芦、橡籽、菱角、酸枣、芡实、水稻，半坡遗址中的白菜、芥菜种子等，均是中华先民的可食食物。中华先民生了某种病，因吃了某种食物而愈，便发现了某味药。北京人遗址中发现的几十种哺乳动物的骨化石，山顶洞人遗址中发现的草鱼、鲤鱼骨化石，河姆渡遗址中发现的动物遗骸，都说明随着渔猎经济的发展，鱼及一些陆生动物亦是中华先民的主要食物，同时加深了中华先民对动物的药用认识。例如，彝族有用鸡血治疗烧伤、用鹿骨治刀伤的古方；鄂伦春族有用鹿血拌红糖治心悸的古方等，均是药食同源的体现，也是中华先民在长期与疾病作斗争的实践中积累的丰富经验和知识，形成中医药学的源头活水。经过历代医家、学者的整理提高，又反过来指导人们的饮食习俗，成为药膳、食疗及有关的饮食习俗，使之日趋合理和科学，有益于人民身心健康。

饮食的保健治疗及康复作用是医学的一部分。从历史唯物主义的观点来看，一切科学的产生都来自人类的社会实践和物质生产的需要。药食同源一说是可信的，中华先民在寻找食物的过程中发现有治疗作用的食物，既可作为食，也可作为药，又经过漫长的实践过程，将一些营养价值不大，但治疗作用明显的食物分离出来，成为专门治病的药。故此药实际来源于食。由原始社会进入奴隶社会的过程中，生产力有了提升，特别是农业的发展，使中华先民们有了余粮可以酿酒。《战国策》记载了夏禹时（公元前2205年—公元前2198年），仪狄开始制酒，酒既是饮食，也是当时治病常用的药物。晋宣公十二年时（公元前59年），有文记载用麦曲治疗肠胃病一事，后来因其对治胃病和消化不良很有效，故名其为"神曲"。因而酒与曲都是药和饮食兼用的。

上古时代，由吃生食（寒食）进步到吃熟食，是食疗萌芽到形成的一个重要因素。谯周《古史考》中谓："古之初，人吮露精，食草木实，穴居野处。山居则食鸟兽，衣其羽皮，饮血茹毛；近水则食鱼鳖螺蛤。未有火化，腥臊多害肠胃。于是圣人以火德王，造作钻燧出火，教人熟食，铸金作刃，民人大悦，号曰燧人。"《韩非子·五蠹篇》："民食果蓏蚌蛤，腥臊臭恶。而伤害腹胃，民多疾病，有圣人作钻燧取火，以化腥臊。而民说之，使王天下，号之曰燧人氏。"人类利用火以煮食物而吃熟食。恩格斯对此给予很高的评价，说："蒸汽机的发明，毫无疑义地绝没有像摩擦生火发明那样大的解放意义。"

随着农业的发展、火的运用，人们开始吃熟食，不仅避免了肠胃病，也使食物中的蛋白质更易于吸收，从而保证了古代人民身体健康并使其更为强壮。部落间的战争和联盟增加了人们的交往，促进交通的发展，食物品种和烹饪技术的交流也日益密切，食物品种得以充实与增加。

"汤液"始于伊尹的传说，就是在上述历史背景下产生的。《资治通鉴》记载："伊尹佐汤伐桀，放太甲于桐宫，闵生民之疾苦，作《汤液本草》，明寒热温凉之性，酸苦辛甘咸淡之味，轻清重浊，阴阳升降。走十二经络表里之宜，今医言药性，皆祖伊尹。"考伊尹为商汤的宰相，精于烹饪。在《吕氏春秋·本味篇》中引伊尹和商汤的谈话时，讲了许多烹饪问题。其中就有"阳朴之姜，招摇之桂"之说。姜、桂都是肴中的调味品，也是发汗解表的常用药。所以有人认为中医的桂枝汤是从烹饪、调味食物中分化出来的最古处方之一。因为桂枝汤中的5味中药，即桂枝、白芍、甘草、生姜、大枣是古代厨房中具有辛、酸、咸、苦、甘等味的调味品。相传《汤液论》为伊尹所著，惜已失传，若属实，则是我国目前最古老的食疗专著。

"药"和"膳"两字，最早见于甲骨文和金文中。两词的连用以"药膳"一词出现，最早见于1 000多年前的《后汉书·列女传》中，书中有"母亲调药膳，思情笃密"之句。后有《宋史·张观传》"蚤起奉药膳"的记载。药膳是药与食的结合物。我国药物宝库是极为丰富的，药物知识是中华先民在不断的生活实践中，与疾病作斗争中逐步发展和积累的。早在公元前2世纪—公元前1世纪，便出现专著《神农本草经》，该书载有药物365种，内重复18种，实为347种。公元5世纪—公元6世纪有文记载，陶弘景在《神农本草经》的基础上，又整理和总结了汉晋以来增加的365种药物，合计730种，形成《本草经集注》这本药物学专著。该专著先按照药物的自然属性进行分类，再分上、中、下三品，对《神农本草经》起到重要的补充及进一步推广的作用。

至公元659年，在唐代皇帝的诏令下，《新修本草》颁行。该书载药844种，附图25卷，在药物分类上也较前进步。公元10世纪—公元12世纪，受印刷术的影响，宋朝政府曾12度修订药物书籍。最后一次（1108年）将药物扩至1 746种。1578年，明代李时珍撰《本草纲目》，载药1 892种，将古代药物进行实地考察及订正。1765年，清代赵学敏著《本草纲目拾遗》，补充了716种药物，至此所载药物已达2 608种之多。中医学的药物学成就之巨大，不仅表现在品种之多、疗效之佳两方面，同时在采集、炮制、储藏、服用方法等方面也有一套非常宝贵的经验。而这些经验也与疗效有紧密关系，尤其在对于药物性味、配伍及其宜忌方面的认识，充分体现了我国独特的药物体系，无疑与药膳的配制、烹饪及其功能具有密切联系，并产生深远影响。

以保健养生为目的的肴馔形式和要求，早在战国时期屈原所著的《天问》中见其端倪："彭铿斟雉，帝何飨？受寿永多，夫何久长？"其中"雉"

即"雉羹"，著作记载，彭铿善作雉羹而受宠于尧帝，被彭城。在《庄子·逍遥游》和《荀子·修身篇》中皆有记载，说"雉羹"能延年益寿，这是最早有明确记载的保健膳食。此后，齐桓公的臣子易牙以药膳菜肴"五味鸡"治愈了齐桓公爱妃卫姬的沉疴，使其得到齐桓公认可。在九会诸侯时，易牙被封为"司庖"，烹煮著名的"八盘五簋宴"宴请诸侯。八盘五簋宴中的菜肴，都是药食结合的药膳。其中"五味鸡"，即由中药五味子与鸡所烹成，有益气补血、补肾健脾的作用。还有"龙门鱼""鸳鸯鸦子"等，都是药膳，可说是有记载的、最早的药膳宴席。

汉代医家张仲景在其所著的《金匮要略》一书中载有"当归生姜羊肉汤"，可治血虚寒疝，产后腹痛；又载"百合鸡子黄汤"，可治病后虚弱，情绪不稳，都是典型的药膳方。同时代名医华佗用醋浸大蒜治蛔虫腹痛，也是药膳食疗方。

到唐代孙思邈所著的《备急千金要方》（也称《千金方》）一书，记载了更多药膳和食疗方剂，其中如"猪肚补虚方"，应用人参、蜀椒、干姜等与白粱米一起烹煮药膳，可治脾胃虚弱，食少便溏，疲乏无力。也可治小儿疳积，此方一直沿用至今。同时代的还有孟诜，所著《食疗本草》集前代之大成，为我国专论食治的第一部完整的食疗著作；昝殷的《食医心鉴》中有许多药膳方剂；王焘的《外台秘要》中也有不少药膳食疗方剂，用于治疗各种疾病。宋代是食疗颇为发达的朝代，皇家编撰的巨著有《太平圣惠方》《圣济总录》等，都详载食治，立有专章，其中不少都是药食结合的药膳。

宋代药膳食疗，在不少文学作品中也有反映，如《梦粱录》一书中记载东京（即宋代的汴梁）在暑日街市上有药肆出售消暑防病的冰镇饮品"雪泡梅花酒"及"缩脾饮"（用中药甘草、乌梅、草果等做成的饮料）可清暑热，防治肠胃疾病。连《水浒传》中也记载了小贩走街串巷叫卖保健饮品的场景，例如，记王公在街上叫卖的醒酒二陈汤，即陈皮、甘草、茯苓等制成的饮品。宋神宗时，县令陈直还写了一本老年食治专书《寿亲养老新书》，其中记载了不少食疗药膳配方，贡献甚大。

元代宫廷饮膳太医忽思慧编撰了宫廷保健食谱《饮膳正要》，开始从健康饮食出发，记载了不少保健养生防病方面的药膳，其中不少是药食结合的药膳，可以说是一本最早的营养学专著。

明代李时珍所著的《本草纲目》收集了大量的食物入药，也收集了很多的食方和药膳方剂，大大丰富了食疗和药膳的内容。明代汪颖的《食物本草》、宁源的《食鉴本草》等，都为饮食治疗学和药膳学增添不少新的内容。

清代医家对食疗很重视，食疗著作甚多。早期有沈李龙收集前人食疗著作撰编而成的《食物本草会纂》，后有孟河费伯雄的《费氏食养》等，率先提出"食养疗法"一词。还有王士雄所著的《随息居饮食谱》，强调食养、调节饮食对养生的重要性，其书记载了不少食物的保健食疗作用和食方等。清代对药粥也很重视，有不少著作。清光绪年间曾有《粥谱》一书，记载粥方200多首，其中不少是药食结合的药粥。清代温病学派的兴起，对热病饮食的调制甚为重视，如用"五汁饮"清热生津，使热病患者获得对症的生津饮品，免其脱水早日康复。清末善用食疗的张锡纯所著的《医学衷中参西录》所载的"薯蓣汤""珠玉二宝粥""水晶桃""薯蓣半夏粥"等食方及药膳方，在治疗各种疾病中发挥了积极的作用。

总之，食疗药膳是古代原始的中华先民寻找食物的过程中出现的。中华先民对火的利用，以及对食物的烹煮促进了食疗药膳的发展。中华先民在与自然和疾病长期斗争的过程中，采取并总结了各种各样的方式和方法。食疗药膳是与疾病作斗争过程中常用的和比较重要的方法之一。随着生产的发展，食物、药物的品种不断增加，食疗和药膳治疗保健的经验更加丰富并发展壮大。在历史发展中，它是经过原始和奴隶社会的漫长岁月，由萌芽到雏形，再历经各朝各代不断补充以及广大民众的实践和创造，才形成目前较为完整的食养理论学。这份具有丰富的食疗药膳方剂、烹调、炮制经验及文献记载等的宝贵遗产，为人类的生存、健康及强大做出了重要的贡献。

二、药膳与食疗

药膳是在中医理论指导下，将规定范围内的中药与食物合理地配伍，用烹饪的方法制成具有保健、辅助治疗或治疗作用的膳食，是具有色、香、味、形等特点的特殊食品（物）。

食疗，即饮食疗养。食疗的广泛含义是，在中医理论指导下，利用食物性能（功能）、功效来影响机体各方面的功能、祛病除邪的一种方法。例如，《备急千金要方》强调："安身之本，必资于食……食能排邪而安脏腑，悦神爽志以资血气，若能用食平疴，释情遣疾者，可谓良工。"食疗的内容包括食养和食治两个方面。食养是在中医理论指导下，通过合理的饮食摄取营养来培补元气，抵御病邪，提高免疫力，预防疾病。食治，即狭义食疗，是在中医理论指导下，利用食物的不同性味，通过合理组方（处方），烹饪来治疗疾病。

食疗与药膳常常被混为一谈，实际上，二者既有联系，又有区别。食疗是基于食物的饮食疗法，即利用各种食物，经烹调加工和饮食活动而实施。其根据患者不同的体质或不同的病情，选用常见食物或药食两用食物，通过合理的烹调加工，制成具有一定色、香、味、形的美味食品。药膳则是在食疗的基础上，添加药食两用食物以外的中药材，运用传统的饮食烹调技术和现代加工方法，制成有一定色、香、味、形，且含有一定药物成分的食品。它们都以养身防病、治疗康复和益寿延年为目的。区别在于是否在制备过程中添加了药食两用食物之外的中药材，若添加，则应限定药膳的实施范围，并依据中医方剂学等选择合适的剂型。上海名中医、上海药膳协会原会长沈丕安先生认为："药膳应在精通中医理论的专业人员指导下实施，相比于食疗，药膳更讲究药物、食物与调料的形、色、味等的搭配。运用食物、药物所共有的四气和五味，把握其归经、功用，以及食用者的体质、体力与健康状况，通过适宜的配伍、剂型、剂量及烹饪方法，是药膳不仅兼具膳食的色、香、味、形的基本要求，更能切合中医调整阴阳为中心的治则治法。"

所谓"药食两用"的中药材，指根据中医药理论和传统饮食习惯，既可作为日常食物食用，又可当作中药材治病的食材，即《按照传统既是食品又是中药材物质目录管理规定》国卫食品发〔2021〕36号文件，以及2015年修订的《食品安全法》、2019年修订的《食品安全法》实施条例等以公文形式发布的食药物质目录中所含的物质，共计108种。药膳的中药材（含药食两用食物），应为列入国家中药材标准（《中华人民共和国药典》及相关中药材标准）中的动物和植物可使用部分（包括食品原料、香辛料和调味品）。

现代药膳不仅强调在中医药理论指导下，利用食物本身的食性或在食物中加入特定的中药材，将其合理地组方配伍，还强调针对不同人群，采取传统与现代相结合的加工工艺，制备成色、香、味、形、效俱全的，以养生、保健为主，以治疗为辅的，具有营养价值的膳食。

三、药膳食疗的研究进展

中国的药膳食疗作为中医学的瑰宝，吾辈应积极加以整理完善，发掘研究，使之规范化、系统化和科学化，是非常必要的。

（一）文献整理方面

我国丰富的中医文献中有大量的药膳食疗内容和资料，除专门叙述药膳食疗的已知书籍有100多种外，散于医学著作中以及其他门类书籍中的药膳食疗为数不少。甚至很多文学著作中也有药膳食疗的内容，而且其内容很有价值，至今还有所应用，效果明显。

一些学者在这方面做了许多工作，将我国古代食疗文献进行系统的整理。整理出食疗发展史、对古代食方进行编辑评注、对食疗本草著作进行编辑等，使在研究工作方面的文献资料得以丰富和充实。孟仲法所著的《中国食疗学》可谓其代表。

药膳文献的整理工作亦取得长足的发展，近年来已出版不少此方面的著作。目前，对文献的整理重点主要在以下几个方面。

（1）药膳食疗的发展史。了解一个学科的发展史，可温故知新；了解学科的发展规律，何足以兴，何足以衰，知所取舍，知所进退。

（2）提炼药膳食疗的经验，集其所长，舍其所短。总结药膳食疗的治则治法、有效经验，并上升到理论高度，以指导当前和未来的发展。

（3）收集、整理验效食方，加以编辑，以便推广运用。

（4）整理研究所得的理论和经验，使其系统化，归纳出主要的理论和经验，以便在进一步的实践和研究中加以证实和完善。

（二）基础研究方面

对药膳食疗进行基础理论的研究是一种战略性研究，是使药膳食疗学科不断发展及提高的基础。其主要研究方向可有以下5个方面。

（1）食性理论机制的阐明研究：应该通过相关实验，弄清楚食物性味、归经、功效等理论的实质。

（2）药膳作用机制的阐明研究：重点研究药食结合的优缺点，合用时对人体疾病康复所起的作用等，进行临床相关实验的观察研究。

（3）辨证施食机制的阐明研究：辨证与不辨证施食对照比较，辨证施食对人体的生理、病理和代谢影响情况的研究。

（4）新的食疗食物、新的药膳发掘以及性味功效研究。

（5）药膳标准化的研究：上海市中医医院与上海药膳协会合作承担国家中医药管理局的"药膳标准化研究"项目研究，并进行了初步的探讨。

（三）临床研究方面

临床研究是药膳食疗研究中的重点。药膳食疗的运用重点在临床的治疗和康复方面，功效的证明要通过临床上的应用和观察，因此，设计严谨的、客观的、科学的临床研究观察方法是很有必要的。临床研究的内容有以下3个方面可供参考。

（1）辨证施食的研究：研究辨证施食的具体实施方法，如辨证施食的基本原则、食谱分类和相关理论等。

（2）单味食疗或单一药膳配方的临床效果的观察：仅就某一食疗膳食或某一药膳配方，对某证某病的临床疗效进行研究观察，作出评价。

（3）专病食疗药膳的研究：专病就是某种病或证，探究有效的药膳食疗，如高血压、糖尿病、肾病、脾虚证、阳虚证、延缓衰老等。

（四）药膳食疗的推广应用与商业开发价值

1. 药膳食疗与现代营养学相结合，得以广泛推广　目前，全国各地开办了不少药膳餐厅，很多宾馆也开展了食疗业务，推出的高级保健药膳，供中外来宾品尝。同时，药膳食疗还推广至海外，如上海的"福寿宴"曾推广至新加坡，很受当地人的欢迎。在普遍推广的基础上，药膳有了很大的改进。传统药膳结合现代营养学，从保健养生出发，得以不断发展。目前，将具有各种不同功能的高级保健药膳与我国高超的烹饪技术相结合，创造出造型美、风味佳、营养配伍合理的高级食疗保健宴肴，在国内外享有很高声誉。

2. 新型疗效保健品和饮料的开发应用　食疗药膳在古代食方开发新型疗效保健品和饮品方面有很大的发展。食疗药膳从业人员在发掘传统古代食方和民间验方的基础上，深入研究其作用机制，对其临床、预防方面的疗效和作用等做了大量的工作，且成果卓著。许多制品如白芍制成的饮品、蜂蜜保健食品，不少是根据古代记载发掘出来的新疗效食品和饮品，从而丰富了人民生活，且有利于人民健康，不仅创造了经济效益，还获得巨大的社会效益。

3. "辨证施食"理论的推广应用　辨证施食是我国食疗的精髓和核心。我国药膳食疗具有一套朴素的理论，如"四气五味"的食性理论和"饮食宜忌"的相关理论。根据患者的不同证情（疾病的表现），给予不同的食物，有助于疾病的康复和健康的维护。近年来，不少医院在患者膳食方面按照中医的食疗理论配合适合的饮食，在临床观察中证实，按照中医理论辨证施食者的康复痊愈情况确实优于不进行辨证施食者。

我国卫生部（现国家卫生健康委员会）曾于1986年委托上海市中医医院举办辨证施食学习班，推广辨证施食，以配合临床治疗为主，创建有中国特色的医院膳食。上海市中医医院在研究日常膳食的合理性，以及预防由饮食所致疾病方面做了不少工作。近几十年来，随着世界"中医热"的掀起，药膳食疗也受到各国有识之士的重视，纷纷邀请我国食疗专家、学者出国讲学。1987年7月，在上海召开的国际中医药学术会和展览会上，药膳食疗作为会议交流的17项专题学科之一，有专门的分会场进行专题交流。交流会上座无虚席，讨论热烈，由此可见各国人士对药膳食疗的重视和浓厚兴趣。1989年5月在北京召开的中国药膳学术研讨会，参加会议的中日药膳专家80余人，交流论文60余篇，取得良好的成果，推动了药膳事业的进一步发展。

（赵永汉）

第二章 ▶ 海派药膳概述

　　海派药膳始于清末民初。近现代以来，上海作为中西文明碰撞交融之地，逐渐形成"海纳百川、追求卓越、开明睿智、大气谦和"的独特的都市文明；而这种都市文明形态又影响了上海地区的衣、食、住、行等，形成了独具特色的"海派"文化。海派药膳亦是在这种特殊的环境下产生并发展起来的。

一、海派药膳与海派菜

　　海派药膳是由海派中医文化与海派菜结合而形成的一种独特的具有保健和治疗作用的膳食。海派药膳的发展变化与海派菜的演变息息相关。

　　海派菜是上海烹饪餐饮业在全国移民杂居、口味爱好各有不同需求的特定环境下，既继承各地方菜原有的风味特色，又按照移民城市的主要口味爱好，因地制宜地创造而成的崭新的烹饪体系。在这个体系中，保存了上海地区所有乡土田园菜的传统菜点和由当代本地菜馆（即本帮菜）改良发展而来的海派化菜肴。

　　"海派菜"一词是中国烹饪学中源于上海、充满上海特色的新生事物。但正因为"海派"一词，相对于传统而言，是主张取长补短、改良、创新、发展的，所以曾经不被认可、不受欢迎。但是上海作为移民都市，由于其烹饪餐饮业包涵了100多年以来、已经被五湖四海食客耳熟能详的、驻沪各地方风味菜馆的特色名菜，以及其来沪后，予以改良创新的烹饪菜品，且这些菜品占全沪菜品的80%以上，近百年来形成的烹饪体系仅上海独有。因此，不能简单地将之命名为"上海菜"，也不能定名为"上海菜系"，而"海派菜"一词确能准确地代表上海地区的特色菜系。自20世纪80年代以来，"海派菜"一词一直未受到广泛的认可。2015年中国烹饪协会组织"中国非遗美食走进

12

联合国教科文组织"活动，此次活动主打上海"海派菜"，得到来宾的认可和欢迎。至此，"海派菜"一词最终被确定，也被全世界所认可。

海派药膳的研究由20世纪80年代初开始，由上海著名儿科专家孟仲法先生首倡（图2-1）。孟仲法先生在20世纪80年代初创立东方食疗研究中心，致力于药膳研发，

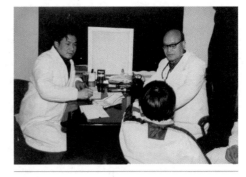

图2-1　右一为孟仲法先生

20世纪90年代发起并成立了上海药膳协会，正式提出"海派药膳"一词。上海药膳的研究从以孟氏药膳研究为主转向更广阔的海派药膳研究。上海药膳协会的成立，标志着上海药膳研究正式步入专业化、规范化、市场化的轨道。

二、海派药膳的特点

海派药膳因上海都市文明发展而兴起，是海派中医的一个重要组成部分，其内涵融合了海派中医各流派的养生保健特色，其外在则呈现海派菜肴不拘一格的形式，既能以家常菜的形式用于日常的辅助治疗、康复与养生，又能以宴席菜和饭店菜的形式用于提高药膳的品质和加快文化传播。

1. 融百家之长，不断进取　药膳是以饮食为呈现方式，其外显的主要作用是保健和养生，其内核基础一定是中医的辨证施治思想，如果失去中医这个内核，药膳也就不复存在了。海派药膳的宗旨正是秉承传统中医的思想内核，融汇海派中医各流派的思想技术发展而成的。由海派药膳的发展史可见其貌，20世纪90年代以前，上海地区的药膳食疗以孟仲法先生的祖传孟氏药膳为基础，上海药膳协会成立以后，经由协会的医学大家，如王曦明、陈孝伯、沈丕安、赵永汉等人的研究和发展，以孟氏药膳为主干，不断融入上海中医各流派的学术体系和思想，如丁氏内科、张氏内科、朱氏妇科等，逐渐形成现今的海派药膳风貌。而这种融百家之长、不断进取的风格，也一直影响着海派药膳的发展。近年来，随着国家"长三角一体化"的战略号召，海派药膳也在与安徽、浙江、江苏、河北等各省的药膳研究机构积极交流，吸纳兄弟省市的药膳优点，不断进取和演化。

2. 取药食精华，味美效佳 海派药膳的配伍和制作体现了"少而精""螺蛳壳内作道场"的上海都市文明特点。海派药膳的用材十分精良、考究，以"食材必须应季，药材必须道地"作为海派药膳的食材、药材选取标准。海派药膳秉承海派菜对美味佳肴的八大标准，即色、香、味、形、质、声、器、名，加入合适的食材、少量必需的药材，予以合理、适时的烹饪。如虫草（冬虫夏草）鸭子、天麻炖鸡等，以鸡、鸭为君药，辅以虫草、天麻，既好吃、好看又不失治疗养生的作用，改变了"重疗效、不讲口味口感"的传统药膳观念。

3. 汇古今诸法，中西合璧 海派药膳虽然起于清末民初，但也是在传统药膳食疗的基础上发展而来的。海派药膳在融百家技艺的同时，不断对历代医家药膳食疗方法进行吸纳，其重点为对明、清及民国时期药膳食疗方法的融汇和改良。以海派孟氏药膳的雪羹汤为例，雪羹汤为孟仲法先生家传药膳，其组方上接清初王子接的《绛雪园古方选注》，中承清末王士雄的《随息居饮食谱》，后由民国孟维安先生（孟仲法先生之父）定型，其发展、传承有序，足以说明海派药膳是在传统药膳的基础上发展而来的。

海派药膳的发展是由其内在核心——融合创新决定的，并不局限于传统药膳的制作，而是在不断地吸纳新思想、新理论、新技术，不断地自我革新，继承传统优良的基础上，发展出的新思想、新理论和新技术。以壮阳巧克力为例，20世纪90年代末，由孟仲法先生领衔，将家传壮阳灵结合西方巧克力的制作技术，成功研制出壮阳灵巧克力。如今，孟仲法先生的弟子赵永汉先生在上海中医药管理局的支持下成立"赵永汉上海中药专家传承工作室"，致力于研究药膳的新食材、新技术，使传统药膳更好地为百姓服务。

三、海派药膳研究成果

"海派药膳"一词从20世纪90年代被正式提出，30多年来经上海药膳协会历任会长和协会内医学专家的共同努力，不断得以充实和壮大，也取得丰硕的成果。

1. 海派孟氏药膳的整理 20世纪80年代，孟仲法先生成立东方食疗研究中心，开始系统整理、研究其家传药膳。20世纪80年代末，孟仲法先生将孟氏药膳正式引入上海市中医医院病区参与临床治疗。20世纪90年代，随着上海药膳协会的成立和"海派药膳"的提出，孟氏药膳作为海派药膳研究主干，不断收集融合上海其他医学流派的药膳，成为主要的药膳流派。经孟仲法先生及其弟子赵永汉先生的多年努力，共整理完善孟氏药膳方845首。

2020年，在上海市中医药管理局支持下成立的"赵永汉上海中药专家传承工作室"，是上海唯一研究药膳的名老中医药专家工作室。在赵永汉先生带领下，其弟子朱海青等人对孟氏药膳进行了深入的整理、研发。经过不断挖掘，现完善孟氏药膳方10首，以24字总结孟氏药膳的临床特点为"首顾脾胃，以补为要，体分温寒，食性为重，用药轻灵，阴阳平衡"。另经研究发现，孟氏药膳方中有38首药膳方为古代药膳经典名方的改良型，例如，《伤寒杂病论》中的猪肤汤、当归生姜羊肉汤；《备急千金要方》中的鲤鱼汤；《寿亲养老新书》中的补肝猪肝羹；《遵生八笺》中的凤髓汤等，其余方剂为孟氏家族历代传承的药膳经验方。海派药膳中孟氏药膳的汇编已由朱海青领衔编辑完成，不日出版。

2. 海派药膳宴席菜的开发　药膳的剂型表现形式有菜肴、药汤、药茶、药酒、药点等，其中药膳菜肴最能表现当地风格。海派药膳菜肴由日常的家常菜、中档的餐馆菜和高级的宴席菜组成。海派药膳研究初期以实用为主，将家常菜作为研究的中心，开发出极具上海本土特色的海派药膳，如补肝益肾腌笃鲜、开胃罗宋汤等。20世纪90年代中期，为了适应时代的发展需求，海派药膳研究团队开始研发海派药膳高档宴席菜。由孟仲法先生牵头，由沈丕安、赵永汉等人成立了研发小组，成功研发出数套高档宴席菜，其后由沈丕安先生接手，继续研发完善，使海派药膳高档宴席菜成为系列菜肴，如福寿宴、红楼养生宴、全素宴、红楼水月庵素宴、菊梅花宴等。海派药膳宴席菜具有"药食结合，而无药味；功能明确，效用专一；中西合璧，兼收并蓄；诗画入膳，弘扬文化"的特点。

3. 药膳产品的开发　药膳的生命力在于疗效，其发展力在于产品的研发和使用。海派药膳在成立之初就注重产品的研发。孟仲法先生更是研发了一系列产品，如珠玉两宝粉、健脾宝花粉、开胃灵、增纳饮、百龄老年保健饼干、健儿灵口服液、聪宁灵冲剂等。赵永汉先生为了方便患者制作药膳，以孟氏常用的10种药膳方剂为主，研发了"方便露"制剂产品，又与沈丕安先生合作研制"东方牌上海健茶"，该茶品获得1992年国家对外经济贸易部科学技术进步奖一等奖。

海派药膳新产品的研发从未停下脚步，2020年，海派药膳在上海药膳协会胡国华理事长的带领下，正向规范化、标准化方向发展。未来的海派药膳，将以各种新型产品、预制菜和宴席菜等形式呈现于大众面前。

4. 海派药膳著作　海派药膳的传承和弘扬离不开文字的记载，书籍的写作和出版是其终极体现。海派药膳的传承离不开研发者的辛勤笔耕。孟仲法先生撰写出版《中国食疗学》《药膳与健康》《食疗药膳学》《中国食疗、药膳简明教材》《中华现代药膳食疗手册》《蔬菜养疗148例》《中国厨艺文化大观·药膳文化》；参与编写《中医饮食营养学》（国家高等教育教材）、《精编食疗药膳大全》《中国食经·食养篇》《中国疑难疾病诊治》《实用营养手册》等书。沈丕安先生则出版了《虚弱的药补和食补》等书。赵永汉先生出版了《家庭贴心药膳》《食疗药膳百例》《中华现代药膳食疗手册》等书。

据考证，"药膳"一词在20世纪90年代以前并未被广泛运用，那时"食疗"是主要的用词。1995年，随着《食品安全法》的正式实施，食疗已经无法包含食养和食治的全部内容，此时"药膳"成为食疗的替代词，正式被国家认可。"海派药膳"自20世纪90年代被正式提出后，经历30多年曲折的发展史，被社会大众认可。

附：福寿宴菜谱

福寿宴是20世纪90年代由孟仲法、沈丕安、赵永汉等人与上海西郊宾馆合作研发的高档药膳宴席菜，随后又研发了适合普通饭店的中、低档福寿宴菜谱。现将高档福寿宴的菜谱公开，让大众对药膳宴席菜有一定的了解。

（一）冷盘类

1. 神农百草花篮大艺盘　由鸡、鱼、虾肉、笋、食用菌及绿色蔬菜等，加入红参、灵芝、枸杞子等药物组成花式冷拼，具有益元扶正、抗老防衰之功能。神农百草花篮拼成百花盛开、仙葩瑶草并茂之象，寓我国古代药食同源、万物生生不息之意。

2. 六小碟

（1）金银双钩：由河虾或海虾配以钩藤制成。河虾有补肾壮阳的作用，钩藤能平肝息风。二者相辅相成，共奏补肾安神之功。

（2）玉竹海螺肉：由海螺肉、玉竹配以孟氏养心露制成。海螺肉具有清热明目的作用，辅以玉竹与养心露，更增养阴、强心、明目之效。

（3）黄精鸭片：由嫩鸭脯肉配以黄精制成。鸭肉具有滋阴养胃的作用，黄精具有补气养阴、健脾润肺、益肾填精的作用。二者共用，具有养阴润肺、健脾益肾的作用。

（4）枸杞嫩笋：由竹笋片配以枸杞子制成。竹笋主消渴，利水道，益气。枸杞子能补肝肾，明目。二者共用，具有清热养肝的作用。

（5）益气鸡膀：由鸡翅膀配以孟氏益气露制成。鸡肉有温中益气、补精添髓之功，能治虚劳羸瘦、病后虚弱。辅以孟氏益气露，使本膳具有益气壮筋的作用。

（6）海蜇芹菜：由海蜇皮、芹菜配以孟氏平肝露制成。海蜇具有清热平肝、化痰消积的作用。芹菜亦有清热平肝之效。二者辅以孟氏平肝露，共奏清热平肝、降压生津的作用。

（二）正菜类

（1）虫草海参：由海参与冬虫夏草等烹饪而成。海参有补肾养血的作用，富含蛋白质，且易消化吸收，与冬虫夏草煮成美味药膳，相得益彰，共奏润肺、补肝、益肾之功，肺虚、肝肾不足的老人更为适宜。

（2）双补鸡丁：由鸡肉丁、核桃仁、枸杞子、孟氏补肾露等烹饪而成。本膳具有补肝滋肾的功能。鸡肉丁与核桃仁、枸杞子共用，具有温中益气、补精填髓的作用，配以孟氏补肾露，疗效得以增强。

（3）翠竹鱼唇：由香菇、鱼唇、鸡蛋清、西洋参等烹饪而成。此菜系在鱼唇盛盆后，覆上圆形的有翠竹熊猫图案的薄片，甚为美丽。西洋参切成薄片，与鱼唇煮在一起，成为一烩菜，鲜美滋补，可以养阴生津。

（4）荷香乳鸽：由乳鸽、孟氏健美露、鲜荷叶等烹饪而成。乳鸽具有滋肾益气之功，配以孟氏健美露、鲜荷叶，补而不腻，荷香扑鼻，味极鲜美，还具有减肥降脂之功用。

（5）参茸玉球：由青鱼肉、虾肉、人参、鹿茸粉等烹饪而成。此菜鲜美松滑，吃来别有风味。鱼肉与虾肉相合，具有补肾、益气、壮阳之功，辅以人参、鹿茸，增强了补肾壮阳的作用，对肾虚阳痿的老人更为相宜。

（6）寿星素烩：由金针菇、黄花菜、绿色蔬菜、孟氏补血露、孟氏健美露等烹饪而成。金针菇具有补肝、益肠胃、抗癌的功效。黄花菜具有散瘀消肿、祛风止痛的作用。配以孟氏补血露、孟氏健美露，具有疏脉通络的作用。

（7）八仙上寿：由鲍鱼、干贝、核桃仁、八珍汤等烹饪而成。本菜为一汤类，用鲍鱼、干贝为主要原料，以核桃仁等干果，加入已熬好的适量八珍汤煮成清汤，将汤中食品煨至熟软可口，以不烂化而保持原形为度。有健脾肾、养元气之功用。

（三）点心饮料类

（1）宝花蛋糕：由鸡蛋、面粉、糖、健脾宝花粉制成。健脾宝花粉由参苓白术散化裁而成，具有益气补中、健脾利湿之功。

（2）福寿蒸饺：由菌菇、优质淀粉、玉肤露、健脾露、山药粉制成。具有健脾美肤、强壮增寿之功效。

（3）绿荷饮：由龙井绿茶、炒绿豆、鲜荷叶组成。用开水沏茶，100 mL左右为一杯，经常饮服，有降脂减肥之功效。

（蔡育发、朱海清）

第三章

药膳基础知识

　　食物是人类赖以生存的物质基础。远古以来，中华先民们在长期进化过程中，不断尝试、认识、了解各种食物，并在实践中发现，许多食物不仅能果腹，还有医治简单疾病的作用；而一些中药材在治病的同时兼有食养作用。从传说中的"神农尝百草"，到《吕氏春秋》记载的"阳补之姜，招摇之桂"，食物药用理念开始萌芽；从周代至历代宫廷的"食医""食医官""饮膳太医""御膳太医"，更是推进了此类食物的多样化用法。经历代医家的实践、总结与完善，逐步演化、提炼成较为系统的理论体系，以食疗和药膳的形式，将日常饮食与疾病防治、健康促进相结合。

一、药食同源

19

　　药食两用即"药食同源"，乃中医药养生的基本理论之一，认为食物与药物均来源于自然界，不仅外部的形、色相似，作用于人体的性能，如气、味、升、降、补、泻也具有一致性。故而，食物与药物均具有寒、热、温、凉四种不同特性，以及辛、甘、酸、苦、咸五种滋味，即"四气五味"。

　　习惯上，常将四气（又称四性）分为寒凉与温热两大类，介于两类之间，无明显寒热偏性的即为平性食（药）物。因平性是相对而言的，在药膳中广泛使用。相对五味，滋味不明显者为淡味；食物或药物均有"五味"的特性：①阴阳属性。辛、甘、淡属阳，酸、苦、咸属阴。②效能特点。辛、甘、淡、苦、咸，各有所利，或散，或收，或缓，或急，或坚，或软；五味入口，藏于肠胃，味有所藏，以养五气，气和而生，津液相成，神乃自生；酸味能收能涩，苦味能泄能燥，甘味能补能缓能和，辛味能散能行，咸味能软能下，淡味能渗能利。

二、施膳原则

以中医整体观为养生理论基础，以"五谷为养，五果为助，五畜为益，五菜为充"为膳食结构，因人施膳，因时施膳，因地施膳。在保证人体日常营养所需的基础上，根据食用者自身体质及健康需要，适量补充或替代食用药膳及膳食品。

1. 因人施膳（人群施膳原则）　将人群分为健康人群、亚健康人群和体质偏颇人群，不包括孕产期妇女、6岁以下婴幼儿。

（1）健康人群：无特定（包括平和体质人群）。

（2）亚健康人群：参照《亚健康中医临床指南》，按肝气郁结、肝郁脾虚、心脾两虚、肝肾阴虚、肺脾气虚、脾虚湿阻、肝郁化火、痰热内扰8种常见证候进行辨证施膳。

（3）体质偏颇人群：参照《中医体质分类与判定》，按气虚体质、阳虚体质、阴虚体质、痰湿体质、湿热体质、血瘀体质、气郁体质、特禀体质8类偏颇体质辨体（质）施膳。

2. 因时施膳（时节施膳原则）　以阴阳五行理论为基础，以五脏为中心，根据脏器与季节的对应关系因时施膳；顺应时令变化规律而调节人体阴阳，如春夏养阳、秋冬养阴。

（1）春季：春主养肝，防风邪，宜理气温中。不宜大补及大辛大热之品，不宜过度饮酒，不宜吃寒凉、油腻、黏滞的食物；宜服温润清爽解郁之品。

（2）夏季：夏主养心，防暑邪，宜清热祛暑。不宜过食寒凉食物，以防伤阳，不宜过食热性及厚味肥腻的食物；宜服清凉调心之品。

（3）长夏：长夏主调脾胃，防湿邪，宜清暑利湿。不宜食用辛温助热的食物，忌滋腻；宜服利湿清淡、助运化之品。

（4）秋季：秋主养肺，防燥邪，宜滋阴润燥。避免食用辛辣刺激性食物与大温大热的食物；宜服滋阴润肺之品。

（5）冬季：冬主养肾，防寒邪，宜温阳收纳。不宜过食燥热之品，以防伤阴，注意避免滥补或虚不受补；宜适量服用温热或补益之品。

3. 因地施膳（地区实施原则）　不同地区，因不同的气候条件、生活环境，人的生理活动和病理变化有所不同，饮食习惯不尽相同，药膳应用亦有差异。南方地区多炎热、潮湿，宜多食清热祛湿之品；而北方多干燥、寒冷，则宜多食滋润温补之品。

三、施膳注意事项

药膳遵循中医药理论，经特定加工工艺制备而成的具有调养、康复、保健作用，含药食两用食物的一类膳食或膳食品，应用中须注意以下几点。

（1）药食两用食物选用与禁用：参照已颁布的药食两用的食物范畴，以及"可用于保健食品的物品""保健食品禁用物品"等细则，详见附录。

（2）剂量选择：所用单味中药饮片，人均每次用量不应超过《中华人民共和国药典》（2020版）规定的每日最大剂量。

（3）数量选择：药膳制备中的药味数量，日常食用的普通剂型，建议不超过四味（调味品除外）；特殊剂型如膏剂/方、酒剂等因制备过程专业性较强，所用药味数，应在专业人员指导下，根据具体情况而定。

（4）剂型选择：传统药膳常分为粥食类、菜肴类、汤羹类、面点类、饮料类、酒剂、膏剂等；新型的特殊膳食预包装膳食品，可根据食用方法、质地等分为冲饮型（饮片或袋泡茶等）、冲调型（粉末或其他固态等预制食品）和即食型（饮料、汤羹、粥、膏或糕点等固态食品）。

（5）功效选择：根据食（药）性理论，可分为四性、五味、升降、浮沉等。

（6）配伍原则：根据中医学辨证论治、辨证组方的理论原则与方法，在正确辨识食膳者体质及其变化的前提下，可将两种以上的药膳原料配合运用，以达到增强效能的目的。

（7）饮食宜忌：在药膳实施中，应避免进食辛辣、肥腻、生冷等不易消化及有特殊刺激性的食物，并根据个体用药禁忌而定；不宜混作日常饮食长期服用。

（8）治法原则：沿用中医治法，遵循"热者寒之、寒者热之、虚者补之、实者泻之"的治疗原则；侧重于日常调理，以防病治病、增强体质为宗旨；用药选料与中医治疗有所不同。

四、常用药食两用食物

我国第一部本草学专著《神农本草经》，成书于东汉时代，集前人研究，共载药365种，并将其分为上、中、下三品：上品120种为君，主养命以应天，无毒，多服、久服不伤人；中品125种为臣，主养性以应人，无毒或有毒，斟酌其宜；下品125种为佐使，主治病以应地，多毒，不可久服。

《神农本草经》所载药物中有不少食物，如人参、大枣、山药、枸杞子、薏苡仁、茯苓、酸枣、沙参、芡实、蜂子、藕等，被列为具有强身保健、延年益寿的上品，常作为配制药膳的原料。

本章节将选取10种常用且各具特色的药食两用食物，列举如下。

1. 山药

【异名】 薯蓣、山芋、土薯、山薯蓣、怀山药、怀山、白山药等。

【性味归经】 平，甘。归脾、肺、肾经。

【功效及主治】 补脾，养肺，固肾，益精。主治脾虚泄泻，食少水肿、肺虚咳喘，消渴，遗精，带下，肾虚尿频。外用治痈肿，瘰疬。适用体质：气虚体质、痰湿体质。

【用量】 内服：煎汤，15～30 g，大剂量60～250 g；或入丸、散。外用：适量，捣敷。补阴，宜生用；健脾止泻，宜炒黄后用。

【营养成分】 每100 g鲜品/干品的可食部，分别含蛋白质1.9 g/9.4 g、脂肪0.2 g/1.0 g、碳水化合物12.4 g/70.8 g、不溶性膳食纤维0.8 g/1.4 g、胡萝卜素20 μgRE/Tr、维生素B_1 0.05 mg/0.25 mg、维生素B_2 0.02 mg/0.28 mg、烟酸0.30 mg/−、维生素C 5 mg/−、钙16 mg/62 mg、磷34 mg/17 mg、钾213 mg/269 mg、镁20 mg/−、铁0.3 mg/0.4 mg、锌0.27 mg/0.95 mg、硒0.55 μg/3.08 μg、铜0.24 mg/0.63 mg、锰0.12 mg/0.23 mg。此外，还含有皂苷、黏液蛋白、胆碱、精蛋白、多酚氧化物等营养成分。

【禁忌】 实邪者忌服。

【食疗/药膳列举】

山药粥1 ① 组成：山药鲜品300 g或生山药100 g、粳米500 g（8～10人份）。② 制法：鲜山药去皮洗净、切小块，或生山药冲洗干净后，与粳米共煮粥，待粥熬成后，加适量盐、生姜调味。③ 用法：每日食用。④ 功效：补益脾胃。⑤ 方解：山药为君，能补肾填精，精足则阴强、目明、耳聪。《神农本草经读》云："凡上品之药，法宜久服，多则终身，少则数年，与五谷之养人相佐，以臻寿考。若大病而需用此药，如五谷为养脾第一品，脾虚之人，强令食谷，即可毕补脾之能事，有是理乎！"山药的性味及药用价值，与其生长的水土气候环境相关，《神农本草经》载有"山药以河南怀庆者良"，即指产于河南焦作区域的怀山药（又称铁棍山药），质地硬、密度高、煮熟时间短，且味道甘面。

山药粥2 ① 组成：生山药60 g、芡实60 g、薏苡仁60 g、白果30 g、金樱子25 g（2人份）。② 制法：金樱子冷水浸泡后，纱布包三煎后过滤取汁，备用。生山药、芡实、薏苡仁、白果冲洗干净后，加水1 000～1 500 mL，共煮40分钟，待熟烂后，加入金樱子煎汁，调和成粥；加糖（冰糖或白砂糖）调味。③ 用法：每日2次，每次1小碗。④ 功效：健脾补肾，治虚寒带下。⑤ 方解：山药、芡实、薏苡仁为君，金樱子为臣。《本草新编》云："金樱子，世人竞采以涩精，谁知精滑非止涩之药可止也。遗精梦遗之症，皆尿窍闭而精窍开，不兼用利水之药以开尿窍，而仅用涩精之味以固精门，故愈涩而愈遗也。"所以用金樱子，必须兼用芡实、山药、莲子、薏苡仁之类，不单止遗精而使精滑反涩，用涩于利之中，用补于遗之内，此用药之秘，而实知药之深也。

2. 大枣

【异名】 枣、干枣、美枣、良枣、红枣、胶枣、南枣、白蒲枣等。

【性味归经】 温，甘。归脾、肾经。

【功效及主治】 补中益气，养血安神，缓解药毒。主治脾虚食少，乏力便溏，气血不足，心烦怔忡，妇人脏躁。适用体质：气虚体质。

【用量】 内服：煎汤，9～15 g。

【营养成分】 每100 g干品可食部含蛋白质2.1 g、脂肪0.4 g、碳水化合物81.1 g、不溶性膳食纤维9.5 g、维生素B_1 0.08 mg、维生素B_2 0.15 mg、烟酸1.6 mg、维生素C 7 mg、钙54 mg、磷34 mg、钾185 mg、镁39 mg、铁2.1 mg、锌0.45 mg、硒1.54 μg、铜0.31 mg、锰0.34 mg。此外，大枣果实含生物碱、三萜酸类化合物、皂苷类化合物等。

【禁忌】 痰湿、积滞、齿病、虫病者不宜食用。

【食疗/药膳列举】

益脾饼 ① 组成：白术120 g、干姜60 g、鸡内金60 g、熟枣泥250 g、面粉150 g。② 制法：白术、鸡内金皆用生者，分别研细后焙熟；干姜研细成粉末；将白术、鸡内金和干姜粉末倒入枣泥中，混合均匀；再加入面粉揉成面团，醒发0.5小时后分成每个15～20 g的小剂子，用模具压成花形或直接揉成小饼；烤箱烘焙或小火烙熟。③ 用法：空腹时，当点心食，细嚼慢咽。④ 功效：补脾温中，健胃消食。⑤ 方解：此方引自《医学衷中参西录》。大枣味甘，能温补脾、益气养血。鸡内金性平，味甘、涩，能健胃消食。白术补脾益气，燥湿利水。《药品化义》记载："大黑枣，助阴补血，入肝走肾，主治虚劳，善滋二便，凡补肝肾药中，如滋阴降火汤、茯苓补心汤、产后芎归调血饮、保胎丸、养荣丸、四神丸，俱宜为佐使，因性味甘温，尤能扶脾养胃耳。"

荔枝红枣汤 ① 组成：荔枝干7枚、红枣7枚（1人份）。② 制法：荔枝干、红枣同置砂锅中，加适量水，文火炖煮至红枣熟烂。③ 用法：每日1剂，吃荔枝、红枣，喝汤，空腹顿服。④ 功效：补养心脾，养血安神。适合气血虚亏致面色萎黄，眩晕健忘，失血性贫血等病症；但阴虚火旺、痰湿阻滞者不宜食用。⑤ 方解：此方引自《食疗本草》。荔枝性温，味酸、甜，功能滋肝益心，填精髓，补气血，温阳气，止烦渴，益颜色。唐代药学家孟诜说它通神、益智、健气；《玉楸药解》说，荔枝甘温滋润，最益脾肝精血。《本草汇言》论红枣助阴补血：沈氏曰，此药甘润膏凝，善补阴阳、气血、津液、脉络、筋俞、骨髓，一切虚损，无不宜之。如龙谭方治惊悸怔忡，健忘恍惚，志意昏迷，精神不守，或中气不和，饮食无味，百体懒重，肌肉瘦，此属心、脾二脏元神亏损之证，必用大枣治之。本药膳取荔枝（为君）与红枣（为臣）同用，有较好的补益作用，对脾虚血少者尤为适宜。

3. 姜（生姜，干姜）

【异名】 无。

【性味归经】 生姜，微温，辛；归肺、胃、脾经。姜皮，凉，辛；归脾、肺经。姜汁，温，辛；归脾、胃经。干姜，热，辛；归脾、胃、心、肺经。炮姜，性大热，味辛、苦；归脾、胃、肾、心、肺经。煨姜，温，辛；归脾、胃经。

【功效及主治】 生姜，散寒解表，降逆止呕，化痰止咳；主治风寒感冒，恶寒发热，头痛鼻塞，呕吐、痰饮喘咳等症。姜皮，合脾行水；主治水肿胀满。姜汁，辛温而润；主开痰，治噎膈反胃等症。干姜，温中祛寒，回阳通脉，燥湿消痰；主治脘腹冷痛，呕吐泄泻，肢冷脉微，痰饮喘咳等症。炮姜，温中散热，温经止血；主治脾胃虚寒，腹痛吐泻，吐衄崩漏，阳虚失血。煨姜，和中止吐；主治脾胃不和、恶心呕吐等症。

【用量】 生姜/干姜/炮姜，内服：煎汤，3～9 g。姜皮，内服：煎汤 1.5～5 g。姜汁，冲服：3～10滴。煨姜，内服：煎汤，2～3片。生姜，外用：适量，捣敷或炒热熨，或绞汁调搽。

【营养成分】 每100 g鲜品/干品的可食部，分别含蛋白质1.3 g/9.1 g、脂肪0.6 g/5.7 g、碳水化合物10.3 g/64.0 g、不溶性膳食纤维2.7 g/17.7 g、胡萝卜素170 μgRE/−、维生素B_1 0.02 mg/−、维生素B_2 0.03 mg/0.10 mg、烟酸0.8 mg/−、维生素C 4.0 mg/−、钙27 mg/62 mg、磷25 mg/22 mg、钾295 mg/41 mg、镁44 mg/−、铁1.4 mg/85.0 mg、锌0.34 mg/2.3 mg、硒0.56 μg/3.1 μg、铜0.14 mg/0.96 mg、锰3.2 mg/10.65 mg。此外，生姜挥发油中还含有辛辣味的姜辣素，芳香味的姜醇、姜烯、姜油萜、姜酚等成分。

【禁忌】 阴虚内热者及实热者忌服生姜。

【食疗/药膳列举】

当归生姜羊肉汤 ① 组成：当归9 g、生姜15 g、羊肉50 g（1人份）。② 制法：羊肉洗净、切块、余水后沥干；当归、生姜洗净后切片；羊肉、当归和生姜放入砂锅中，加清水800 mL、适量黄酒，武火沸后撇去浮沫，改文火炖2～3小时，余汤汁约300 mL时，调味，吃肉喝汤。③ 用法：每日1剂，分2～3次服食（上述为一剂量）。④ 功效：温中补血，祛寒止痛。可用于体虚畏冷、寒疝腹痛、产后腹痛、贫血、痛经，预防风寒感冒等。有实热、阴虚内热或有严重皮肤病者应忌食。⑤ 方解：羊肉为君，益气补虚，温中暖下；当归为臣，补血调经、活血止痛；合以生姜为使，温中祛寒。此方引自《金匮要略》卷上，原文："寒疝，腹中痛，及胁痛里急者，当归生姜羊肉汤主之。"若寒多，加生姜一斤（500 g）；痛多而呕者，加陈皮二两（6 g）、白术一两（3 g）；加生姜者，亦加水五升（5 000 mL），煮取三升（3 000 mL），二合服之。日常调养，尤其是冬季易手脚冰凉者，可常服当归生姜羊肉汤，并在配方中加入9 g熟地黄，以缓解当归的燥性。此外，化疗后贫血患者，也可常服此汤，因当归、羊肉补血，生姜助消化，喝汤食肉，可促进造血功能。

甘蔗生姜汁 ① 组成：甘蔗汁100 mL，生姜汁100 mL（1人份）。② 制法：将甘蔗汁与生姜汁混合，隔水烫温。③ 用法：每次服30 mL，每日3次。④ 功效：清热和胃，润燥生津，降逆止吐；用于妊娠恶阻（妊娠胃虚呕吐）。⑤ 方解：引自《梅师方》，治呕哕反胃。甘蔗，甘、平、涩，主治反胃吐食、干呕不息等症，加生姜汁尤佳。此方生姜为君，甘蔗为臣，君臣相辅。论生姜治呕逆，孙思邈在《备急千金要方》中提到："凡呕者多食生姜，此是呕家圣药。"《本草求真》中记载："孙真人云，姜为呕家圣药。盖辛以散之，呕乃气逆不散，此药行阳而散气也。"

4. 百合

【异名】 蒜脑薯、百合蒜、重迈、中庭、重箱、摩罗、强瞿等。

【性味归经】 微寒，甘、微苦。归心、肺经。

【功效及主治】 养阴润肺，清心安神。主治阴虚久咳，痰中带血，虚烦惊悸，失眠多梦，精神恍惚，痈肿，湿疮。

【用量】 内服：煎汤，6～12 g；或入丸、散；或蒸食、煮粥。外用：适量，捣敷。

【营养成分】 每100 g鲜品/干品的可食部，分别含蛋白质3.2 g/8.1 g、脂肪0.1 g/0.1 g、碳水化合物38.8 g/79.1 g、不溶性膳食纤维1.7 g/1.7 g、维生素B_1 0.02 mg/0.05 mg、维生素B_2 0.04 mg/0.02 mg、烟酸0.7 mg/1.10 mg、维生素C 18.0 mg/7.0 mg、钙11 mg/29 mg、磷61 mg/72 mg、钾510 mg/492 mg、镁43 mg/43 mg、铁1.0 mg/5.0 mg、锌0.50 mg/1.25 mg、硒0.20 μg/3.08 mg、铜0.24 mg/1.70 mg、锰0.35 mg/0.55 mg。此外，还含秋水仙碱等多种生物碱。

【禁忌】 风寒咳嗽及中寒便溏者忌用。

【食疗/药膳列举】

百合花生粥 ① 组成：百合干20 g、花生仁30 g、糯米70 g（5人份）。② 制法：百合干泡胀，花生仁连皮煮熟，与糯米一同置砂锅中熬成粥。③ 用法：每日1～2份，咸甜任意，可连续服用10～15日。④ 功效：养阴润肺，健脾补中。可用于各种因素引起的免疫功能不足而导致的反复呼吸道感染。如小儿，因营养、遗传等因素导致免疫功能减低，先天不足，后天失调，脾失健运而致脾肺二虚，卫外失司、肺卫不固，导致频发外邪犯肺，恋而化热，脾虚生痰，土不扶金，进而咳喘热痰时发时愈。⑤ 方解：百合为君，清肺热，润肺止咳；花生为臣，扶正补虚，悦脾和胃，润肺化痰；糯米为使，健脾补中益气。《本草述》云："百合之功，在益气而兼之利气，在养正而更能祛邪。"清代医家吴仪洛云："久嗽之人，肺气必虚，虚则宜敛。百合之甘敛，甚于五味之酸收也。"《医林纂要》云："百合，以敛为用，内不足而虚热、虚嗽、虚肿者宜之。"

百合鸡子汤 ① 组成：百合干7枚（14 g）、鸡子黄1枚（30 g）（1人份）。② 制法：百合干水洗，渍一宿，至白沫出，倒去水后，加入泉水400 mL，煎取200 mL，去渣；纳入鸡子黄（鸡蛋黄），搅匀，煎5分钟，温服。③ 用法：每日1剂，顿服。④ 功效：滋养肺胃，生津降逆。用于治百合病，误吐之后，见虚烦不安者。⑤ 方解：此药膳方引自《金匮要略》卷上。《古方选注》云："君以百合，甘凉清肺，佐以鸡子黄救厥阴之阴，安胃气，救厥明即所以奠阳明，救肺之母气，亦阳病救阴之法也。"《金匮方歌括》元犀按云："吐后伤中者，病在阴也，阴伤，故用鸡子黄养心胃之阴，百合滋肺气下润其燥，胃为肺母，胃安则肺气和而令行，此亦用阴和阳，无犯攻阳之戒。"适用于百合病，误吐损伤肺胃之津，而出现肺胃阴虚火旺之症。也可用于热性病或久病之后阴津不足而见舌红、苔少、乏津，脉象虚数或细数者。

5. 白果

【异名】 白果仁、灵眼、佛指甲、佛指柑。

【性味归经】 平，甘、苦、涩；有毒。归肺经。

【功效及主治】 敛肺定喘，止带浊，缩小便。主治痰多咳喘，带下白浊，遗尿尿频。

【用量】 内服：煎汤，4.5～9 g；捣汁或入丸、散。外用：捣敷。

【营养成分】 每100 g干品可食部含蛋白质13.2 g、脂肪1.3 g、碳水化合物72.6 g、维生素B_2 0.10 mg、钙54 mg、磷23 mg、钾17 mg、铁0.2 mg、锌0.69 mg、硒14.5 μg、铜0.45 mg、锰2.03 mg。此外，还含有少量氰苷、赤霉素等物质。

【禁忌】 有实邪者忌服。生食有毒。白果成熟季节，炒食或煮食过量，可在食后1～12小时出现中毒症状：以中枢神经系统为主，表现为呕吐、昏迷、嗜睡、恐惧、惊厥，或神志呆钝、体温升高，呼吸困难等。中毒程度与食用量、年龄、体质等密切相关，多数经救治可康复，少数因严重中毒或抢救过迟而死亡。解救方法：洗胃、导泻，服鸡蛋清或活性炭，并对症处理。

【食疗/药膳列举】 **白果蛋方** ① 组成：头生鸡子5个、生白果10枚（5人份）。② 制法：将头生鸡子敲一个小孔，每个头生鸡子孔中放入生白果

2枚，蒸熟。③用法：每日吃鸡子1个，连续4～5次即愈。④功效：温肺益气，兼理气血。用于白浊。⑤方解：引自《种福堂方》卷二。白果为君，长于固涩，可止带浊、缩小便。生头鸡子为佐，《本草纲目》云："卵白，其气清，其性微寒；卵黄，其气浑，其性温；卵则兼黄白而用之，其性平。精不足者，补之以气，故卵白能清气，治伏热、目赤、咽痛诸疾。形不足者，补之以味，故卵黄能补血，治下痢、胎产诸疾。卵则兼理气血，故治上列诸疾也。"

6.薏苡仁

【异名】 解蠡、起实、赣米、感米、薏珠子、回回米、草珠儿、菩提子、赣珠、芑实、薏苡、薏米、薏仁、苡仁、苡米、薏仁米、沟子米、米仁等。

【性味归经】 凉，甘、淡。归脾、肺、肾经。

【功效及主治】 健脾利湿，舒筋除痹，清热排脓。主治泄泻，湿痹，筋脉拘挛，屈伸不利，水肿，脚气，肺痿，肺痈，肠痈，淋浊，白带异常，扁平疣等病。

【用量】 内服：煎汤，10～30 g；或入丸、散，浸酒，煮粥，作羹。薏苡仁的作用较缓，宜多服、久服。

【营养成分】 每100 g可食部含蛋白质12.8 g、脂肪3.3 g、碳水化合物71.1 g、不溶性膳食纤维2.0 g、维生素B_1 0.22 mg、维生素B_2 0.15 mg、烟酸2 mg、钙42 mg、磷217 mg、钾238 mg、镁88 mg、铁3.6 mg、锌1.68 mg、硒3.07 μg、铜0.29 mg、锰1.37 mg。此外，还含有薏苡仁酯、薏苡仁素、谷甾醇、生物碱等成分。

【禁忌】 脾虚无湿、大便燥结者及孕妇慎服。

【食疗/药膳列举】 **薏苡仁粥** ①组成：薏苡仁30～60 g、粳米100 g（2～3人份）。②制法：薏苡仁洗净，与粳米共煮成粥。③用法：每日早、晚餐温热服食，可长期食用。④功效：健脾胃，利水湿，抗肿瘤。可用于老年性水肿，脾虚腹泻，风湿痹痛，也可作为预防肿瘤的辅助食疗。⑤方解：引自《广济方》。薏苡仁性凉，味甘、淡，"久服轻身益气"，故自古以来，将其当作日常食粮煮粥做饭，寓治于食。清代曹庭栋在《老老恒言》卷五《粥谱说》中，列有上、中、下三品之粥有百种之多，其中薏苡仁粥位列上品36种之中，可谓"调养治疾，二者兼可"。临床上，薏苡仁常做煎剂内服，每次10～30g，每日1剂，连续服用2～4周；或薏苡仁60g，同粳米混煮成粥或饭，每日1次，连续服用2～3周，对扁平疣有一定疗效。广东人盛夏时，喜用薏苡仁与鲜冬瓜煮汤，佐餐食，发挥其清热利湿的作用。

7. 西红花

【异名】 藏红花、番红花、泊夫兰、撒馥兰。

【性味归经】 平，甘。归心、肝经。

【功效及主治】 活血化瘀，凉血解毒，解郁安神。主治闭经癥瘕，产后瘀阻，温毒发斑，忧郁痞闷，惊悸发狂。

【用量】 内服：煎汤或泡服，3～9g；或浸酒。常用量：每日总量0.1～1.0g。

【营养成分】 每100g可食部含蛋白质11.4g、脂肪5.8g、碳水化合物65.4g、膳食纤维3.9g、胡萝卜素27.0μgRE、维生素B_1 0.12mg、维生素B_2 0.27mg、烟酸1.46mg、维生素C 80.8mg、钙111mg、磷252mg、钾1724mg、镁264mg、铁11.1mg、锌1.09mg。此外，还含有萜类化合物、类胡萝卜素及其多糖苷、多种红花色素等，以西红花苷为代表。

【禁忌】 孕妇慎用。

【食疗/药膳列举】

西班牙海鲜饭（Paella） ①组成：西红花3g，洋葱200g，青、红椒各50g，西红柿200g，虾200g，鱿鱼150g，白蘑菇50g，青柠檬50g，大蒜25g，青豆25g，扇贝及贝壳等海鲜适量、橄榄油适量、粳米200g（2～3人份）。②制法：洋葱末、蒜蓉炒香，加入青椒、红椒丁翻炒后，溜边；西红柿丁煸炒至出汤，加入洗净的粳米和西红花，一起拌匀，加入适量白葡萄酒略微翻炒；出香后加入高汤（鸡汤等）或清水，量以没过米为宜，煮开后放入适量盐和黑胡椒调味；中火焖煮20分钟至锅内水略干，将虾、扇贝、贝壳、鱿鱼、白蘑菇片等铺上，点缀青豆，再盖锅，中火焖10分钟；开锅后点缀香葱或香菜碎，浇淋青柠檬汁，即成。③用法：日常正餐，可搭配各种海鲜及高汤，但不宜日日食用，注意合理搭配、营养均衡。④功效：安神滋补，活血解郁。海鲜类富含蛋白质、钙等营养素，加之西红花特有的金黄色和药香味，以及灵活多变的海鲜、禽畜肉、蔬菜的搭配，色、香、味配上适宜的软硬度及口味，适合人群广泛。⑤方解：《饮膳正要》中记载"（西红花）主心忧郁积，气闷不散，久食令人心喜"。《本草品汇精要》云："（西红花）主散郁调血，宽胸膈，开胃进饮食，久服滋下元，悦颜色，及治伤寒发狂。"可见，添加以西红花为调料的西班牙海鲜饭，常食则有助于活血散郁。同理，西红花作为香料，可炒菜、煲汤，因其特有的金黄色，还可起到调香、调色的作用。

西红花银耳羹 ① 组成：西红花0.5 g、银耳15 g（2人份）。② 制法：银耳清水泡发去根、撕成小朵后，加开水煮开；西红花温水浸泡10分钟后加入锅中；小火焖至银耳软糯，可加入冰糖调味。③ 用法：可作羹点，经常服食，注意避开经期、孕期，以及出血性疾病期间。④ 功效：养阴理气，凉血活血。⑤ 方解：《本草纲目拾遗》载："藏红花，出西藏，形如菊。干之可治诸痞。"《增订伪药条辨》云："西藏红花，花丝长，色黄兼微红，性潮润，气微香，入口沁人心肺，效力甚强，为红花中之极品。"此方中银耳为君，西红花为臣。

8. 玫瑰花

【异名】 徘徊花、笔头花、湖花、刺玫花、刺玫菊等。

【性味归经】 温，甘、微苦。归肝、脾经。

【功效及主治】 理气解郁，和血散瘀，止痛。主治肝胃气痛，新久风痹，吐血咯血，月经不调，痢疾，乳痈，肿毒等病。

【用量】 内服：煎汤，1.5～6 g；或浸酒、熬膏。

【营养成分】 玫瑰花暂无公示的具体营养成分。鲜花含挥发油、槲皮苷、苦味质、鞣质、脂肪油、有机酸、红色素、黄色素、蜡质、β-胡萝卜素等。

【禁忌】 阴虚火旺者慎服。

【食疗/药膳列举】 **玫瑰膏** ① 组成：玫瑰花蕾100 g、冰糖500 g或红糖500～1 000 g。② 制法：玫瑰花蕾，去心、去蒂，加清水500 mL，煎煮20分钟后滤去花渣，小火熬成浓汁；加入冰糖或红糖，继续熬成膏状；冷却后装入密闭瓷瓶中，低温存放。③ 用法：每日早、晚开水冲饮，每次5～10 g，可长期服食；若以调经为主，建议加红糖；注意阴虚上火、口舌生疮、痔疮者慎用；经期者、孕期者、便秘者等应咨询医生后选用。④ 功效：行气解郁，活血调经。⑤ 方解：此方引自《饲鹤亭集方》。日常冲服，兼具理气活血、美容养颜之效。《本草正义》云："玫瑰花，香气最浓，清而不浊，和而不猛，柔肝醒胃，流气活血，宣通窒滞而绝无辛温刚燥之弊，断推气分药之中，最有捷效而最为驯良者，芳香诸品，殆无其匹。"《食物本草》云："主利肺脾，益肝胆，辟邪恶之气，食之芳香甘美，令人神爽。"玫瑰花色能和血、香能行气，故本品有气血双调之功效。

9. 枸杞子

【异名】 苟起子、甜菜子、西枸杞、地骨子、血杞子等。

【性味归经】 平、甘。归肝、肾经。

【功效及主治】 滋肾润肺，补肝明目。主治肝肾阴亏，腰膝酸软，头晕，目眩，目昏多泪，虚劳咳嗽，消渴，遗精。

【用量】 内服：煎汤，6～12 g；熬膏、浸酒，或入丸、散。

【营养成分】 每100 g可食部含蛋白质13.9 g、脂肪1.5 g、碳水化合物64.1 g、不溶性膳食纤维16.9 g、胡萝卜素16.25 μgRE、维生素B$_1$ 0.35 mg、维生素B$_2$ 0.46 mg、烟酸4.0 mg、维生素C 48.0 mg、钙60.0 mg、磷209.0 mg、钾434.0 mg、镁96.0 mg、铁5.4 mg、锌1.48 mg、硒13.2 μg、铜0.98 mg、锰0.87 mg。此外，还含有甜菜碱、枸杞多糖、阿托品、天仙子胺等。

【禁忌】 外邪实热、脾虚有湿及泄泻者忌服。

【食疗/药膳列举】 **枸杞黄精瘦肉汤** ① 组成：枸杞子15 g、黄精10 g、猪瘦肉75～100 g（1人份）。② 制法：枸杞子、黄精清水冲洗后备用；猪瘦肉切块或切丁，入沸水中氽煮片刻捞出；另起锅，加适量水，投入枸杞子、黄精、猪瘦肉块或猪瘦肉丁共煮至肉熟软，去黄精后调味。③ 用法：吃肉喝汤，可经常服食；注意痰湿较盛、脾胃虚寒、大便泄泻、外感邪气未消、气滞者忌服；黄精忌与酸、冷食物同食。④ 功效：滋阴润燥，补肝明目。可用于年老体弱、视力减退、腰背酸痛。⑤ 方解：此方以猪瘦肉为君，枸杞子、黄精均为臣。《本经逢原》云："黄精，宽中益气，使五脏调和，肌肉充盛，骨髓强坚，皆是补阴之功。"《本草经疏》云："（枸杞子）润而滋补，兼能退热，而专于补肾、润肺、生津、益气，为肝肾真阴不足、劳乏内热补益之要药。老人阴虚者十之七八，故服食家为益精明目之上品。昔人多谓其能生津益气，除阴虚内热，明目者。盖热退则阴生，阴生则精血自长，肝开窍于目，黑水神光属肾，二脏之阴气增益，则目自明矣。"

10. 肉桂

【异名】 牡桂、柴桂、菌桂、筒桂、大桂、辣桂、玉桂、桂皮。

【性味归经】 大热，辛、甘。归肾、脾、心、肝经。

【功效及主治】 补元阳，暖脾胃，除积冷，通血脉。主治命门火衰，肢冷脉微，亡阳虚脱，腹痛泄泻，寒疝奔豚，腰膝冷痛，经闭癥瘕，阴疽，流注，虚阳浮越，上热下寒。

【用量】 内服：煎汤1～4.5 g；或入丸、散。外用：研末调敷，或浸酒涂擦。

【营养成分】 每100 g可食部含蛋白质4.0 g、脂肪1.2 g、碳水化合物80.6 g、膳食纤维53.1 g、胡萝卜素15 μgRE、维生素B_1 0.02 mg、维生素B_2 0.04 mg、烟酸1.33 mg、维生素C 3.8 mg、钙1 002 mg、磷64 mg、钾431 mg、镁60 mg、铁8.3 mg、锌1.83 mg。此外，还含有挥发油（桂皮醛、桂皮酯等）、表儿茶精及其糖苷等多种化合物。

【禁忌】 阴虚火旺者忌服，有出血倾向者及孕妇慎服；不宜与赤石脂同用。

【食疗/药膳列举】

肉桂山楂红糖饮 ① 组成：肉桂3 g、山楂肉10 g、红糖30 g（1人份）。② 制法：肉桂捣碎，与山楂肉洗净后加水600 mL，煮沸后保持沸腾10分钟，加入红糖再煮沸并保持沸腾5分钟。③ 用法：服用时去渣饮汤，每日1剂，分2次服。④ 功效：活血散瘀。用于血瘀不孕，痛经，经血量少、色黯、有血块，舌质紫黯、脉细涩等。⑤ 方解：《医学衷中参西录》云"山楂，若以甘药佐之，化瘀血而不伤新血，开郁气而不伤正气，其性尤和平也"。《食鉴本草》云："化血块，气块，活血。"《玉楸药解》云："肉桂，温暖条畅，大补血中温气。香甘入土，辛甘入木，辛香之气，善行滞结，是以最解肝脾之郁……凡经络堙瘀，脏腑癥结，关节闭塞，心腹疼痛等症，无非温气微弱，血分寒冱之故，以至上下脱泄，九窍不守，紫黑成块，腐败不鲜者，皆其证也。女子月期、产后，种种诸病，总不出此。悉宜肉桂，余药不能。肉桂本系树皮，亦主走表，但重厚内行，所走者表中之里。究其力量所至，直达脏腑，与桂枝专走经络者不同。"此方中山楂为君，肉桂为使。

肉桂粉 ① 组成：肉桂。其作为中药和重要的调味料历史悠久，使用时有片状、粉状。②制法：日常的五香粉、咖喱粉等复合调味料中都有肉桂粉，用以去除腥膻。此外，肉桂粉可被添加到红酒、咖啡、红茶中，融入其甘甜的香气；甜点中加入适量肉桂粉，也可令甜点味道更为香甜醇厚。③用法：肉桂粉，每日1次，每次1g，可直接添加到饭、粥、汤里。④功效：补火助阳，散寒止痛，温经通脉。特别适合心阳不足所致的各种心悸、怕冷、多汗；胃寒而痛者；以及因阳虚上火所致的口腔溃疡、牙龈肿痛、口舌生疮等。⑤方解：《本草纲目》云："治寒痹，风瘖，阴盛失血，泻痢，惊痫。治阳虚失血，内托痈疽痘疮，能引血化汗化脓，解蛇蝮毒。"

五、不同体质的药膳配方选择

针对9种体质类别及其对应的药膳配方类别进行选择。

1. 平和体质　具有阴阳气血调和，体态适中、面色红润、精力充沛等总体特征；体形多匀称健壮；性格常随和开朗；平素患病较少，对自然环境和社会环境的适应能力强。适用药膳为滋补类，以营养均衡为原则，以调养为主，宜选用甘、平、温性补益类食材，如人参、山药、当归、芡实、枸杞子、莲子等。

2. 气虚体质　具有元气不足，疲乏、气短、自汗等气虚为主的总体特征；肌肉多松软不实；性格多内向、不喜冒险；平素易患感冒、内脏下垂等病症，且病后恢复缓慢，对风、寒、暑、湿邪等外界环境适应性差。适用药膳为补气类，以补脾肺之气为主，宜选用甘、平、温性益气类食材，如人参、山药、红枣、蜂蜜、沙棘等。

3. 阳虚体质　具有阳气不足，畏寒怕冷、手足不温等虚寒为主的总体特征；肌肉多松软不实；性格多沉静、内向；平素易患痰饮、肿胀、泄泻等病症，感邪易从寒化，耐夏不耐冬，对风、寒、湿邪等外界环境的适应性差。适用药膳为温阳类，以补脾肺之气为主，宜选用温阳类食材，如生姜、肉桂、枸杞子、砂仁等。

4. 阴虚体质　具有阴液亏少，口燥咽干、手足心热等虚热为主的总体特征；体形多偏瘦；性格多急躁、外向、好动且活泼；平素易患疲劳、失精、不寐等病症，耐冬不耐夏，对暑、热、燥邪等外界环境的适应性差。适用药膳为滋阴类，以补脾肺之气为主，宜选用滋阴类食材，如百合、阿胶、罗汉果、枸杞子、黑芝麻等。

5. 痰湿体质　具有痰湿凝聚，形体肥胖、腹部肥满、口黏苔腻等痰湿为主的总体特征；体形多肥胖，伴腹部肥满松软；性格偏温和、稳重，多善于忍耐；平素易患消渴、中风、胸痹等病症，对梅雨季节和湿重等外界环境的适应性差。适用药膳为化痰祛湿类，以补脾肺之气为主，宜选用化痰祛湿类食材，如木瓜、白果、杏仁、昆布、茯苓、莲子等。

6. 湿热体质　具有温热内蕴，面垢油光、口苦、苔黄腻等湿热为主的总体特征；体形多中等或偏瘦；性格急躁、易心烦；平素易患疔疮、黄疸、热淋等病症，对夏末秋初湿热气候、湿重或高温等外界环境的适应性差。适用药膳为清热化湿类，以补脾肺之气为主，宜选用清热化湿类食材，如赤小豆、金银花、鱼腥草、荷叶、菊花、鲜芦根、薏苡仁等。

7. 血瘀体质　具有血行不畅，肤色晦暗、舌质紫暗等血瘀为主的总体特征；体形胖瘦均匀；性格易烦、健忘；平素易患癥瘕、痛症、血症，对寒邪等外界环境的适应性差。适用药膳为活血化瘀类，以补脾肺之气为主，宜选用活血化瘀类食材，搭配补气、理气之品，如山楂、西红花、当归、玫瑰花、桃仁等。

8. 气郁体质　具有气机郁滞，神情抑郁、忧虑脆弱等气郁为主的总体特征；体形多偏瘦；性格敏感多虑、内向且不稳定；平素易患脏躁、梅核气、百合病、郁证等病症，对阴雨天气和精神刺激等外界环境的适应性差。适用药膳为理气类，以补脾肺之气为主，宜选用疏肝理气、解郁散结、行气调中的理气类食材，如小茴香、砂仁、陈皮、薤白等。

9. 特禀体质　具有先天失常，生理缺陷、过敏反应等总体特征；过敏体质者体形无特殊，先天禀赋异常者形体或畸形，或有生理缺陷；性格因禀质不同而各异；平素为过敏体质，易患哮喘、荨麻疹、花粉症、药物过敏等病症，而先天禀赋异常多见遗传性疾病、胎传性疾病等单发或多发病症，对外界环境的适应性普遍差。适用药膳为滋养类，以营养均衡为原则，宜选用兼顾安神、理气类食材，如火麻仁、淡豆豉、枸杞子、葛根等。

综上，滋补类药膳既适用于平和体质，也适用于其他8种类型的体质；反之，则不然，平和体质若选用其他类别的药膳，需要在中医师指导下应用。

六、药膳应用注意点

药膳的应用，多在辨证基础上选料配伍，各类食物的用量则可参照中国居民膳食平衡宝塔的推荐，要结合体力活动水平、体质、健康状况、年龄、时令、市场供应等因素，更要遵循中医方剂所注重的主次辅佐关系，其功效还受烹制方式的影响。药膳，按功效特点分为保健药膳与（辅助）治疗药膳两类，前者包含减肥药膳、美容药膳、增智药膳、增力药膳、明目药膳、聪耳药膳、益寿药膳及防病与延缓衰老药膳等；后者包含解表药膳、祛痰止咳平喘药膳、健脾助消药膳、清热生津药膳、益阳祛寒药膳、泻下通便药膳、理气止痛药膳、安神助眠药膳等。

个体用膳，首先确定其总量，一般是以1人1次的食用量为基准；1日量则通常指1人2次或3次的食用量，以此类推。在总量范围内，主料的用量以常用量为标准，又可依据养生保健或疾病的辅助治疗等不同目的，调整用量。同时，兼顾药膳制作中的可操作性，如茶饮、汤粥等操作相对简单，可考虑用一次量；而糕点等操作较为复杂，可考虑多日、多次食用量，冷藏保鲜备用。

集体用膳，可参照中国营养学会推荐的成人平均摄取能量标准2 000千卡/日，按具体就餐人数、年龄、性别、功效特点等搭配菜肴、主食的数量与比例。例如，10人份的正餐（午餐或晚餐）：主食1 000～1 500 g，可选米、面及杂粮、杂豆类或薯类2～3个品种；蔬菜1 500～2 000 g，分为主菜1～2种、辅菜3～5种，可选不同色彩的根、茎、叶、瓜、豆或菌藻类；新鲜水果1 000～2 000 g，可选1～2种；豆类及豆制品250～500 g，可选1～2种；鱼、禽、蛋、肉合计500～1 000 g，可选3～4种，按份数切成小块，便于取食。药膳的烹制工艺既要传承传统药膳的炮制加工工艺，也应适合现代营养、烹调工艺的发展，采用炖、煨、煮、熬、焖、烧、蒸、炸等多种方法相结合，有效控制油、盐、糖等用量，制成药菜、药粥、药酒、药茶等形式多样，色、香、味、形俱佳的宴席。若配合药膳功效的现场讲解，则事半功倍、锦上添花。

药膳制备中，药膳两用的食材可以原形加入，也可以制备成药膳露，添加在日常膳食中，方便食用。为推广药膳露的应用，上海药膳协会首任会长孟仲法教授主编的《食疗药膳学》（上海市退休职工大学教材，1999年第四版，内部资料）中推出了10款常用方便药膳露，采用标准化配方，制成每份100 mL的成品，按比例添加于食材中（每200 g常用添加量约10 mL），摘录如下。

1. 益气露　①组成：党参10 g、黄芪10 g、甘草4.5 g。②功效：强身，补气，增力。③ 适应证：疲乏无力，精神不振，中气虚衰。④ 药膳列举：益气肉糜蛋羹（肉糜 50 g，鸡蛋 2 个，打匀后加水 200 mL，加益气露 20 mL 及适量调味，拌匀后上锅蒸熟即可）。

2. 补血露 ① 组成：当归 10 g、熟地黄 10 g、鸡血藤 15 g。② 功效：养阴补血。③ 适应证：贫血，血虚，头晕目花，脸色苍白。④ 药膳列举：归地豆腐血汤（内酯豆腐 300 g，鸡鸭血或猪血 100 g，切小块后加适量水同煮，沸后加补血露 20 mL，适量调味即可）。

3. 养心露 ① 组成：太子参 12 g、麦冬 10 g、酸枣仁 6 g。② 功效：益气，安神，养心。③ 适应证：心气不足所致心悸、心神不宁、睡眠不良。④ 药膳列举：参麦蘑菇羹（鲜蘑菇 100 g 切片，油锅翻炒，加水或汤 200 mL，沸后加菜心 100 g 和养心露 20 mL，再煮沸后加适量调料、勾芡即可）。

4. 平肝露 ① 组成：白菊花 6 g、枸杞子 10 g、白芍 12 g。② 功效：疏肝，潜阳，解郁。③ 适应证：肝阳上亢、肝气郁结所致的头眩目花、高血压。④ 药膳列举：潜阳水鱼（甲鱼 1 只约 500 g，洗净切块，加适量黄酒、冰糖和平肝露 50 mL，清蒸，食鱼饮汁）。

5. 健脾露 ① 组成：茯苓 10 g、山药 12 g、白术 10 g、陈皮 4.5 g。② 功效：健脾开胃。③ 适应证：食欲不振，脾胃虚弱，脾虚泄泻。④ 药膳列举：健脾饼（面粉 500 g，加健脾露 30 mL、少许水和成面团，加适量糖做成薄饼，文火烙熟即可）。

6. 润肺露 ① 组成：沙参 10 g、麦冬 10 g、杏仁 6 g。② 功效：润肺，养阴，止咳。③ 适应证：久咳无痰，肺阴不足，阴虚火旺。④ 药膳列举：润肺百合粥（糯米 100 g、百合干 20 g，煮成粥后，加润肺露 20 mL 和适量冰糖即成）。

7. 补肾露 ① 组成：熟地黄 12 g、杜仲 10 g、淫羊藿 6 g。② 功效：补肾，壮阳，健腰膝。③ 适应证：肾水不足，腰膝酸软，阳痿不举。④ 药膳列举：山药补肾腰花（猪腰 200 g 切成花片，加鸡蛋清拌和，油锅爆炒盛起；鲜山药 50 g 切片，油锅翻炒断生，加入爆过的腰花，加补肾露 20 mL 及适量调料同炒，勾芡，待汤稠即可）。

8. 生津露 ① 组成：生地黄 12 g、玄参 10 g、玉竹 6 g。② 功效：养阴，生津，止渴。③ 适应证：久热伤阴，内有燥热，津液不足，咽痛口干等。④ 药膳列举：银莲生津羹（银耳、莲子、冰糖各适量煮羹，每碗加生津露 20 mL）。

9. 还少露　①组成：制何首乌6 g、熟地黄10 g、黄精10 g。②功效：养阴，补血，乌发。③适应证：肾虚阳痿所致未老先衰，少年白发，容色不佳。④药膳列举：还少芝麻糊（黑芝麻30 g炒熟碾碎，与糯米100 g煮成粥后，加还少露40 mL，加适量冰糖即成）。

10. 祛风露　①组成：生地黄12 g、忍冬藤10 g、川芎5 g。②功效：祛风清热，活血止痛。③适应证：风湿痹证，关节肌肉酸痛等。④药膳列举：姜桂祛风粥（生姜6 g，肉桂4 g洗净切细，与大米200 g煮成粥后，加祛风露40 mL即成，咸甜随意）。

上述10种药膳露，按中草药煎剂方法制备即可。若制后即用，低温存放；若暂时不用，应加防腐剂密封；贮瓶内保存可达半年，开封即须用完，不宜久存。

中医"治未病"理念，涵盖健康与疾病的全过程，从"未病先防""既病防变"到"瘥后防复"，通过情志、饮食、起居、运动、中草药等多种措施或疗法，调养体质、调理阴阳气血等。中医食疗主张寓医于食、药食同补。药膳、药酒、药茶等作为食疗的组成，既满足营养需求，又可防病治病、保健强身，故而受到历代医家和百姓的喜爱。

七、部分常用养生药膳的食材与成品（10人份）

1. 参芪乳鸽　①组成：乳鸽1只、党参10 g、黄芪20 g、枸杞子15 g（图3-1、图3-2）。②功效：益气健脾，升阳开胃。③适应证：体弱多病，

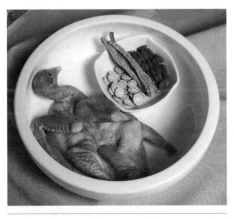

图3-1　参芪乳鸽食材

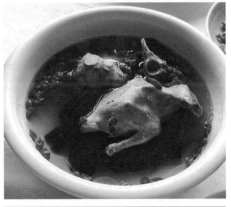

图3-2　参芪乳鸽成品

食欲欠佳，易伤风感冒。④ 制法：选用乳鸽1只，去毛、内脏后重约500 g，将党参、黄芪置于鸽腹中缝合，加盐、姜、酒、葱及适量水，清炖至熟烂，再加枸杞子作点缀。弃药渣，分食鸽肉及喝汤。⑤ 方解：人均摄入能量约104 kcal，其中蛋白质8.5 g、脂肪7.1 g、碳水化合物1.6 g。此方中，乳鸽为君，黄芪、党参共为臣。

2. 冬笋荠菜羹　① 组成：冬笋600 g、荠菜200 g、胡萝卜50 g（图3-3、图3-4）。② 功效：清热利水，降压止血。③ 适应证：高血压、高脂血症及内热口苦、尿血便血。④ 制法：冬笋去皮或选用去皮冬笋，焯水切片；荠菜用沸水氽、冷水激后，挤水、去根、切末；胡萝卜焯水后切末。先用油30 g煸炒冬笋，加盐、鲜汤调味煮沸后，放入荠菜末，湿淀粉勾薄芡，再煮沸后加入胡萝卜末，开锅即成。⑤ 方解：人均摄入能量约62 kcal，其中蛋白质2.2 g、脂肪5.2 g、碳水化合物1.7 g。此方中，冬笋为君，荠菜为臣。

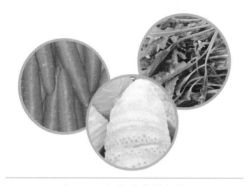 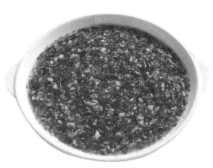

图3-3　冬笋荠菜羹食材　　　　　　　　图3-4　冬笋荠菜羹成品

3. 翡翠玉麦鸡　① 组成：玉竹12 g、麦冬12 g、黄瓜300 g、鸡脯肉400 g（图3-5、图3-6）。② 功效：养心安神，滋阴健脾。③ 适应证：肺阴虚致胃热伤津、口渴咽干、干咳少痰，糖尿病、冠状动脉粥样硬化性心脏病（简称"冠心病"）及体虚腰酸。④ 制法：玉竹、麦冬加适量开水浸泡30分钟；黄瓜洗净去籽，切成半圆薄片，少量蒜泥、盐、糖、醋及泡汁拌匀后围边；鸡脯肉切薄片，用芡粉、盐、味精及玉竹、麦冬浸泡液少许上浆，入50 g油中爆熟盛出；另将玉竹、麦冬及剩余浸泡汁倒入油锅中翻炒、略煮，再加入鸡脯肉片拌匀，调味略炒即可。⑤ 方解：人均摄入能量约109 kcal，其中蛋白质8.1 g、脂肪7.9 g、碳水化合物1.5 g。此方中，鸡脯肉为君，玉竹、麦冬是臣，黄瓜为使。

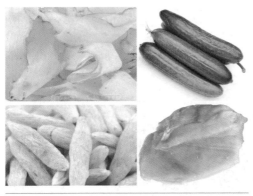

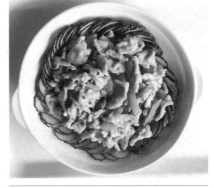

图3-5　翡翠玉麦鸡食材　　　　　　图3-6　翡翠玉麦鸡成品

4. 芦根绿豆粥　①组成：鲜芦根350 g或干芦根80 g、绿豆100 g、粳米200 g（图3-7、图3-8）。②功效：清暑养胃，生津止渴。③适应证：热病伤津，烦热口渴，舌燥少津，肺热咳嗽，小便赤短。④制法：鲜芦根或干芦根洗净煎汁30分钟后，去渣留汁，加入洗净的绿豆100 g、粳米200 g，熬成粥。⑤方解：人均摄入能量约100 kcal，其中蛋白质3.8 g、脂肪2.0 g、碳水化合物20.8 g。此方中，芦根为君，绿豆为臣，粳米为使。

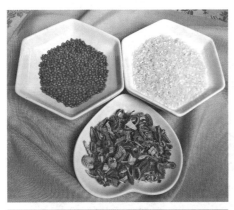

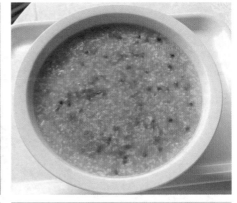

图3-7　芦根绿豆粥食材　　　　　　图3-8　芦根绿豆粥成品

5. 虫草老鸭煲　①组成：老鸭1只、冬虫夏草15 g（图3-9、图3-10）。②功效：补肾益精，益肺止喘，养胃滋阴。③适应证：久病体弱，肾虚致腰膝酸软乏力，肺虚咳喘。④制法：老鸭去毛、去内脏，洗净后重约1 000 g，入沸水中余至再沸，捞出、冲净、去浮沫，沥水备用；砂锅内，加葱结、生姜片、花椒及适量清水（没过老鸭，不再添加），大火沸后去浮沫，加黄酒。冬虫夏草置于其上，小火煲至熟烂。食鸭肉、冬虫夏草及喝汤。

⑤ 方解：人均摄入能量约250 kcal，其中蛋白质15.8 g、脂肪19.8 g、碳水化合物2.6 g。此方中，鸭为君，冬虫夏草为臣。

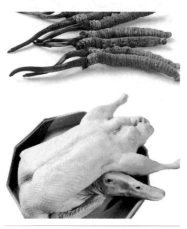
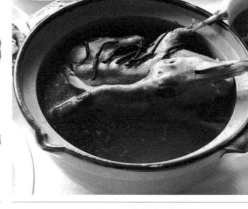

图3-9　虫草老鸭煲食材　　　　　图3-10　虫草老鸭煲成品

6. 上汤芦笋百合　① 组成：鲜百合150 g、芦笋500 g（图3-11、图3-12）。② 功效：清心润肺，降压防癌。③ 适应证：心悸失眠、久咳不愈、高

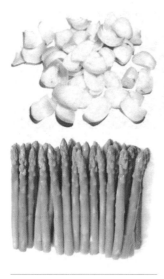
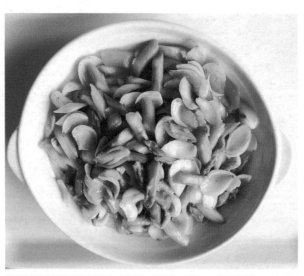

图3-11　上汤芦笋百合食材　　　　图3-12　上汤芦笋百合成品

血压，肿瘤及高危人群。④制法：鲜百合洗净、浸泡于凉水中，芦笋用盐稍腌；锅内加鲜汤，先放入鲜百合煮沸3～5分钟盛出，与沸水余后的芦笋并放碗中；再将锅内汤调味，浇淋其上。⑤方解：人均摄入能量约42 kcal，其中蛋白质1.3 g、脂肪0.2 g、碳水化合物9.0 g。此方中，百合为君，芦笋为臣。

7. **太极双耳**　①组成：黑木耳50 g、银耳50 g、葱白100 g（图3-13、图3-14）。②功效：润肺益肾，益气养阴。③适应证：高脂血症，高血压，糖尿病，便秘，肥胖。④制法：植物油30 g烧热，加入葱白，小火翻炒至葱白变黄，冷却成葱油；黑木耳、银耳水发、洗净，入沸水余后沥水装盘；趁热加适量盐、糖、味精拌匀，淋上葱油拌和。⑤方解：人均摄入能量约47 kcal，其中蛋白质1.1 g、脂肪3.1 g、碳水化合物3.6 g。此方中，双耳为君，葱白为臣。

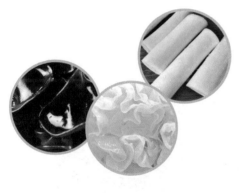
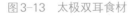

图3-13　太极双耳食材

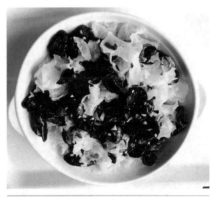

图3-14　太极双耳成品

8. **参茸玉球**　①组成：人参10 g、鹿茸10 g、青鱼肉250 g、对虾仁250 g、菜心250 g（图3-15、图3-16）。②功效：补肾阳，益精血，强筋骨，补气健脾益肺，生津安神。③适应证：气血双虚，倦怠乏力，腰膝酸痛，阳痿遗精，崩漏带下。④制法：人参、鹿茸磨成粉，拌入已上浆的1∶1青鱼对虾肉糜中，搅匀，做成小球状；加入鲜汤煮沸，再添些绿色蔬菜（青菜、花菜、豆苗等）略煮，调味即可。⑤方解：人均摄入

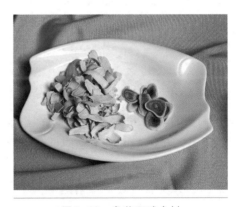

图3-15　参茸玉球食材

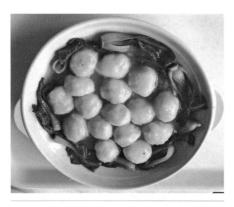

图3-16 参茸玉球成品

能量约56 kcal，其中蛋白质10.2 g、脂肪1.3 g、碳水化合物0.9 g。此方中，人参为君，鹿茸、虾仁为臣，青鱼肉为使。

9. 双补鸡丁 ① 组成：熟地黄12 g、杜仲10 g、淫羊藿6 g、枸杞子15 g、核桃仁碎30 g、鸡脯肉400 g（图3-17、图3-18）。② 功效：滋肝润肺，补肾壮阳，健腰膝。③ 适应证：肾水不足，腰膝酸软，阳痿不举。④ 制法：熟地黄、杜仲和淫羊藿，加水蒸馏，制成补肾露约100 mL，冷藏备用；鸡脯肉切丁，浸泡在补肾露中2～4小时，再与枸杞子、核桃仁碎加油40 g同炒即可。⑤ 方解：人均摄入能量约111.8 kcal，其中蛋白质8.4 g、脂肪7.8 g、碳水化合物2.0 g。此方中，补肾露为君，枸杞子、核桃仁为臣，鸡脯肉为使。

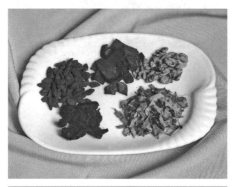

图3-17 双补鸡丁食材

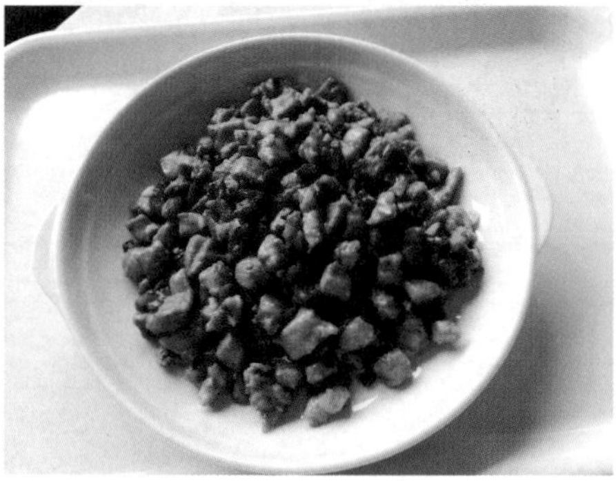

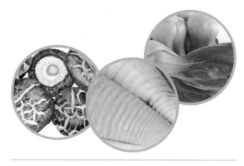

图3-18 双补鸡丁成品

10. 清烩三冬 ① 组成：香菇150 g、冬笋250 g、油菜心250 g（图3-19、图3-20）。② 功效：益气固表，健脾润肠。③ 适应证：男女老幼皆宜。④ 制法：发好的香菇、冬笋及油菜心，用素油40 g炒熟后淋上麻油5 g即成，绿、白、

图3-19 清烩三冬食材

棕三色鲜美。⑤方解：人均摄入能量约50.8 kcal，其中蛋白质1.6 g、脂肪4.0 g、碳水化合物2.1 g。此方中，香菇、冬笋共为君，油菜心为臣。

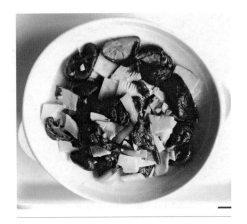

图3-20　清烩三冬成品

11.地骨三七鱼片　①组成：地骨皮12 g、三七10 g、鲈鱼肉400 g（图3-21、图3-22）。②功效：补血活血，降脂降压。③适应证：高脂血症、高血压。④制法：三七、地骨皮加适量水煎汁备用；去骨鲈鱼肉切片，用茨粉、盐、味精及三七、地骨皮煎汁少许上浆，入50 g油中爆熟盛出；另将三七、地骨皮及剩余煎汁倒入锅中翻炒、略煮，再加入鱼片拌匀，调味即可。⑤方解：人均摄入能量约87.0 kcal，其中蛋白质7.4 g、脂肪6.4 g。此方中，地骨皮为君，三七为臣，鲈鱼肉为使。

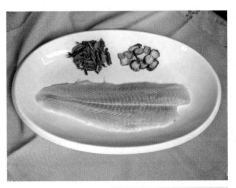

图3-21　地骨三七鱼片食材

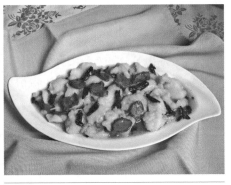

图3-22　地骨三七鱼片成品

12.天麻鹿茸鸡汤　①组成：天麻50 g、鹿茸10 g、鸡腿肉500 g。②功效：平肝，补肾，补气（图3-23、图3-24）。③适应证：头晕耳鸣，腰酸背痛，腿软怕冷。④制法：鸡腿肉切块，入沸水余后洗去浮沫，分装入10个汽锅内；将天麻、鹿茸及葱、生姜、盐等调味分别加入，添加适量清水，上锅蒸至鸡腿肉酥烂。可依据个人口味，加扁尖笋、冬笋等增鲜。⑤方解：人均摄入能量约109 kcal，其中蛋白质8.1 g、脂肪7.9 g、碳水化合物1.5 g。此方中，天麻、鹿茸共为君，鸡腿肉为臣。

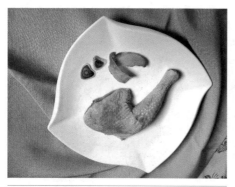
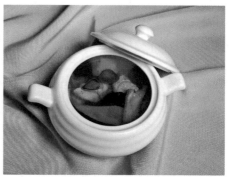

图3-23　天麻鹿茸鸡汤食材　　　　　　图3-24　天麻鹿茸鸡汤成品

八、展望

中国古有"寓医于食""药食同源"之说，明代多版本的《食物本草》是以记载药食两用植物、动物等为特色的本草专著，曾被《本草纲目》作者李时珍大量引用，是中医食疗类著作的经典代表。其有关"夫为医者，当须先洞晓病源，知其所犯，以食治之，食疗不已，然后命药"，以及"安身之本，必资于食；救疾之速，必凭于药。不知食宜者，不足以存生也；不明药忌者，不能以除病也"的阐述中，可见食疗、药膳在疾病防治中的地位。

食物、食疗、药膳，虽然都以提供人体所需的营养为目的，但各有讲究：若仅为果腹，凡是无毒的食物均可食，它包括陆地、海洋的各种动植物；若谈及营养，就不得不结合人群、个体的健康而言，所以没有一种食物是可以满足个体一生营养所需的。为此，人类在长期的进化过程中，形成了不同的饮食文化和膳食模式，并且伴随人类健康的需求而不断完善。

民以食为天，食物本身的品质、品种及其性味，在个体成长过程中提供了营养，包括各种我们已知的营养素和许多尚未完全了解的生物活性物质。食物被加工成食品，源于多种原因，如改善品相、提炼精华、强化营养、利于储备等，并通过不断地完善加工工艺等，满足人体健康及营养需求。我们日常的膳食则是根据各自的认知、喜好将食物、食品，通过搭配来获取营养、满足味蕾等。如果将养生、健康促进等理念注入日常膳食，就不得不说起历史悠久的食疗与药膳，两者均可采用药食同源食材，食疗更强调与日常食物相搭配，药膳则可在特定场所、辨证论治下添加适当中药材，按一定的配伍配方制备。故而，药膳属于食疗，首选药食同源的食材（尤其是家庭、餐馆等非特定医疗机构），强调药食结合、辨证施方，以达到食治食养的目的。当然，味养结合也是药膳文化的特色。

附：药食两用的食材/药材目录

根据《按照传统既是食品又是中药材的物质目录管理规定》国卫食品发〔2021〕36号文件，以及2015年修订的《食品安全法》、2019年修订的《食品安全法实施条例》，对《按照传统既是食品又是中药材的物质（简称食药物质）目录》，国务院卫生行政部门会同食品安全监督管理部门及时更新。食药物质，指传统作为食品，且列入《中华人民共和国药典》（以下简称《药典》）的物质。食药物质，除了实施地方、国家两级安全性评价制度，实施动态管理及时调整外，还要符合全国人大常委会关于全面禁止非法野生动物交易、革除滥食野生动物陋习决定的精神，符合中药材资源保护、野生动植物保护、生态保护等相关法律法规规定。

以下为截至2023年12月，以公文形式发布的食药物质目录，合计108种。

1. "既是食品又是药品的物品名单"（按笔画顺序排列）87种〔《卫生部关于进一步规范保健食品原料管理的通知》卫法监发〔2002〕第51号文件〕 丁香、八角茴香、刀豆、小茴香、小蓟、山药、山楂、马齿苋、乌梢蛇、乌梅、木瓜、火麻仁、玫瑰花、玉竹、甘草、白芷、白果、白扁豆、白扁豆花、龙眼肉（桂圆）、决明子、百合、肉豆蔻、肉桂、余甘子、佛手、杏仁（甜、苦）、沙棘、牡蛎、芡实、花椒、赤小豆、阿胶、鸡内金、麦芽、昆布、枣（大枣、酸枣、黑枣）、罗汉果、郁李仁、金银花、青果、鱼腥草、姜（生姜、干姜）、枳椇子、枸杞子、栀子、砂仁、胖大海、茯苓、香橼、香薷、桃仁、桑叶、桑椹、橘红、桔梗、益智仁、荷叶、莱菔子、莲子、高良姜、淡竹叶、淡豆豉、菊花、菊苣、黄芥子、黄精、紫苏、紫苏子、葛根、黑芝麻、黑胡椒、槐米、槐花、蒲公英、蜂蜜、榧子、酸枣仁、鲜白茅根、鲜芦根、蝮蛇、橘皮、薄荷、薏苡仁、薤白、覆盆子、藿香

2. "新增食品/凉茶饮料原料"5种〔《关于批准DHA藻油、棉籽低聚糖等7种物品为新资源食品及其他相关规定的公告》卫健委〔2010〕第3号文件〕 玫瑰花（重瓣红玫瑰）、凉粉草（仙草）作为普通食品生产经营，夏枯草、布渣叶（破布叶）、鸡蛋花作为凉茶饮料原料使用。

3. "新增人参（人工种植）为新资源食品" 1种 ［《关于批准人参（人工种植）为新资源食品的公告》卫生部〔2012〕第17号文件〕 人参（5年及5年以下人工种植的人参），孕妇、哺乳期妇女及14周岁以下儿童不宜食用。

4. "新增当归等药食两用物质" 6种 ［《关于当归等6种新增按照传统既是食品又是中药材的物质公告》卫健委〔2019〕第8号文件〕 当归、山柰、西红花、草果、姜黄、荜茇6种物质（仅作为香辛料和调味品使用）。

5. "新增党参等药食两用物质" 9种 ［《关于党参等9种新增按照传统既是食品又是中药材的物质公告》卫健委〔2023〕第9号文件〕 党参、肉苁蓉（荒漠）、铁皮石斛、西洋参、黄芪、灵芝、山茱萸、天麻、杜仲叶。

（冯　颖）

［参考文献］

［1］中华中医药学会.中医体质分类与判定［M］.北京：中国中医药出版社，2009.

［2］中华中医药学会.亚健康中医临床指南［M］.北京：中国中医药出版社，2006.

［3］国家药典委员会.中华人民共和国药典［M］.北京：中国医药科技出版社，2020.

［4］南京中医药大学.中药大辞典［M］.上海：上海科学技术出版社，2010.

［5］中国疾病预防控制中心营养与健康所.中国食物成分表［M］.6版.北京：北京大学医学出版社，2018.

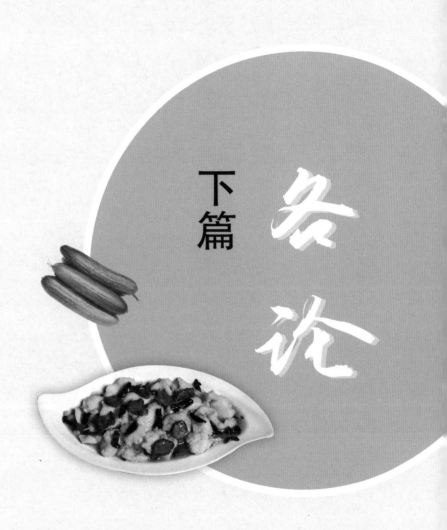

下篇

各论

第四章 ▷ 肺病科

呼吸系统的疾病主要包括感冒、肺炎、支气管哮喘、慢性支气管炎、慢性阻塞性肺疾病、肺结核、支气管扩张、间质性肺病等。肺居胸中，上连气道，开窍于鼻，合称肺系。中医系统的肺系疾病主要包括感冒、咳嗽、哮病、喘证、肺痈、肺痨、咳血、胸痛等。这些疾病临床以发热、咳嗽、咯痰、喘息、短气、咯血为主要表现，有些疾病反复发作，会呈现慢性的进展性的临床过程。从中医病机特点来看，疾病初期多以邪实为主，如外感六淫、内生痰湿、气机不畅、痰湿蕴热等，导致肺失宣肃、痰浊内蕴、热伤肺络等病理改变。若疾病反复发作，邪正交争，邪胜正却，正气虚馁，则出现明显的肺脾虚损表现，并可进一步累及肾元，损伤阳气，耗损精气，致正气虚损更加严重。此时在痰热、气滞等病理基础上，又可发生水饮、血瘀等更加严重的邪实为患，而陷入实者愈实、虚者愈虚的局面。疾病初期以实证多见，治疗以疏风散寒、清肺泄热、化痰降气、涤痰去壅为主。疾病后期以虚证为多，治疗以补益肺气、滋阴润肺为法。同时兼顾肝、脾、肾三脏，分别施以疏肝、补脾、滋肾之法。除传统的中药煎剂的治疗方法外，中医药膳更是其中特殊的一员。俗话说"民以食为天"，药膳以其独特的治疗形式，易于被大众接受的口感，在常见的肺系疾病中发挥重要作用，形成独具特色的肺系疾病药膳。

第一节 流行性感冒

流行性感冒是由流感病毒或副流感病毒引起的一种传染性疾病，属中医"伤风感冒"或"时行感冒"范畴。四季均可发病，尤以春、冬两季发病较多。此种病具有很强的传染性。临床上一般可分为风寒感冒、风热感冒。中医认为，本病的病因主要是风邪侵袭，多发于气候突变、寒暖失常之时，也有起居不慎、冷热不调、雨淋、疲劳等，使人体腠理疏松、卫气不固、风邪乘虚侵袭而致病。不同的季节，风邪往往随时气而侵入，冬季多属风寒，春季多属风热，夏季多挟暑湿，秋季多兼燥气，梅雨季节多挟湿邪，四时的不同时气引发的感冒症状各有不同。临床表现常有恶寒发热或只发热不恶寒、全身乏力、恶心、头痛、鼻塞、流鼻涕、打喷嚏、口干、咽痛和关节酸痛等症状。感冒多属实证，治疗以解表达邪、宣通肺气为原则。风寒证治以辛温解表，风寒证治以辛凉解表。时行感冒多属风热重症，治疗除辛凉解表之外，还当佐以清热解毒之品。饮食应以解表、清淡、稀软为原则，宜食白米粥、玉米粥、玉米面粥、米汤、烂面、馄饨皮、藕粉、杏仁茶、新鲜蔬菜和水果。忌食油腻、黏滞、酸腥之物，如糯米饭、油炸品、肥肉、甜食等。风寒感冒者忌用生冷刺激性食物，如冷饮之类。风热感冒者忌用辛辣的食物，如烟酒、大蒜、葱等。

（一）宜用食材及中药

1. 蔬果类　菠菜、大白菜、西红柿、胡萝卜、豆芽、莴笋、芥菜、洋葱、雪梨、苹果等。

2. 肉类　猪肉、牛肉、鸡肉、猪肝、淡水鱼等。

3. 中药类　淡豆豉、葱白、防风、生姜、葛根、薄荷、菊花、桑叶、杏仁、金银花、芦根、紫苏叶、藿香、薏苡仁等。

（二）推荐药膳

1. 防风粥

【组成】　防风10～15 g，葱白2茎，粳米50～100 g（一人份，以下如无特殊均为一人份，不再赘述）。

【制法】　取防风、葱白煎取药汁，去渣后取汁。将粳米洗净煮粥，待粥将熟时加入药汁，煮成稀粥即可。

【用法】　每日2次，趁热服用，连服2～3日。

【功效】　祛风解表，散寒止痛。

【禁忌】　风热感冒、阴虚火旺者忌服。

【方解】　防风是我国传统中药，始载于《本草纲目》，李时珍释其名称由来谓："防者，御也。其功疗风最要，故名。"防风性味辛甘而微温，归膀胱、肝、脾经，既能祛风解表，又可胜湿止痛，为治疗风寒湿邪犯人"一身尽痛"之要药。《本草纲目》云："三十六般风，去上焦风邪，头目滞气，经络留湿，一身骨节痛。除风去湿仙药。"本品味甘而质润，微温而不燥，具发散解表之功。有试验研究表明，防风具有抗呼吸道合胞病毒的活性，故具有较强的抗流感病毒的功能。除此之外，对防风活性成分的研究也表明，防风中的色原酮苷类化合物5-O-甲基维斯阿米醇苷和升麻苷可降低由酵母致热引起的大鼠体温升高，表明其具有良好的解热作用。防风有效成分可降低鼠耳炎大鼠的血浆黏稠度，减少渗出液，抑制血小板聚集，并延长凝血酶原时间，表明其具有良好的抗炎作用。葱白性味辛温，入肺、胃经，含蛋白质、脂肪、糖类、胡萝卜素、维生素 B_1、维生素 B_2、维生素 C、苹果酸、钙、镁、铁等，并含有挥发油。挥发油中的主要成分为葱蒜、辣素，也叫葱蒜杀菌素，由呼吸道汗腺、泌尿道排出，能轻微刺激这些管道壁腺体的分泌，起到发汗、祛痰、利尿的作用。前人经验认为，防风合葱白，能通行周身，两药同用，有协同作用，可以提高疗效，对老人、孩子及体弱患者均较适宜。若邪盛症重，可加生姜、荆芥、紫苏诸品以助药力。

2. 桑菊薄荷饮

【组成】 桑叶10 g，菊花10 g，薄荷6 g，芦根10 g。

【制法】 以上四药洗净，放入茶壶内，用开水浸泡10分钟即可。

【用法】 代茶饮，每日2次，连服3～4日。

【功效】 疏散风热，清热生津。

【禁忌】 风寒感冒、脾胃虚寒者忌服。

【方解】 本方中桑叶性寒，味甘、苦，有疏散风热、清肺润燥、清肝明目的功效，能清透肺络之热。现代研究发现，桑叶有较好的抗病毒、抗病原微生物作用。桑叶可以通过直接抑制病毒复制和调节免疫双重途径，而发挥抗病毒的治疗效果；而桑叶煎剂在体外试验中证实其对金黄色葡萄球菌、乙型溶血性链球菌、白喉杆菌和大肠埃希菌等均有一定的抑制作用。菊花味辛疏散，体轻达表，气清上浮，微寒清热，能清散上焦风热，具有散风清热、平肝明目、清热解毒之用。薄荷性凉、味辛，归肺、肝经，具有疏散风热、清利头目、利咽透疹、疏肝行气的功效。本方中薄荷助桑叶、菊花散上焦风热，《本草纲目》云："薄荷，辛能发散，凉能清利，专于消风散热。故头痛、头风、眼目、咽喉、口齿诸病，小儿惊热及瘰疬、疮疥为要药。"现代药理研究证实薄荷有抗炎、镇痛、抑菌、保肝护胆、抗病毒及舒张气道平滑肌等多种药理作用，对流行性感冒、头痛、身热、咽喉炎等都有很好的治疗作用。芦根始载于《名医别录》，性寒、味甘，归肺、胃经，具有清热泻火、生津止渴、除烦、止呕、利尿等作用，可用于热病烦渴等症的治疗。现代药理研究证实芦根具有保护肝脏、保护肾脏、改善糖脂代谢、抗炎、抗结石、提高人体免疫功能等药理作用。芦根还能降低发热小鼠血清中的白介素（IL）-1β、肿瘤坏死因子（TNF）-α、环腺苷酸（cAMP）含量，以及抑制下丘脑组织中前列腺素E（PGE）-2的释放，具有显著的解热效果。芦根与其他诸药合用，可达到清热而不伤津的良效。

第二节 肺 炎

肺炎是指终末气道、肺泡及肺间质的炎症，可由病原微生物、理化因素、免疫损伤等所致。引起肺炎的病原微生物（即病原体）一般有细菌、病毒、真菌及非典型病原体。由于病原体的不同，因此本病具有一定的传染性。肺炎四季皆可发病，多发于冬、春两季。肺炎属中医"风温""咳嗽""肺热病"等范畴。中医认为，本病多由于劳倦过度，或寒温失调，起居不慎，造成人体正气不足，肺之卫外功能减弱，暴感外邪，病邪犯肺而发。临床表现为寒战、高热、咳嗽、咯痰、胸痛等。肺炎是一种急性疾病，极易消耗人体的正气，且易影响脏腑功能，导致消化功能减弱，故肺炎患者应忌辛辣、油腻食物及海鲜食物，注意多饮水，多食清淡、易消化的食物，多吃富含维生素A的食物，比如动物肝脏、鱼肝油、鸡蛋黄等，加强营养补充。

（一）宜用食材及中药

1. 蔬果类 雪梨、苹果、荔枝、甘蔗、蜂蜜、核桃、萝卜、大白菜、猕猴桃、西红柿、百香果、菠菜、紫甘蓝等。

2. 肉类 瘦肉、猪肝、牛肝等。

3. 中药类 川贝母、苦杏仁、鱼腥草、金荞麦、陈皮、白术、山药、桔梗、浙贝母、南沙参、麦冬等。

（二）推荐药膳

1. 杏仁贝母猪肺汤

【组成】 杏仁5 g，川贝母10 g，鸡蛋清2个，带气管的猪肺1具，盐

4 g，味精 3 g。

【制法】 将猪肺放入沸水锅内煮沸，除去血水，捞起备用。将杏仁去皮、尖，洗净；把川贝母及白胡椒共研为细末，放入碗中，用鸡蛋清调匀成糊状。把调好的糊和杏仁全部灌进备好的猪肺气管中，用线绳结扎管头，置入炖锅内，加入杏仁、生姜、葱、料酒、清水 2 500 mL；将炖锅置于大火上烧沸，再用小火炖煮 45 分钟，加入盐、味精即成。

【用法】 每日 2 次，喝汤，既可佐餐，又可单食。

【功效】 祛风清热，润肺止咳。

【禁忌】 脾胃虚寒及大便溏泄者忌服。

【方解】 杏仁性温、味苦，归肺、大肠经，具有降气止咳平喘，润肠通便之功效。作为一种药食同源的药材，杏仁中含有苦杏仁苷，其在体内能被肠道微生物酶或苦杏仁本身所含的苦杏仁酶水解，产生微量氢氰酸与苯甲醛，对呼吸中枢有抑制作用，起到镇咳、平喘作用。《本草求真》记载"杏仁，既有发散风寒之能，复有下气除喘之力"。因其善止咳化痰而平喘，对肺系的主要症状，如咳嗽、痰多、喘息又有强大的针对性，故古今医家将其作为肺系用药使用，无论内伤外感、新病痼疾，凡涉及肺脏，多用之。在采用豚鼠离体器官试验中，杏仁水提取液能降低器官对氨水刺激的敏感性，对抗组胺、乙酰胆碱、氯化钡对气管平滑肌的兴奋作用，具有明显的止咳作用。还有研究表明，苦杏仁苷能够抑制脂多糖刺激环氧化酶和诱导型一氧化氮合酶在实验小鼠细胞中的基因表达，从而抑制前列腺素合成和一氧化氮的产生，进而发挥抗炎和镇痛的作用。川贝母性微寒，味甘、苦，有清热润肺、化痰止咳、散结消肿之功，为清肺化痰之圣药。从川贝母中分离得到的生物碱成分主要有西贝碱、贝母辛、贝母素甲、贝母素乙、云贝酮、异梭砂贝母碱、垂茄次碱、川贝碱、川贝酮碱、胸苷、腺苷、β-谷甾醇、E-肉桂酸、单棕榈酸甘油酯、胡萝卜苷、尿嘧啶、胸嘧啶、尿苷、胞苷、肌苷、鸟苷，以及多种微量元素等。动物实验表明，其提取物有止咳化痰、降压、消炎的作用。体外抗菌试验表明，川贝母提取物对金黄色葡萄球菌和大肠埃希菌有明显抑制作用，在临床中还可用于各种痈证，如肺痈、乳痈等。猪肺性平、味甘，含有大量人体所必需的营养成分，包括蛋白质、脂肪、钙、磷、铁、烟酸以及维生素 B_1、维生素 B_2 等，有补虚、润肺、止咳之用。《随息居饮食谱》云："猪肺，甘平，补肺，止虚嗽。治肺痿、咳血、上消诸症。"三者同用，共奏清肺化痰、润肺止咳之功。

2. 山药鱼腥草粥

【组成】 山药100 g，鲜百合10 g，鱼腥草15 g，大米100 g，小米50 g，冰糖15 g（2人份）。

【制法】 将鱼腥草洗净，去老梗、黄叶、杂质；鲜百合去皮、根，洗净切碎；山药洗净，去皮，切块；大米、小米淘洗干净，去泥沙；冰糖碾成碎屑。将大米、小米、山药、百合、鱼腥草共入锅内，加水1 500 mL，大火烧沸，改小火煮35分钟，加入冰糖碎屑，搅匀即成。

【用法】 每日1次，作为早餐食用。

【功效】 健脾补肺，清热养阴。

【禁忌】 虚寒证者及外感咳嗽、肺痈初期而有实邪者忌食。

【方解】 山药性味甘平，入肺、脾、肾经，可健脾补肺，固肾益精，乃肺、脾、肾三脏俱补之圣品。山药始载于《神农本草经》，记载其"主伤中，补虚羸，除寒热邪气，补中益气力，长肌肉，久服耳目聪明"，被列为上品。《本草正》云："山药，能健脾补虚，滋精固肾，治诸虚百损，疗五劳七伤。"现代研究发现，山药富含多种天然营养成分，其主要化学成分包括多糖、氨基酸、脂肪酸、山药素类化合物、尿囊素、微量元素、淀粉等，具有降血糖、降血脂、抗氧化、调节脾胃、抗肿瘤、免疫调节等药理作用。山药中的山药多糖能提高实验小鼠的非特异性免疫功能、特异性细胞免疫及体液免疫功能。百合入肺、心经，有养阴润肺止咳、清心安神之功效，是我国传统中药材中不可或缺的药食同源的珍贵药材。《本草纲目》说其有"润肺调中"之效。百合的鳞茎中含有多糖、酚类、皂苷、生物碱、黄酮等活性物质，其中多糖的含量较高。现代研究表明，百合多糖对金黄色葡萄球菌有较强的抑菌能力。百合水及醇提取物有止咳、祛痰、平喘的作用。百合多糖可作为药用百合的主要生物活性物质之一，还可作为免疫调节剂，其既能调节非特异性免疫，又能增强体液免疫，还具有增强细胞免疫的功能。鱼腥草其名首见于《名医别录》。其性微寒，味辛，具有清热解毒，消痈排脓，利尿通淋的功效。《滇南本草》记载其能"治肺痈、咳嗽、带脓血，痰有腥臭，大肠热毒，疗痔疮"。《本草纲目》言其"散热毒痈肿"。明代缪希雍《本草经疏》称鱼腥草为"治痰热壅肺，发为肺痈，吐脓血之要药"。鱼腥草主要含挥发油、黄酮、酚酸、生物碱、萜类化合物等成分，具有显著的抗炎抑菌、抗病毒、抗肿瘤、保肝等作用，2003年被我国选为治疗严重急性呼吸综合征（非典型肺炎，SARS）的8种药物之一。研究表明，新鲜鱼腥草的水蒸气蒸馏液及其主要成分甲基正壬酮、月桂醛、辛醛等具有直接抗单纯疱疹病毒1型（HSV-1）、流感病毒、人类免疫缺陷病毒1型（HIV-1）的活性。鱼腥草挥发油能显著抑制（抑制率大于90%）禽传染性支气管炎病毒（IBV）对Vero细胞和鸡胚胎肾细胞的感染。其水提取物可以显著抑制SARS冠状病毒3CL蛋白酶（3CLpro）。研究发现，鱼腥草具有独特的医学和生物功效，可以增强血液中白细胞对肺炎球菌的吞噬能力，提高血清备解素，成分安全。三药配合大米、小米，补中益气、和胃调中，全方共用，起到健脾和胃、养阴润肺、清热解毒之功，对于肺炎后期而正虚余邪未清的患者大有裨益。

第三节　支气管哮喘

支气管哮喘是由多种细胞（如嗜酸性粒细胞、肥大细胞、T淋巴细胞、中性粒细胞、气道上皮细胞等）和细胞组分参与的以气道慢性炎症为特征的异质性疾病。这种慢性炎症与气道高反应性相关，通常出现广泛而多变的可逆性呼气气流受限，导致反复发作的喘息、气促、胸闷和（或）咳嗽等症状，强度随时间而变化。此病多在夜间和（或）清晨发作或加剧，多数患者可自行缓解或经治疗缓解。哮喘被中医归属于"哮病"或"哮证"等范畴。哮病的发生，多因正虚禀赋不足，为宿痰内伏于肺，遇外感、饮食、情志、劳倦等诱因，以致痰阻气道、肺失宣肃、肺气上逆，继而发为喘鸣。出现此类病情，多与自身免疫力低下和对外界环境刺激不耐受有关。临床表现多为起病突然，呈阵发作性，呼吸困难，胸闷喘息，咳嗽咯痰，喉中有哮鸣声。中医辨证，据其寒热分为"热哮"和"冷哮"。哮喘的治疗当分轻重缓急，标本先后，"发时治标，平时治本"为哮喘治疗的基本原则。发时攻邪治标，祛痰利气。寒痰宜温化宣肺，热痰当清化肃肺，痰浊壅肺应去壅泻肺，风痰当祛风化痰。平时扶正治本，阳气虚者应温补，阴虚者宜滋养。当采取补肺、健脾、益肾等法，以减少或控制其发作及发展。单纯的药物治疗能暂时地控制住病情，但病因得不到治疗，是治标不治本的；若能对症配合药膳食疗，常可收到较好的效果。

（一）宜用食材及中药

1. 蔬果类　雪梨、西瓜、香蕉、橙子、橘子、樱桃、桃子、龙眼、苹果、广柑等。

2. 肉类　猪肉、猪肺、猪腰、鸡肉、牛肉、羊肉等。

3. 中药类　杏仁、白果、川贝母、百合、干姜、白芍、紫苏子、莱菔子、熟地黄、灵芝、淫羊藿等。

（二）推荐药膳

1. 白果麻芩茶煎剂

【组成】　白果仁 15 g，麻黄 9 g，灵芝 15 g，黄芩 12 g，绿茶 6 g。

【制法】　将白果仁去膜，与麻黄、黄芩、灵芝一起加水煎 30 分钟后，放入绿茶，最后加入冰糖即可。

【用法】　每日 1 剂，代茶饮。

【功效】　清热化痰，敛肺平喘，益气补元。

【禁忌】　肺虚咳喘、阴虚盗汗者忌服。

【方解】　白果首载于元代吴瑞所著《日用本草》。其性温，味甘、微苦，有小毒，温肺益气，定喘益脾。因其含有丰富的营养成分，具有药食同功的特点，所以是深受人们欢迎的滋补保健食品。《本草便读》云："上敛肺金除咳逆，下行湿浊化痰涎。"据现代医学研究证实，由于白果仁含有白果酸、白果醇、白果酚、氢化白果亚酸、氢化白果酸、五碳多糖等成分，具有杀菌、止咳、化痰、补肺、利尿、通经、止浊等作用，因此对心脑血管、呼吸系统、皮肤病、牙痛等疾病有很好的保健、治疗作用。现代药理研究发现，给实验小鼠腹腔注射白果乙醇提取物，其呼吸道酚红排泌增加，有祛痰作用。而其对离体豚鼠气管平滑肌的松弛作用，表明白果具有祛痰平喘之效。麻黄性味辛温，最早见于《神农本草经》，记载其功效为"主中风、伤寒头痛，温疟，发表出汗，去邪热气，止咳逆上气，除寒热，破癥坚积聚"，具有发散风寒、宣肺平喘、利水消肿的功效。《本草纲目》曰："麻黄乃肺经专药，故治肺病多用之。"现代药理学研究发现，麻黄的主要化学成分有生物碱、黄酮、挥发油、有机酸、氨基酸、多糖和鞣质等，具有解热发汗、利尿、平喘、免疫抑制、抗氧化及抗病毒等作用。麻黄提取物麻黄碱和伪麻黄碱均有较强的缓解支气管平滑肌痉挛的作用。其挥发油对流感病毒有抑制作用，其甲醇提取物有抗炎作用，其煎剂有抗病原微生物作用。麻黄、白果二者同用，一散一收，使肺气宣肃有度，即宣而无耗散肺气之弊，敛而不致有肺气壅塞之虞。灵芝性味甘平，益气补元，止咳平喘。

作为一种天然的食药兼用菌，灵芝的成分和结构复杂，其中的功能成分主要有灵芝多糖、三萜类化合物、蛋白质、氨基酸、甾醇类、生物碱、核苷和微量元素等。国内外相关研究发现灵芝具有抗氧化、抗肿瘤、抗辐射、保肝及调节免疫等多种药理活性，对支气管炎、哮喘、高血压及高脂血症等疾病有一定的治疗效果。有研究表明，灵芝可通过抑制TLR4/NF-κB、MAPK炎症反应信号通路，调节TNF-α、NO、IL-6、IL-1β、IL-18、IL-10炎症因子水平等多种机制，发挥抗炎作用，而这些炎症因子与哮喘的发病密切相关。黄芩最早记载于《神农本草经》中。其性味苦寒，归肺、胆、小肠、大肠和脾经，功效为清热燥湿，泻火解毒。黄芩中含有黄酮类、多糖类、挥发油类和微量元素等成分。有实验证实，黄芩对枯草芽孢杆菌、金黄色葡萄球菌、铜绿假单胞菌、大肠埃希菌、副溶血弧菌、溶藻弧菌都有一定的抗菌作用。除此之外，黄芩苷还能通过调节肠道菌群、抑制核因子κB（NF-κB）核转位、增加相关microRNA的表达、抑制自噬、调节Treg/Th17平衡等方式，起到良好的抗炎效果。绿茶性凉，味微苦、甘，亦可滋阴润燥，清心除烦，清热消渴。另外，茶叶中的茶碱还具有松弛支气管平滑肌的作用。冰糖性味甘平，润肺生津，补中祛燥。全方合用，共奏清热化痰、敛肺平喘、益气补元之功。

2. 苏子杏仁生姜粥

【组成】 紫苏子10 g，苦杏仁10 g，生姜5 g，粳米60 g。

【制法】 将紫苏子炒爆，苦杏仁去皮、尖，与生姜分别捣烂混合备用。粳米淘净放锅内，加适量水，慢火煮至七成熟时加入以上三物，继续煮至熟烂成粥，加少许冰糖即成。

【用法】 每日1剂，温热服食。

【功效】 降气消痰，散寒温肺，止咳平哮。

【禁忌】 肺热咳喘、脾虚便溏者忌服。

【方解】 紫苏子，始载于梁代陶弘景的《名医别录》，曰："主下气，降寒中，其子尤良。"其性温，味辛，归肺经，降气化痰，止咳平喘，润肠通便。《本草分经》云："苏子，降气消痰，开郁温中，润心肺，止喘嗽，力倍苏叶。"紫苏辛散性温，发汗解表、散寒之力较为缓和。因其外能解表散寒，内能行气和胃，兼化痰止咳之功，故风寒表证而兼气滞，胸脘满闷，恶心呕逆或咳嗽痰多者用之为宜。现代药理研究表明，其化学成分主要含有脂肪油、氨基酸、微量元素、黄酮等。紫苏子能减少支气管分泌物，缓解支气管平滑肌痉挛而具有祛痰、平喘、镇咳等作用。现代动物实验研究表明，给实验小鼠腹腔注射紫苏子油后，对喷雾组胺和乙酰胆碱所致的支气管哮喘，能明显延长出现喘息性抽搐的潜伏期，可见紫苏子具有明显的止咳和平喘作用。苦杏仁是止咳平喘之要药，擅长理肺气。《长沙药解》云："肺主藏气，降于胸膈而行于经络，气逆则胸膈闭阻而生喘咳，藏病而不能降，因以痞塞，经病而不能行，于是肿痛。苦杏仁疏利开通，破壅降逆，善于开痹而止喘，消肿而润燥，调理气分之郁，无以易此。"苦杏仁辛散苦降，长于降肺气以平喘止咳。现代药理研究表明，苦杏仁苷在人体内分解，能产生微量的氢氰酸，氢氰酸可对呼吸中枢产生抑制作用，使呼吸运动趋于平缓，从而起到镇咳平喘的作用。紫苏子性味辛温，质重沉降，能利膈消痰，降气定喘，性润不燥，故能滑肠。二者皆入肺经，属相须配伍，协同为用，能增强降气消痰、止咳平喘之功。再加一味生姜，解表散寒、温肺止咳。三者共奏降气消痰，温肺散寒，平哮止咳之功。

第四节　慢性阻塞性肺疾病

慢性阻塞性肺疾病（以下简称"慢阻肺"）是一种慢性常见病，多见中老年人患病，是一种以持续气流受限为特征的可以预防和治疗的疾病。其气流受限多呈进行性发展，与气道和肺组织受香烟、烟雾等有害气体或有害颗粒影响而出现的异常慢性炎症反应有关。全年任何季节均可发病，尤以冬、春季为多见。患者常因气候变化，感冒、发热引起该病复发。本病常见的临床症状为慢性咳嗽、咯痰，气短或者呼吸困难，严重时可出现喘息和胸闷。可概括为"咳""痰""喘""炎"四症，急性加重时又可有发热表现。本病被中医归属为"喘病""肺胀"等范畴，多由痰湿、痰热壅肺及肺脾肾虚所致。本病多因肺脾先虚，肺卫不固，易为外邪所犯，脾气不足，则痰湿内生。再加风寒燥热之邪袭表犯肺，而致肺失宣肃，气机上逆，引动痰湿，故咯痰兼作。根据辨证施治和发病时的症状，分为痰湿型、痰热型、肺气虚型和肺肾阴虚型。病程初期，患者多以肺脾气虚为主，治疗当以补肺脾之气，兼顾脾肾之阳，以求未病先防。随着病情的进展，则虚损程度进一步加重，气虚的基础上出现阳虚，由肺、脾渐及脾、肾，此时应以补脾温肾为法。慢阻肺患者病程一般较长，体质较弱，常因发热、咳嗽、喘气引起胃疲乏、食欲不振、失眠、便秘等并发症。在进行消炎、退热治疗的同时，采用食疗，食物与药物相结合不仅可以消除症状，还可以增强机体生理功能，改善细胞代谢和营养吸收，加强抗体的抗病力。

（一）宜用食材及中药

1. 蔬果类　胡萝卜、西红柿、广柑、香蕉、山芋、油菜、凤梨、柚子、枇杷、草莓、苹果等。

2. 肉类　牛肉、羊肉、狗肉、鸽子肉、鸡肉、鸭肉等。

3. 中药类　黄芪、白术、茯苓、山药、桑寄生、黄精、枸杞子、人参、蛤蚧、淫羊藿、巴戟天、山茱萸、冬虫夏草、女贞子、菟丝子等。

（二）推荐药膳

1. 黄芪炖乳鸽

【组成】　党参、黄芪、怀山药、茯苓各30g，乳鸽1只。

【制法】　将乳鸽去毛及内脏，各药洗净，二者共放炖盅内，加适量水，隔水炖2小时，加盐、味精调味。

【用法】　每隔3～5日吃1次，可经常食用。

【功效】　健脾补肺，固表定喘。

【禁忌】　外感表实证、热证者忌服。

【方解】　黄芪性微温、味甘，入脾、肺经，补中益气，升阳固表。《神农本草经》把黄芪列为上品。黄芪入药，为强壮剂，具有益正气、壮脾胃、去肌热、止痛、活血的功效。对表虚自汗、气虚内伤、精神萎靡、四肢无力、脾虚泄泻、体虚多汗、气虚脱肛、子宫脱垂、水肿及痈疽等疾病疗效显著。《名医别录》《本草纲目》等古药书均认为黄芪有益气补虚的作用。药理研究发现，黄芪含有叶酸、氨基酸、糖类、蛋白质，铁、钙、磷，以及硒、锌、铜、锰等多种微量元素，能促进人体血液中白细胞的增加，抵抗化学物质、放射线或其他原因引起的人体白细胞减少，显著提高单核巨噬细胞系统和白细胞的吞噬功能，从而提高免疫功能。有研究表明，黄芪甲苷可显著抑制流感病毒核蛋白（NP）的合成，进而抑制子代病毒的复制，从而产生抗H1N1、H5N1、PR8流感病毒的效果。党参最早可从《本草从新》中考证："参须上党者佳，今真党参久已难得，肆中所卖党参，种类甚多，皆不堪用，唯防党性味和平，足贵，根有狮子盘头者真，硬纹者伪也。"《本草纲目拾遗》指出"党参功用，可代人参"，且《本草正义》中指出其效用为："本与人参不甚相远。其尤可贵者，则健脾运而不燥，滋胃阴而不湿，润肺而不犯寒凉，养血而不偏滋腻，鼓舞清阳，振动中气而无刚燥之弊。"《本草纲目拾遗》云："治肺虚，益肺气。"党参性平，味甘，有补中益气、止渴、健脾益肺、养血生津之功。党参所含化学成分复杂，种类繁多，包括糖类、苷类、多炔类、生物碱类、萜类、苯丙素类、甾体类、黄酮类、木脂素类及酸类等多种成分，具有调节免疫、改善胃溃疡、抗炎、抗氧化、调节糖脂代谢及抗肿瘤等多种药理作用。现代药理研究表明，党参不仅能增强人体免疫力，还能提高超氧化物歧化酶的活性，增强消除自由基的能力，具有调节胃肠运动、抗溃疡、抑制胃酸分泌、降低胃蛋白酶活性的作用，适用于脾肺虚弱，气短心悸，食少便溏，虚喘咳嗽等症。茯苓始载于《神农本草经》，该书谓其能治胸胁逆气，心下结痛，口焦舌干等症。其性平、味甘，归心、脾、肺经。药理实验表明，茯苓具有渗湿利尿、和胃健脾、宁心安神、抑菌、增强机体抗病能力及降低血糖的功效，用于治疗水肿胀满、脾虚、痰咳、腹泻、排尿困难、心悸失眠、眩晕等病症。三者配伍平补三焦之山药，共奏益气健脾、固表定喘之功。乳鸽性平，味咸，归肺、肝、肾经，具有滋肾补气、解毒祛风、调经止痛的作用，可以用于治疗消渴、虚劳、血虚闭经、肠风下血等病症。乳鸽营养丰富，肉质细嫩味美，为血肉品之首。乳鸽中含有丰富的优质蛋白及粗脂肪，还含有17种以上氨基酸、10多种微量元素及多种维生素，具有高蛋白、低脂肪的特点，是高级滋补营养品。乳鸽还具有很好的药用价值，其骨、肉均可以入药，能调心、养血、补气，具有防治疾病、消除疲劳、增进食欲的功效。

2. 人参虫草鸡

【组成】 母鸡1只（约1000g），人参、核桃仁各30g，蛤蚧1对，冬虫夏草5根。

【制法】 将母鸡腹腔彻底洗净血污，加葱姜酒焯水去腥，再洗净；将人参、核桃仁、蛤蚧（仅取尾巴2条）放入鸡腹中，置砂锅里加水、葱姜酒，浸至八成满。冬虫夏草放纱布袋中，同炖至熟软但不失其形。调好鲜咸味，装入大碗，把冬虫夏草放在鸡身上装饰即可。

【用法】 每周服用1～2次。

【功效】 补肺温肾，纳气平喘。用于肺肾两虚型之喘证，症见咳嗽气喘、动则气促喘甚、畏寒肢冷、腰酸耳鸣、阳痿早泄等。

【禁忌】 实证者、热证者禁服。

【方解】 冬虫夏草简称"虫草"，性平、味甘，有补肾益肺、止血化痰之功。冬虫夏草是我国特有的中药材，其与人参、鹿茸并列为三大补品，我国古代中医药典籍中都有记载。始载于《本草从新》，据载："冬虫夏草，四川嘉定府所产者最佳，云南、贵州所产者次之。冬在土中，身活如老蚕，有毛能动，至夏则毛出土上，连身俱化为草。若不取，至冬复化为虫。"清康熙年间成书的《本草备要》中也有冬虫夏草的论述："冬虫夏草，甘平。保肺益肾，止血化痰。"现代药理研究表明，冬虫夏草中的虫草多糖具有双向性调节免疫的作用，且虫草菌舒张支气管的作用明显，从而起到镇咳、祛痰和平喘的效果。除此之外，虫草水提取液对大鼠急性肾衰有明显的保护作用，故适用于肾虚精亏，阳痿遗精，腰膝酸痛，久咳虚喘，劳嗽咯血者。人参性微寒、味甘，补中益气，健脾益肺，享有"百草之王"的美誉。我国现存最早的药物学专著《神农本草经》中对人参的药用价值有详细的论述："人参，味甘微寒。主补五脏，安精神，定魂魄，止惊悸，除邪气，明目，开心益智。久服，轻身延年。"人参的化学成分主要包括人参皂苷、人参多糖、人参肽、聚炔醇和脂肪酸等。人参多糖是人参的重要组成成分，主要包括阿拉伯半乳聚糖、果胶和酸性多糖，具有抗菌、抗氧化、抗炎、抗抑郁、抗肿瘤等多种药理作用。现代研究发现，人参多糖可以通过调节多种免疫细胞活性，改变细胞因子表达，调控免疫分子水平，在机体的固有免疫和获得性免疫中发挥重要作用。核桃仁性温、味甘，入肺、肾经，具有补肾强腰膝，敛肺定喘，润肠通便之功效。《药典》收载核桃仁用于肾阳不足、腰膝酸软、阳痿遗精、虚寒喘嗽、肠燥便秘。现代研究发现，核桃仁含有多种人体需要的微量元素，包括丰富的酚类、黄酮类、苷类等化学成分，有抗氧化、抗菌、降血脂、降血糖、抗肿瘤等生物活性，从而具有顺气补血，止咳化痰，润肺补肾等功能。蛤蚧性平、味咸，归肺、肾经，具有补肺益肾，纳气定喘，助阳益精之功。蛤蚧作为一种传统中药，在呼吸科临床应用比较广泛，可用于虚喘气促、劳嗽咳血等症。现代医学研究表明，蛤蚧具有抗炎平喘、增强免疫、延缓衰老、降血糖、抗肿瘤、促生长发育等作用。临床研究显示，蛤蚧能有效改善稳定期慢阻肺患者的免疫功能，有效促进患者的肺功能恢复，减少慢阻肺急性发作次数，提升患者的生存质量。四药合用，共奏补肺温肾、纳气平喘之功。

第五节 肺结核

肺结核是由结核分枝杆菌感染引起的慢性呼吸道传染病。感染结核分枝杆菌后，约有1/10的人在一生中有可能会患结核病。人体许多脏器可以发生结核病，以肺结核病最常见。人体感染结核菌后不一定发病，仅于抵抗力下降时才会发病。临床上除少数急性发病外，多数患者呈慢性病程，常有低热、盗汗、乏力等全身症状和咳嗽、咯血、胸痛等呼吸系统症状。目前，全世界每年新增结核病患者800万～1000万，我国肺结核病患者数居世界第2位，仅次于印度。由于人类免疫缺陷病毒（HIV）感染的流行、耐药结核分枝杆菌感染的增多、人口增长、移民加快及人们重视不够等因素，结核病疫情有回升趋势。肺结核属于中医"肺痨""劳瘵"范畴，中医认为，本病多因禀赋薄弱，起居不慎，忧思恼怒，酒色劳倦，耗伤气血津液，以致肺气亏虚，使痨虫乘虚而入，发为本病。治疗当以补虚杀虫为原则。在采取联合、全程、足量的化学疗法的基础上，加强营养与休息。肺结核的饮食原则如下：① 本病为慢性消耗性疾病，需供给足够的热量及高蛋白饮食。② 供给充足的多种维生素，多食新鲜蔬菜和水果。③ 注意钙的供给，多食豆类及豆制品、瘦肉类、奶类、蛋类及动物内脏等。④ 严禁烟、酒、辛辣刺激性食物、肥甘厚腻食物，如肥肉、奶油、巧克力等。在肺结核的治疗过程中，配合食疗药膳，可以增强体质，调理阴阳平衡，对加快疾病痊愈有着重要的作用。

（一）宜用食材及中药

1. 蔬果类　芹菜、苋菜、西红柿、紫菜、黑木耳、莲藕、雪梨、血橙、柠檬、苹果、无花果、甘蔗、柚子、杏子、红枣、黑芝麻等。

2. 肉类　猪肉、牛肉、鸡肉、猪肝、淡水鱼、河虾等。

3. 中药类　麦冬、天冬、沙参、川贝母、山药、百合、茯苓、太子参、白术、黄芪、生地黄、当归等。

（二）推荐药膳

1. 麦冬川贝鸭梨羹

【组成】麦冬6g，川贝母10g，银耳10g，百合20g，鸭梨2个。

【制法】 银耳用温开水浸泡发透，去头蒂、杂质，用手分成小块。鸭梨去皮，去核，挖成小洞。将川贝母、麦冬、银耳、百合放入鸭梨小洞中，隔水，小火蒸成。

【用法】 每日1次，吃梨肉、喝汤，可食用5～7日。

【功效】 养阴清肺，止咳化痰。

【禁忌】 脾胃虚寒泄泻、胃有痰饮湿浊者忌服。

【方解】 麦冬性微寒，味甘、微苦，有养阴润肺，益胃生津，清心除烦的功效，常用于肺燥干咳，阴虚痨嗽，喉痹咽痛，津伤口渴，内热消渴，心烦失眠，肠燥便秘等症。《神农本草经》中记载"麦门冬气味甘、平，无毒，主心腹结气，伤中伤饱，胃络脉绝，羸瘦短气"，言其"久服轻身，不老不饥"，将其列为养阴润肺的上品。《本草分经》称麦冬"甘、微苦，微寒。润肺清心，泻热生津，化痰止呕，治嗽行水"。现代药理研究也表明，麦冬主要含沿阶草苷、甾体皂苷、生物碱、谷甾醇、葡萄糖、氨基酸、维生素等，具有抗疲劳、清除自由基、提高细胞免疫功能及降血糖的作用。动物实验研究也发现，麦冬多糖能通过诱导实验小鼠一氧化氮合酶、IL-6和IL-12的分泌，提高淋巴细胞中共刺激分子CD80和CD86的表达，促进巨噬细胞的吞噬和分泌，提高淋巴细胞的增殖和抗体浓度，从而对免疫系统起到调节作用。川贝母为甘寒之品，具有"止咳圣药"之称，能清热润肺，化痰止咳。现代药理研究表明，川贝母的有效化学成分为异甾体生物碱与甾体生物碱，具有明显的祛痰、镇咳和平喘的药理作用。白合味甘能补，寒能清热，入心、肺二经，有润肺止咳，清心安神之功。《本草从新》云："朱二允曰，久嗽之人，肺气必虚，虚则宜敛。百合之甘敛，甚于五味之酸收也。"作为一种药食同源的食物，现代研究发现，百合多糖除具有抗氧化、免疫调节、抗肿瘤等多种生理药理功能外，还能够增强吞噬细胞、B淋巴细胞和T淋巴细胞的活力。在食品方面，多糖类常用作膳食补充剂、营养补充剂，以调节免疫功能及促进人体健康。另外，银耳性平，味甘、淡，有养阴润肺，益胃生津之功效。鸭梨性微寒、味甘，能生津润燥，化痰止咳。诸药合用，有滋阴润肺、益胃生津、化痰止咳之效。

2. 怀山莲子紫河车瘦肉丸汤

【组成】 新鲜怀山药60 g，莲子30 g，胎盘（紫河车）一具，猪瘦肉300 g。

【制法】 将胎盘、猪瘦肉300 g洗净后，剁成肉泥，加盐、生姜、胡椒、酱油、水淀粉等调味后，做成鸽蛋大小的丸子，蒸熟，等冷后迅速放入冰箱中冷冻。每次将莲子洗净去心，怀山药去皮、切成片放入煲内。加适量清水，一同煲至烂熟后，放入胎盘瘦肉丸。

【用法】 每次约60 g，调味食用。每日1次，食肉丸、喝汤，可食用5～7日。

【功效】 滋阴补阳，健脾补肾。

【禁忌】 阴虚火旺者忌服。

【方解】 方中怀山药性微温、味甘，有补虚劳、益气力、长肌肉的作用。怀山药在《饮膳正要》中记载："山药粥治虚劳骨蒸。"肺结核患者通常需进行西医的常规抗结核治疗，这些治疗大多为化学治疗药物，对肝功能损伤极大。研究表明，山药中的活性成分薯蓣皂苷能通过降低体内丙二醛（MDA）、一氧化氮合酶（iNOS）和一氧化氮（NO）水平，调节TLR4/MyD88通路，降低炎症因子IL-1β、IL-6、TNF-α、IκBα-p50和IκBα-p65的水平，实现炎症修复，并改善氧化应激反应，起到保护肝脏的作用。同时，山药多糖在体内、体外均有免疫活性，可使环磷酰胺诱导免疫低下实验小鼠的免疫功能恢复至接近正常水平，对低强度连续微波辐射致实验小鼠免疫系统功能损伤具有一定保护作用，且有明显改善免疫系统功能的作用。莲子性平、味甘涩，归脾、肾、心经，甘能补益，涩可收敛，性平力缓，有补脾肾、养心安神之功。《神农本草经》云："主补中、养神、益气力。"莲子中含有碳水化合物、蛋白质、脂肪、维生素、矿物质、氨基酸等基本营养成分，而且油脂含量比一般食品低，还有生物碱、多酚、超氧化物歧化酶等功能活性成分，具有降血压、降血糖、抑癌、镇痛、抗菌消炎、助眠等作用，是一种营养健康的食品。此外，还有研究发现，莲子多酚在葡萄球菌、沙门菌、李斯特菌、大肠埃希菌和枯草芽孢杆菌等多种细菌繁殖上都具有抑制性作用。胎盘，又名紫河车，性温，味甘、咸，归肺、心、肾经，补肾益精，大补气血，治一切虚劳损极。《本草蒙筌》云其"疗诸虚百损，劳瘵传尸，治五劳七伤，骨蒸潮热，喉咳音哑，体瘦发枯，吐衄来红"。《本草纲目》称紫河车"味甘、咸，性温"，具有"安神养血、补气、益精、解毒、补血"的作用，对"疲劳、消瘦、衰弱者"有奇效，"久服者耳聪目明，须发黑，延年益寿，有夺造化之功"。现代医学研究认为，胎盘含蛋白质、糖、钙、维生素、免疫因子、女性激素、助孕酮、类固醇激素、促性腺激素、促肾上腺皮质激素等，对肺结核、支气管哮喘、贫血均有良效。猪瘦肉性平、味甘，作用缓和，长于滋阴润燥，生津止渴，补脾益气。全方合用，共奏滋阴补阳、健脾补肾之功。

［参考文献］

［1］姜晓琳，张继秋，徐瑞蕊，等.中药防风抗流感病毒活性及不同极性部位的谱效相关性分析［J］.天然产物研究与开发，2020，32（3）：473-481，397.

［2］黄慧，夏鑫，周应军，等.不同提取方法的桑叶提取物对小鼠生长性能，抗氧化和免疫功能的作用研究［J］.动物营养学报，2022，34（4）：2702-2711.

［3］蒋梦宇，费泓浩，于欣蕊，等.薄荷活性成分及其提取技术的研究进展［J］.化工技术与开发，2022，51（Z1）：57-59.

［4］刘亚虓，张潘潘，颜偌楠，等.芦根清热作用机制研究［J］.中国民族民间医药，2021，30（22）：25-28.

［5］赵玉升，胡杰，吴佳姝，等.苦杏仁炮制方法及药理作用研究进展［J］.中医药导报，2021，27（13）：175-180.

［6］郭尚磊.珍稀药用植物川贝母的研究综述［J］.西藏科技，2020（12）：19-20.

［7］张靖，彭鼎，陈凯，等.百合多糖免疫活性研究进展［J］.中国动物传染病学报，2021，29（3）：114-118.

［8］谷婷，柯增辉，杨欢，等.鱼腥草的药用价值研究进展［J］.吉林中医药，2021，41（5）：694-696.

［9］夏梦雨，张雪，王云，等.白果的炮制方法、化学成分、药理活性及临床应用的研究进展［J］.中国药房，2020，31（1）：123-128.

［10］卓小玉，陈晶，田明，等.麻黄的化学成分与药理作用研究进展［J］.中医药信息，2021，38（2）：80-83.

［11］李梦娇，卢玮玉，吴彦彦，等.灵芝功能性成分及其应用进展［J］.食品安全导刊，2021（25）：182-183.

［12］周颖，张珂，庄煜，等.黄芩苷抗炎作用机制的研究进展［J］.激光生物学报，2021，30（5）：400-405.

［13］吴昌鸿，杨英.黄芪提取物抗病毒作用的研究进展［J］.湖北农业科学，2021，60（18）：5.

［14］拉姆，罗布顿珠，米久.冬虫夏草的研究进展概述［J］.西藏科技，2021（10）：12-14.

［15］张佩佩，申玉芹，林泓兵，等.人参多糖免疫调节作用研究进展［J］.新乡医学院学报，2021，38（9）：890-892，896.

第五章 心病科

心血管疾病，在中医中属于"心病"范畴，是指心脏血管和周围血管疾病的统称。患者因高脂血症、血液黏稠度高、动脉粥样硬化、高血压等所导致的心脏和周围血管发生的缺血或者是出血性疾病。其所涉及的疾病主要为心脏、血管脏器的功能性和器质性疾病，临床上比较常见的为高血压、冠心病、高脂血症、心力衰竭等。

中医心病的疾病范围相对于西医所讲的心血管疾病，范围更广，这与心的生理功能密不可分，一是心主血脉，中医认为心脏位于胸中，有经脉与之相连。心脏不停地跳动，通过经脉把血液输送到各脏腑组织器官，以维持人体的正常生命活动。如果心主血脉的功能失常，就会出现心悸胸闷、气短乏力、脉律不整等表现。二是心主神志，古人把心称为"五脏六腑之大主""心为君主之官"，即人的精神意识思维活动，虽可分属五脏，但仍归属于心主神志的生理功能，心主神志的生理功能正常，则精神振作，神志清晰，思维敏捷，对外界信息的反应正常而灵敏。如果心主神志的生理功能异常，即可出现精神意识思维活动的异常，从而出现失眠多梦，神志不宁、反应迟钝、健忘萎靡等临床表现。由于中医心病的辨证论治离不开气血阴阳、寒热虚实，同时由于心与五脏六腑关系密切，因此脏腑辨证也非常重要，在心系疾病的药膳使用中，也应结合患者的相应证型，辨证施膳。以下就几种常见的心病，推荐食疗药膳。

第一节　原发性高血压

原发性高血压是一种某些先天性遗传基因与许多致病性增压因素、生理性减压因素相互作用而引起的多因素疾病。由于高血压是一个由许多病因引起的处于不断进展状态的心血管综合征，可导致心脏、血管发生功能与结构上的改变。因此，原发性高血压治疗的主要目的是最大限度地降低心血管的病死率和病残风险。

多见于中老年，起病隐匿，进展缓慢，病程长达十多年至数十年，初期很少有症状，就医时测量血压后，才偶然发现血压增高，有如头晕、头胀、失眠、健忘、耳鸣、乏力、多梦、易激动等症状。本病属中医学"眩晕"范畴，多由情志内伤、饮食不节、外伤、体虚久病等引起。其病机为痰浊阻遏，升降失常，痰火气逆，上犯清窍，瘀血停着，痹阻清窍；或虚实夹杂；或阴损及阳，阴阳两虚。

（一）宜用食材及中药

1. 蔬果类　草莓、木瓜、香蕉、猕猴桃、橘子、哈密瓜、胡萝卜、西红柿、洋葱等。

2. 肉类　鸡肉、鸭肉、猪瘦肉、牛瘦肉、鱼肉等。

3. 中药类　天麻、钩藤、决明子、栀子、牡丹皮、牛膝、菊花、决明子、川芎、赤芍、桃仁、红花、当归等。

（二）推荐药膳

1. 海带绿豆汤

【组成】　海带 150 g，绿豆 150 g。

【制法】　海带浸泡，洗净，切碎；绿豆洗净。二者共同放入锅内煮至烂熟，用冰糖调服。

【用法】　每日 2 次。

【功效】　清热解暑，清肝降火，排毒养颜。

【禁忌】　脾胃虚寒者，如见胃脘部怕冷、手足不温、喜温喜按、大便清稀等不可服；甲状腺功能亢进患者不宜服用。

【方解】　海带性寒，味咸，具有消痰平喘、排毒通便的功效。其含丰富的碘，对人体十分有益。海带的碘化物被人体吸收后，能加速病变和炎性渗出物的排出，有降血压、防止动脉硬化、促进有害物质排泄的作用。同时，海带中还含有一种叫硫酸多糖的物质，能够吸收血管中的胆固醇，并把胆固醇排出体外，使血液中的胆固醇含量保持正常。绿豆性凉，味甘，归心、胃经，可以清热解毒，消暑利尿，可以促进血液循环、减轻血管壁压力。绿豆中含有球蛋白和多糖，能降低胆固醇，加速胆汁中胆盐的分泌，进而降低小肠对胆固醇的吸收率。可见此汤除可以降压以外，现代药理学认为还可以改善血管弹性，减少胆固醇的吸收。此方药食同源，可以长期服用。

2. 天麻稽豆衣粥

【组成】 天麻3 g，稽豆衣12 g，粳米60 g，绿豆30 g。

【制法】 将以上四味食材淘洗干净，放入锅中，加适量水，熬煮成粥。

【用法】 每日2次。

【功效】 养血，平肝，息风。

【禁忌】 津液衰少者，如见舌干口燥、咽干、大便干结不宜服；孕妇慎服。

【方解】 天麻性平，味甘、辛，具有平肝息风定惊、祛风通络的功能，治眩晕眼黑，头风头痛，肢体麻木，半身不遂，小儿惊痫，急慢惊风，风湿痹痛。稽豆衣性味甘平，具有养血平肝、除热止汗的功效。绿豆又加强了清热的作用。天麻稽豆衣粥对于阴血亏虚、肝风内扰所致的各种症状有良好的治疗作用。据现代研究数据，天麻中含量较高的主要成分是天麻苷（又称天麻素），又含天麻醚苷、对羟基苯甲醇、对羟基苯甲醛、香草醇、枸橼酸、枸橼酸甲酯、琥珀酸、棕榈酸、β-谷甾醇、胡萝卜苷、挥发油、蔗糖、微量生物碱、黏液质等。其初生球茎含有一种抗真菌蛋白、天麻多糖及多种微量元素，其中以铁的含量最高，氟、锰、锌、锶、碘、铜次之。药理实验证实，天麻对中枢神经系统有镇静和抗惊厥作用，可以提高电击痉挛的阈值，有效控制癫痫样发作，对豚鼠的实验性癫痫有治疗作用。其尚有显著的镇痛作用，初步认为天麻的镇静、镇痛作用可能与降低脑内多巴胺的含量有关；而脑内多巴胺含量的降低，可能与天麻抑制神经末梢对多巴胺的重摄取和储存有关。天麻对心血管的作用明显，可使血压下降，心率减慢，心排血量增加，外周阻力下降，使心肌耗氧量减少。

第二节 心 律 失 常

心律失常是窦房结激动异常或激动产生于窦房结以外，激动的传导缓慢、阻滞或经异常通道传导，即心脏活动的起源和（或）传导障碍导致心脏搏动的频率和（或）节律异常。本病多属于中医"心悸"范畴，是指患者自觉心中悸动，惊惕不安，甚则不能自主的一种病症，临床一般多呈发作性，每因情志波动或劳累过度而发作，且常伴胸闷、气短、失眠、健忘、眩晕、耳鸣等症。病情较轻者为惊悸，病情较重者为怔忡，可呈持续性。多因体质虚弱、饮食劳倦、七情所伤、感受外邪及药食不当等，致气血阴阳亏损，心神失养，心主不安，或痰、饮、火、瘀阻滞心脉，扰乱心神。心悸的病位在心，与肝、脾、肾、肺等脏腑关系密切。

（一）宜用食材及中药

1. 蔬果类　白菜、菠菜、西兰花、芹菜、韭菜、茄子、黄瓜、西红柿、橙子、苹果、香蕉、火龙果、猕猴桃等。

2. 肉类　鸡肉、牛肉、鲫鱼、青鱼、草鱼、鳊鱼、黄鱼、鲢鱼、鲤鱼、河虾等。

3. 中药类　益母草、丹参、莲子心、人参、麦冬、五味子等。

（二）推荐药膳

1. 苦参蜂蜜饮

【组成】　苦参25 g，鲜竹沥15 g，蜂蜜20 g。

【制法】　将苦参水煎2次，取煎液约200 mL，加入鲜竹沥、蜂蜜搅匀即成。

【用法】　隔日服用1次。

【功效】　清心泻火，涤痰醒神。

【禁忌】　脾胃虚寒者忌用。

【方解】　现代药理研究发现，苦参含有多种生物碱，不仅有利尿、抗病原微生物有疗效，还可以治疗心律不齐。在临床上不管是对各种期前收缩（早搏）还是房颤，只要用得对，发作次数都可明显减少。竹沥为禾本科植物淡竹经加热流出的竹汁。将新竹去节劈开，置火上烧之，收集两端滴出之汁，即为竹沥。孙思邈《备急千金要方》中载有："取淡竹断两头节、火烧中央，器盛，两头得汁。"这是烧制竹沥最早的文字记载。竹沥性凉，味甘、苦，归心、肝、肺经，功于清热豁痰，定惊利窍，主用于中风痰壅，肺热喘咳，热病烦躁等。

2. 枣仁粳米粥

【组成】　酸枣仁15 g，熟地黄10 g，粳米100 g。

【制法】 酸枣仁炒黄、研成细末；将粳米煮粥，临熟下酸枣仁。

【用法】 每日1～2次，1周为1个疗程，可连服数个疗程，空腹食用。

【功效】 养心安神，滋阴敛汗。

【禁忌】 脾胃虚寒者忌用。

【方解】 酸枣仁性平，味甘、酸，归肝、胆、心经。具有养心补肝，宁心安神，敛汗生津的作用。现代药理研究证明，酸枣仁具有抗心律失常作用。酸枣仁水提物腹腔注射对氯仿、乌头碱诱发的实验小鼠心律失常，以及静脉注射对乌头碱、氯仿及氯化钡诱发的大鼠心律失常均有预防作用。配伍熟地黄补血滋阴、益精填髓。粳米又名大米、稻米，具有调中和胃、益气除烦的效果。三药合用，对于心肝血虚所导致的心悸不宁具有良好的效果。此药膳来源于《太平圣惠方》，既可用于心悸的治疗，亦可用于中老年人的养生保健，久服可益寿延年。

第三节　冠 心 病

冠状动脉粥样硬化性心脏病，简称"冠心病"，有时也叫缺血性心脏病，是指冠状动脉粥样硬化导致心肌缺血、缺氧而引起的心脏病。冠状动脉是唯一供给心脏血液的血管，如果这条血管也随全身血管一样硬化，呈粥样改变，就会造成供养心脏血液循环障碍，引起心肌缺血、缺氧，即为冠心病。

冠心病是中老年人的常见病，多发病，其来势凶猛，多数人平时没有任何症状，工作、学习、生活均如常，但会偶感心前不适，或者乏力，虽症状很轻微，但也应及时做心电图检查，若发现心肌缺血情况，可以尽早预防。患者的发病表现不一，有些没有明显症状，但如有胸前区的不适，需要及时就医，以免耽误病情。冠心病又是一个慢性疾病，需要患者长久坚持，养成良好的饮食习惯。对于此病患者的指导方针是低盐、低脂饮食。

（一）宜用食材及中药

1. 蔬果类　白菜、茄子、土豆、菠菜、芦笋、韭菜、芹菜、胡萝卜、西红柿、大蒜等。

2. 肉类　鲈鱼、鸡肉、鸭肉、牛肉、羊肉、猪肉等。

3. 中药类　桃仁、红花、丹参、当归、赤芍、川芎、人参、黄芪、党参、木香、香附等。

（二）推荐药膳

1. 红花檀香茶

【组成】 红花5 g，白檀香3 g（2～3人份）。

【制法】 将上二味食材放入有盖杯中，用沸水冲泡，当茶频饮，一般可冲泡3～5次，当日饮完。

【用法】 每周饮用2～3次。

【功效】 活血行气，化瘀宣痹。

【禁忌】 妇女月经过多者、孕妇慎用。

【方解】 药理研究证实，红花具有兴奋心脏，降低冠状动脉阻力，增加冠状动脉流量的作用，对心肌缺血、心肌梗死有不同程度的对抗作用。白檀香含挥发油，可行气止痛。中医认为"气行则血行"，檀香的行气作用可增强红花的活血化瘀功效，治疗冠心病效果明显。饮用本茶剂2个月以上，可明显减少冠心病心绞痛的发作次数，减轻发作程度。

2. 归芪炖母鸡

【组成】 桂圆肉15 g，莲子15 g，红枣10枚，粳米100 g，母鸡1只，黄芪15 g，当归10 g。

【制法】 将母鸡宰杀后，去毛，去内脏，洗净。再将黄芪、当归用水冲洗沥干和葱、姜、料酒、盐一起放入鸡腹中。再把鸡放入砂锅内，加适量水，把砂锅放在大火上烧开，然后改用小火，炖至鸡肉酥烂即成。

【用法】 秋冬季节可每日喝汤1～2次，春夏季节可每周喝汤2～3次。

【功效】 补气生血。

【禁忌】 湿热内阻者，或急性病期间者不宜服用。

【方解】 本方所治之证为劳倦内伤、血虚气弱所致，治宜补气生血。方中黄芪与当归配伍，为《内外伤辨惑论》中之当归补血汤。补气之黄芪为补血之当归的5倍，气旺则能生血，乃遵循"有形之血生于无形之气"之说。方中重用黄芪大补脾肺之气，以资气血生化之源，少用当归以养血和营。黄芪配当归，则阳生阴长，气旺血生，诸证悉除。方中再配以滋养补虚、益精补血的母鸡，进一步增强了全方益气生血的作用。本膳滋味鲜美，疗效确实，实为家庭滋补之佳品。此方对于冠心病、贫血、过敏性紫癜等属血虚气弱者，既有补养作用，又有治疗效果。

第四节　心肌炎

心肌炎是人体心肌的炎症性病变，临床上以心肌活检为诊断的重要标准。目前，由于气候环境和人们生活的变化，心肌炎有爆发的趋势。心肌炎的常见病因为病毒感染，其主要临床表现有发热、全身倦怠感和肌肉酸痛，或恶心、呕吐等消化道症状，随后可有心悸、胸痛、呼吸困难、水肿，甚至晕厥、猝死。

本病多属于中医"风温""心悸""怔忡""胸痹""虚劳"等范畴；心肌炎属于"风温"范畴者，归类于外感病，这与因病毒侵犯心肌细胞引起的心肌炎症是类似的；而心肌炎属于"心悸""怔忡""胸痹"或"虚劳"等范畴者，归类于内伤杂病。外在的病毒侵犯心肌细胞属于外感病的发病原理，而人体气虚、血虚、阴虚、阳虚是疾病的主要原因。

（一）宜用食材及中药

1. 蔬果类　芹菜、菠菜、白菜、黄瓜、西红柿、西兰花、丝瓜、猕猴桃、橘子、橙子、樱桃、草莓。

2. 肉类　鸡肉、鸭肉、猪瘦肉、牛瘦肉、鱼肉。

3. 中药类　金银花、连翘、竹叶、荆芥、牛蒡子、豆豉、桔梗、瓜蒌、薤白、丹参、陈皮、白豆蔻、人参、生地黄、麦冬等。

（二）推荐药膳

1. 参枣桂姜粥

【组成】　党参10 g，红枣5枚，桂枝、干姜各6 g，大米50 g。

【制法】　将诸药水煎取汁，同大米煮为稀粥，待熟时调入牛奶、红糖，再煮一二沸即成。

【用法】　每日2次，7日为1个疗程。

【功效】　温阳利水。

【禁忌】　津液亏衰少者，如见舌干口燥、咽干、大便干结不宜服；孕妇慎服。

【方解】　党参性平、味甘，归脾、肺经，具有健脾益肺、生津养血的功效。党参主要的化学成分是党参多糖、党参干、黄酮类、生物碱、氨基酸以及一部分微量元素。现代药理研究证实，党参可以抗缺氧、降血糖、调节血脂，同时抗心肌缺血。党参还有其他的作用，其水煎剂能够调节胃肠运动、抗溃疡，其水煎液还能刺激胃泌素释放。党参多糖能促进双歧杆菌的生长繁殖，调节肠道菌群，同时可以升高外周血的血红蛋白，促进脾脏代偿造血功能。红枣性温、味甘，常用于心气亏虚、倦怠乏力者。进食红枣，能够起到养心血、补心气的补益作用。干姜性热、味辛，归脾、胃、肾、心、肺经。干姜中的姜辣素有加快心脏和血管中血液循环的作用。大米性平、味甘，归属脾、胃及肾经，具有健脾益气、和胃除烦、止泻止痢的功效。大米不仅可以补充身体所需的各种能量，而且可以增强身体体质，还可以预防一些过敏性疾病。此粥可用于中老年人的养生保健品，久服可益寿延年。

2. 川芎枸杞汤

【组成】 川芎、枸杞子各15 g，当归、白芍各9 g，姜黄6 g，生姜5 g，红枣5枚，大米50 g。

【制法】 将川芎、枸杞子、当归、白芍、姜黄、生姜、红枣放入砂锅中加水煮沸，煮至30分钟后加入凉水，过滤出药汁备用。再将大米和药汁混合，煮至熟透即可。

【用法】 每日2次，7日为1个疗程。

【功效】 补气养血，疏肝理气，健脾开胃，益气补血，对心肌炎有一定的治疗作用。

【禁忌】 脾虚便溏者慎用，孕妇及月经期女性不宜食用。

【方解】 现代药理学研究发现，川芎具有抗炎作用，可以有效降低心肌炎患者的炎症反应和减轻疼痛。枸杞子具有抗氧化作用，可以减轻心肌炎患者的氧化应激反应，并且有助于保护心脏健康。该方中，川芎、枸杞子、当归、白芍能够补血养血，有明显的疏肝理气效果；姜黄、生姜具有温通经脉、驱逐寒湿、化瘀消肿的功效；红枣可增强体力，益气补血；大米易于消化，为补益之物。所以这道药膳，对心肌炎患者可起到健脾开胃、益气补血、疏肝理气的作用，但需要慎用，不能滥用。

[参考文献]

[1] 包来发.百粥治百病［M］.上海：上海中医药大学出版社，1998.
[2] 曹正华.药膳调治冠心病［J］.药膳食疗，2005（10）：21.

脾胃病科所涉及的疾病主要为食管、胃、肠、胆、胰等脏器的功能性和器质性疾病，临床上比较常见的为慢性胃炎、消化性溃疡、反流性食管炎、功能性消化不良、溃疡性结肠炎、功能性便秘等。脾胃病科的疾病多与脾胃的受纳、运化、升降、统摄等生理功能异常有关；同时，也与肝、肾、大肠、小肠等其他脏腑的功能失调密切相关。脾胃病科的疾病常因外邪侵袭、饮食不节、七情失畅、久病体虚等导致脾胃功能失调，在发病过程中与其他脏腑相互影响、相互转化、互为因果，最终导致气滞、气逆、痰湿、血瘀等病理变化。因此，治疗上以宣散外邪、健脾和胃、疏肝解郁、补益脏腑等为主，同时配合理气、降逆、化湿、活血等治法。在药膳的使用中，也应结合患者的证型，辨证施膳。以下就几种常见的脾胃病，推荐食疗药膳。

第一节 慢 性 胃 炎

慢性胃炎是指不同病因引起的各种慢性的胃黏膜炎性病变，是消化系疾病的常见病、多发病，其发病率为各种胃部疾病之首。胃镜下诊断以慢性浅表性胃炎和慢性萎缩性胃炎最为常见，临床主要表现为上腹部不适、食欲减退、上腹部隐痛、泛酸、嗳气、呕恶等。本病起病隐匿，大多不受重视，以致发展为慢性疾病，病程缓慢，多反复发作而难愈。慢性胃炎被中医归属于"胃脘痛""胃痞"等范畴，病因主要有寒邪客胃、饮食伤胃、肝气犯胃、脾胃虚弱等方面。

（一）宜用食材及中药

1.蔬果类　南瓜、海带、芋头、茄子、葫芦、丝瓜、香菇、冬瓜等。

2. 肉类　鸡胸肉、牛腱子、鸭肉、牛瘦肉等。

3. 中药类　茯苓、陈皮、砂仁、白扁豆、山药、党参、红枣、白术等。

（二）推荐药膳

1. 砂仁黄芪炖猪肚

【组成】　砂仁6 g，黄芪20 g，猪肚1个（2～3人份）。

【制法】　将猪肚划开一条长口，翻过来清洗干净，后再复原。将砂仁打碎，与黄芪一起装入猪肚内。加适量水，先以大火烧沸，后用小火慢炖，待猪肚熟烂时，除去中药。将猪肚切片，放入原汤汁中，加入味精、盐，调好味再烧沸即成。

【用法】　吃猪肚及喝汤，每周食用1～2次。

【功效】　益气健脾，消食开胃。

【禁忌】　阴虚实热者慎用。

【方解】　此汤中黄芪性微温、味甘，归脾、肺经，可补脾益气，并能升举阳气，且可外达肌表、固护卫阳、充实表分、固表止汗，可用于内伤劳倦、神疲乏力、脾虚泄泻、肺虚喘嗽、胃虚下垂、久泄脱肛、阴挺、带下异常、吐血、便血、崩漏、表虚自汗、盗汗、水肿、痈疽难溃或溃久不敛等。砂仁性温、味辛，归脾、胃、肾经，具有芳香理气、健脾醒胃的功效，并能使黄芪补而不滞。猪肚含有蛋白质、脂肪、碳水化合物、维生素及钙、磷、铁等营养成分，能补虚损、健脾胃。常用于虚痨羸弱、气血不足、脾虚胃弱及病后体虚、年老、产妇体虚等症。现代药理学证明砂仁与黄芪有抑制胃酸分泌、促进胃肠道蠕动、止痛等作用。三者联用，共奏益气健脾、消食开胃之功。

2. 玉竹沙参焖鸭

【组成】　玉竹50 g，老鸭1只，北沙参50 g，生姜6 g（2～3人份）。

【制法】　将老鸭宰杀后，除毛和内脏，洗净，放入砂锅内。将沙参、玉竹、生姜等放入锅内，加适量水。将锅置于灶上，先用大火烧沸，再用小火焖煮1小时以上，直至鸭肉烂熟。去药渣，放入调料即可。

【用法】　每周食用1～2次。

【功效】　健脾润肺，滋养胃阴。

【禁忌】　脾胃虚寒者禁用。

【方解】　本药膳是常用的滋补品，可滋阴清润、健脾补虚。沙参是伞形科多年生草本植物北沙参的根，性微寒、味甘，归肺、胃经，可滋阴补肺，养胃生津，除虚热，治燥咳。玉竹是百合科多年生草本植物玉竹的地下根状茎，性微寒、味甘，归肺、胃经，可养胃润燥，生津止渴，润肠通便。老鸭，性味甘温，无毒，归脾、胃、肺、肾经，具有益胃生津、防痨止嗽、清热之功效。三者放在一起同食，滋补养阴的效果更好。

第二节 消化性溃疡

消化性溃疡指发生在胃和十二指肠的慢性溃疡，亦可发生于食管下段、胃空肠吻合口周围。这些溃疡的成因与胃酸及胃蛋白酶的消化作用有关，故称消化性溃疡。主要包括胃溃疡和十二指肠溃疡。中医认为，该病多由情志郁结，饮食不节，或因外邪侵扰，体虚等原因导致脾胃失健，胃络受损，久之出现溃疡。

（一）宜用食材及中药

1. 蔬果类　山药、胡萝卜、青菜、丝瓜、板栗、无花果、牛油果、李子、桃子等。

2. 肉类　猪肉、黄鱼、鳗鱼等。

3. 中药类　佛手、白及、党参、茯苓、白术、凤凰衣、白扁豆、薏苡仁、红枣等。

（二）推荐药膳

1. 佛手扁苡粥

【组成】　佛手10 g，白扁豆、薏苡仁、山药各30 g，猪肚汤适量（1～2人份）。

【制法】　将佛手水煎取汁，去渣，纳入白扁豆、薏苡仁、山药及猪肚汤，煮为稀粥，略放盐调味，即可服食。

【用法】　每周食用1～2次。

【功效】　清热和胃。

【禁忌】　脾胃虚寒者慎用。

【方解】　佛手果实在成熟时心、皮分离，形成细长弯曲的果瓣，状如手指，故名。佛手性温，味辛、苦、酸，归肝、脾、肺经，具有疏肝理气、和胃止痛的功效，用于肝胃气滞，胸胁胀痛，胃脘痞满，食少呕吐等症。白扁豆性微温、味甘，归脾、胃二经，有补脾胃，和中化湿，消暑解毒的功效，主治脾胃虚弱、泄泻、呕吐、暑湿内蕴、脘腹胀痛、赤白带下等病，又能解酒毒。薏苡仁味甘、淡，归脾、胃、肺经，具有健脾益胃，补肺清热，祛风胜湿之功效。山药甘、平，可健脾补肺，固肾益精。《本草经疏》说："猪肚，为补脾之要品。脾胃得补，则中气益，利自止矣……补益脾胃，则精血自生，虚劳自愈。"故补中益气的食疗方多用之。本品多用于虚劳消瘦，脾胃虚腹泻，尿频或遗尿，小儿疳积等。

2.红枣香菇汤

【组成】　红枣15枚，香菇15个，生姜、熟花生油。

【制法】　将香菇洗净去泥，红枣洗净去核。然后将清水、香菇、红枣、盐、味精、料酒、姜片、熟花生油一起放入蒸碗内，盖严，上笼蒸60～90分钟即可。

【用法】　吃红枣、香菇及喝汤，每周食用1～2次。

【功效】　益气，养胃，开胃。

【禁忌】　阴虚实热者慎用。

【方解】　香菇含有较高的蛋白质、糖、烟酸、微量元素和多种氨基酸、酶、核酸等，有健胃益气、滋补强壮的作用，且可抑制血清和肝脏中的胆固醇，有抑制血管硬化和降血压的作用，可防病、健身、延缓衰老。香菇中含有麦角固醇，经人体吸收后可转化为维生素D，故可以防治佝偻病和贫血，于健美方面有很大益处。红枣是驰名中外的滋补美容食品，其能补中益气、养血生津，健脾养胃，可治疗脾胃虚弱、营养不良、气血亏损等引起的面容枯槁、皮肤失调、气血不佳等症。这两种食材组成此汤，是很好的健美、延缓衰老汤品，会使女性容颜焕发，青春久驻。制作此汤品用到了电炖锅，用隔水炖的方式，可以使营养不流失，保持食物的原汁原味，达到理想的效果。如果单纯用煮的方式，则会破坏里面的营养成分。二者联用，共奏益气、养胃、开胃之功。

第三节　胃食管反流病

胃食管反流病是指各种原因引起食管下括约肌松弛，胃内容物反流，导致一系列不适症状或并发症的一种慢性疾病。中医认为，该病多因情志郁结，饮食不节，或外邪侵扰，体虚等，致使脾胃失健，胃络受损，久之出现溃疡。

（一）宜用食材及中药

1. 蔬果类　茄子、魔芋、大麦、南瓜、山药、苹果、火龙果、玉米等。
2. 肉类　猪瘦肉、鸡肉、鱼肉等。
3. 中药类　砂仁、紫苏梗、佛手、香橼、郁金、玫瑰花等。

（二）推荐药膳

1. 仙人掌炒牛肉

【组成】　仙人掌50 g，嫩牛肉100 g（1～2人份）。

【制法】　将仙人掌去皮、刺，洗净，切细；嫩牛肉洗净，切片，置热油锅中炒熟后，调味服食。

【用法】　每周食用1～2次。

【功效】　活血化瘀，行气止痛。

【禁忌】　外感发热者慎用。

【方解】　仙人掌性味苦寒，归心、肺、胃三经，具有行气活血，清热解毒，散瘀消肿之功效。主治心胃气痛、痞块、痢疾、咳嗽、喉痛等症。这些在历代中医药文献和民间著作中都曾有记载。现代药理研究证明，仙人掌含槲皮素-3-葡萄糖苷、异鼠李素、酒石酸、苹果酸、琥珀酸，多种氨基酸、维生素及微量元素等营养成分，具有抗炎、增强免疫功能、抗氧化、抑菌、激活消化酶活性等作用。牛肉含有丰富的蛋白质，氨基酸组成比猪肉更接近人体需要，能提高人体抗病能力，还有暖胃补气的作用。中医认为，牛肉补脾胃，益肾气，强筋骨，主治虚损羸瘦，消渴，脾弱不运，痞积，水肿，腰膝酸软。因此，本品具有行气止痛，活血化瘀之功效。

2. 内金山药蒸蛋

【组成】　鸡内金30 g，怀山药15 g，麦芽15 g，茯苓15 g，山楂15 g，莲子20 g，鸡蛋1个。

【制法】　将诸药共研成粉末。每次取5 g，加入炖盅内，加入鸡蛋，加白糖调匀，入锅隔水蒸熟。

【用法】　餐后服用，每日1剂。

【功效】 补脾益气，消食开胃。

【禁忌】 外感发热者慎用。

【方解】 鸡内金性平、味甘，归脾、胃、小肠、膀胱经，具有健胃消食、涩精止遗之功，属消食药。鸡内金可促进胃肠蠕动，使胃的运动期延长，蠕动波增加。怀山药性平、味甘，归脾、肺、肾经，系重要的滋补药品，具有滋补益肾、健胃化痰、补中益气、祛冷风、镇心神、安魂魄、长肌髓等功效。临床常用于脾虚食少、久泻不止、肺虚喘咳、肾虚遗精、带下异常、尿频、虚热消渴、神经衰弱等症。麦芽性平、味甘，归脾、胃经，具有行气消食，健脾开胃，回乳消胀之功，用于治疗食积不消、脘腹胀痛、脾虚食少、乳汁郁积、乳房胀痛、妇女断乳、肝郁胁痛、肝胃气痛等症。山楂亦可健脾开胃、消食化滞，还可活血化痰。茯苓性平，味甘、淡，归心、肺、脾、肾经，可利水渗湿，健脾宁心，用于水肿尿少、痰饮眩悸、脾虚食少、便溏泄泻、心神不安、惊悸失眠等症。莲子性平，味甘、涩，归脾、肾、心经，具有补脾止泻、止带、益肾涩精、养心安神之功效，用于脾虚泄泻、带下异常、遗精、心悸失眠等症。鸡蛋含丰富的优质蛋白质，鸡蛋中的蛋氨酸含量特别丰富，而谷类和豆类都缺乏这种人体必需的氨基酸。因此，本品具有补脾益气、消食开胃之功。

[参考文献]

[1] 胡丽，车昭军，赵旭.药膳在慢性胃炎患者院外康复中的应用效果［J］.中国民间疗法，2020，28（2）：40-42.

[2] 乾九四.冬季砂仁有妙用［J］.家庭中医药，2017，24（12）：76.

[3] 梁衡.红枣的前世今生［J］.新湘评论，2021（17）：62.

[4] 张蕾，邢成国，张万年，等.仙人掌药理作用研究进展［J］.宁夏医科大学学报，2021，43（1）：96-101.

[5] 张远霞.喝牛肉红枣汤暖身养胃［J］.恋爱·婚姻·家庭（养生版），2020（2）：45.

[6] 阮光锋.鸡蛋、鸭蛋、鹅蛋、鸽子蛋……营养有什么区别？［J］.饮食科学，2018（19）：11.

第七章 肝病科

　　肝脏是人体的主要代谢和解毒器官，肝的发病极易影响他脏而致病。日常生活中，很多人由于工作压力大，生活节奏快，从而忽视了对肝脏的保护，患者常见的临床表现有乏力、肝区不适、恶心、失眠、情志不畅等。也有很多人临床上并无特异症状，只是在例行检查时发现指标异常。肝病科常见的临床疾病包括脂肪性肝病、酒精性肝病、急慢性病毒性肝炎、肝硬化（腹水）、肝癌等。《素问·六节藏象论》曰："肝者，罢极之本，魂之居也，其华在爪，其充在筋，以生血气……此为阳中之少阳，通于春气。"中医肝的功能与现代医学中的神经—体液调节功能相类似，肝主疏泄，包括调控气机活动及畅达情绪与精神，对机体各种功能起着调节作用，可以协调各脏腑之间的功能。肝之病变常由外邪侵袭、饮食不节、七情失畅、久病体虚等导致，疏泄不利则出现各种病变，肝气失疏则致气郁，郁久化火，易伤肝阴，导致肝阳化风等一系列病变。治疗上以疏肝解郁、健脾补肾、清热利湿、软坚散结等为主。在中医学领域中，食物是药膳的主要部分，从本质而言，药膳主要是将中药材和食物相互搭配，彰显食物本身美味的同时，发挥药物的作用和功效。在药膳的使用中，也应结合患者具体证型，辨证施膳。以下就几种常见的肝病，推荐食疗药膳。

第一节　病毒性肝炎

　　病毒性肝炎是由多种肝炎病毒引起的以肝脏病变为主的一种传染性疾病。临床上以食欲减退、恶心、上腹部不适、肝区痛、乏力为主要表现。部分患者可有黄疸发热和肝区增大，伴有肝功能损害。有些患者可呈慢性病程，甚至发展成肝硬化，少数可发展为肝癌。

（一）宜用食材及中药

1. 蔬果类　海带、西红柿、蘑菇、紫菜、苦瓜、白菜、油菜、菠菜、柑橘、猕猴桃等。

2. 肉类　鸡肉、牛肉、甲鱼、鱼肉等。

3. 中药类　蒲公英、栀子、车前草、茯苓、枳壳、陈皮、丹参、牡丹皮等。

（二）推荐药膳

1. 茵陈粥

【组成】　茵陈30 g，粳米300 g。

【制法】　茵陈煎汁，加粳米煮成粥。

【用法】　热粥频服。

【功效】　清湿热，退黄疸。

【禁忌】　脾胃虚寒者慎用。

【方解】　茵陈性微寒、味苦，归脾、胃、肝、胆经，有清热利湿、利胆退黄之功，为中医临床常用的利胆退黄之要药。《本草纲目》载："茵陈除风湿寒热邪气，热结黄疸，久服轻身益气耐老，面白悦，长年。"药理研究表明，本品煎剂及醇浸剂能促进胆汁分泌，对肝脏有保护作用。肝炎患者多食欲不振，用茵陈与粳米煮粥服食，寓补于治，药食同用，可收事半功倍之效。茵陈加粳米同用，可顾护胃气，有利于患者康复。

2. 蒲公英茶

【组成】　蒲公英30 g，茵陈30 g。

【制法】　煎茶，或直接入散剂。

【用法】　代茶饮。

【功效】　清热解毒，保肝利胆。

【禁忌】　阳虚外寒、脾胃虚弱者忌用。

【方解】　蒲公英性寒，味甘、微苦，有清热解毒、利尿、缓泻、退黄疸、利胆等功效。《新修本草》谓："蒲公草，叶似苦苣，花黄，断有白汁，人皆啖之。"现代药理学实验表明，本品可抑制谷丙转氨酶的升高，并能显著缓解由肝损伤引起的组织学改变。茵陈也具有清热利湿、利胆退黄之功。药理研究表明，本品煎剂及醇浸剂能促进胆汁分泌，对肝脏有保护作用。与饴糖同用，既可增强保护肝脏之力，又可矫正茵陈、蒲公英味苦之弊。

第二节 脂 肪 肝

脂肪肝是指由各种原因引起的肝细胞内脂肪堆积过多的病变，目前已是仅次于病毒性肝炎的第二大肝病，发病率在不断升高，且发病年龄日趋年轻化。但脂肪肝属可逆性疾病，早期诊断并及时治疗，常可恢复正常。采用中医辨证和西医辨病相结合的方法，根据痰、瘀、湿热（毒）等理论，配合药膳、运动调理，治疗脂肪性肝炎、肝纤维化、肝硬化等疾病，收效显著。我科配置肝脏瞬时弹性成像技术（fibro touch），无创检测肝脏的脂肪肝程度；并且实施中医综合特色治疗"五步走"体系治疗脂肪肝。使用中药辨证治疗的同时，指导患者进行饮食、运动等生活调理，标本兼顾，疗效甚佳，既体现了中医特色，又达到治疗目的，患者的依从性也很好。

（一）宜用食材及中药

1. 蔬果类　西红柿、胡萝卜、洋葱、甘薯、玉米、无花果、苹果等。
2. 肉类　深海鱼肉、虾等优质蛋白类食物。
3. 中药类　山楂、枸杞子、地骨皮、三七、决明子、茯苓、薏苡仁、芡实、山药、党参、葛根、荷叶等。

（二）推荐药膳

1. 瓜皮玉米须茶
【组成】　冬瓜皮30 g，玉米须30 g。
【制法】　晒干，泡水即可。
【用法】　代茶饮，分次服用。
【功效】　利尿，除湿，消肿。
【禁忌】　脾胃虚寒者、孕妇、低血压者忌用。
【方解】　玉米须性平，味甘、淡；冬瓜皮性凉，味甘，两者皆有利尿消肿、清肝护胆之效。两者合用，可祛除体内湿热之气、平肝利胆，以起到降脂之效。现代药理学研究表明，玉米须具有利尿、降糖、降压、抗炎、抗肿瘤、增强免疫力等作用。冬瓜皮含三萜类化合物及多种维生素、矿物质等营养成分，以煮水喝为宜，利尿消水肿的效果更佳。佐以葛根，既可防津液过伤，又可促进新陈代谢，强化肝细胞的免疫功能，恢复肝脏正常功能。

2. 荷叶茶

【组成】　干荷叶9g，山楂9g。

【制法】　干荷叶搓碎，与山楂一起煮沸后，去渣取汁。

【用法】　代茶频饮。

【功效】　降脂化浊。

【禁忌】　脾胃虚寒者忌用，不可久服。

【方解】　本方单用干荷叶为君，性凉，味苦涩、微咸，具有清暑利湿、升阳发散、祛瘀止血等作用。《本草纲目》中记载"荷叶服之，令人瘦劣"。临床上将荷叶广泛用于肥胖症和高脂血症。现代药理学研究发现，荷叶中的黄酮类成分可明显降低高脂血症大鼠的血清胆固醇、血清三酰甘油及体重，并可提高血清高密度脂蛋白胆固醇、肝脂肪酶和脂蛋白脂肪酶的活力。同时，荷叶提取物也可减少脂质和碳水化合物的吸收，并促进糖脂代谢。山楂，味酸、微甜，善于消食健胃、行气散瘀、化浊降脂，尤擅长消肉食积滞。两药合用，降脂化浊之效倍增。

第三节　酒精性肝病

酒精性肝病是由长期大量饮酒导致的肝病。初期通常表现为脂肪肝，进而可发展成酒精性肝炎、肝纤维化和肝硬化。其主要临床特征是恶心、呕吐、黄疸，可有肝脏肿大和肝区压痛。可并发肝功能衰竭和上消化道出血等。严重酗酒时，可诱发广泛肝细胞坏死，甚至肝衰竭。我科结合多年诊治经验，将其病程分为早（伤酒）、中（酒癖、酒疸）、晚（酒臌）三期，采用中医药治疗，以清热利湿、疏肝和胃、化痰祛湿、活血化瘀等为主，并配合现代药理证明具有清解酒毒之效的中药，如枳椇子、葛花、黄芩等。通过中西医结合治疗酒精性脂肪肝，可起到保护线粒体结构，并改善其功能，促进肝细胞再生，清除氧自由基的作用。

（一）宜用食材及中药

1. 蔬果类　玉米、荞麦、花菜、菠菜、南瓜、香菇、银耳、橙子、樱桃、梨等。

2. 肉类　控制高脂食物的摄入，瘦肉、鱼类皆可适当摄入。

3. 中药类　白芍、郁金、黄芩、茵陈、栀子、泽泻、荷叶、苍术、葛花等。

（二）推荐药膳

1. 葛花茶

【组成】　葛花30 g，枳椇子30 g。

【制法】　开水冲泡即可。

【用法】　代茶饮，分次频服。

【功效】　解酒毒，醒酒保肝。

【禁忌】　无。

【方解】　葛花，性味甘寒，气味芳香，醒脾和胃，能使酒湿从表而解。现代实验研究表明，葛花可抗乙醇中毒、清除自由基。据《神农本草经》等医书记载，葛花具有特殊的"解酒醒脾"功效，故民间有"千杯不醉野葛花"之说。枳椇子性平，味甘，善于解酒毒，止渴除烦。《食疗本草》载其"昔有南人修舍用此木，误落一片入酒瓮中，酒化为水也"。同时，现代药理学研究发现其具有显著的抗脂质过氧化作用。

2. 葛花河鳗舞银龙

【组成】　葛花5 g，河鳗1条。

【制法】　将葛花打碎成细粉，拌入泡姜汁、泡辣椒汁、葱白末、绍酒、盐、味精，调匀成腌制料；将河鳗活杀后，撒上盐，抓住鳗身，用粗糙布从头到尾连续擦抹三四次，使河鳗体表（有毒）黏液被除尽，再破肚去内脏，洗净。将鳗鱼顺长，从腹部剖开，剔去脊椎骨和腹刺，剞菊花形花刀，使鱼肉能全部外露，再用腌制料拌匀腌10分钟。然后摆放在大长盘中，成蛇形游弋状，蒸熟，淋上麻油增香。跟随西汁蘸料小碟上席，供蘸食，更美味。

【用法】　空腹服食。

【功效】　保肝健脾，解酒毒。

【禁忌】　皮肤病者慎用。

【方解】　葛花性味功效见上述葛花茶。河鳗性味甘平，善补虚劳，食之又能补肾脏，使肾水滋养肝木。现代药理学研究，鳗鱼能显著降低大鼠全血黏稠度和血浆黏稠度，亦能增强T淋巴细胞的转化功能。

第四节 肝硬化腹水

肝硬化腹水是肝硬化最常见的并发症之一。本病究其病机，皆为气、血、水、毒胶结，精、气、津、血耗乏，虚实夹杂，盘根错节。上海市中医医院肝病科开展中药内服、水臌贴外敷（神阙穴＋双侧足三里穴）、中药结肠透析及腹水超滤浓缩回输技术，四位一体分阶段治疗肝硬化腹水，是辨证治疗的特色疗法，临床疗效显著，再配合药膳，腹水消退率高且不易复发。

（一）宜用食材及中药

1. 蔬果类　西兰花、花菜、莲藕、胡萝卜、洋葱、芹菜、苋菜、苹果、猕猴桃等。

2. 肉类　虾仁、牛肉、猪肉、鸡肉等。

3. 中药类　桃仁、红花、川芎、车前草、当归、丹参、赤芍、牛膝、赤小豆等。

（二）推荐药膳

1. 赤豆鲤鱼汤

【组成】　赤小豆500 g，活鲤鱼1条，茯苓15 g。

【制法】　鲤鱼宰杀洗净，与其他两味加水共煮至烂熟。

【用法】　分次服食。

【功效】　理气消肿，健脾利水。

【禁忌】　无。

【方解】　赤小豆性平，味甘、酸，善于利水消肿，清热解毒。《本草纲目》云："其性下行，通乎小肠，能入阴分，治有形之病。"鲤鱼性温、味甘，功效利水除湿，健脾补虚。《本草纲目》云："鲤，其功长于利小便，故能消肿胀、黄疸、脚气、喘咳、湿热之病。"茯苓性平，味甘、淡，善于健脾、利水、渗湿。诸味合用，则可奏理气消肿、健脾利水之功，适用于肝硬化，见肝脾肿大或伴有腹水者。

2. 车前粥

【组成】　车前草20 g，粳米100 g。

【制法】 车前草用水煎汁，去渣，然后加入粳米煮粥。

【用法】 每日或隔日服食1次。

【功效】 通利二便，利水消肿。

【禁忌】 不宜久服。

【方解】 车前草，性寒、味甘，善于利水。对肝腹水患者而言，脾胃健运，则水湿易除。故用车前草与粳米煮粥服食，寓补于治，药食同用，可收事半功倍之效。

第五节 肝 癌

肝癌，是我国高发的、危害极大的恶性肿瘤。初期症状并不明显，晚期主要表现为肝痛、乏力、消瘦、黄疸、腹水等。上海市中医医院肝病科采取生物疗法及中药健脾补肾、理气消导、软坚散结等方法，配合肝病科特色制剂——肝舒贴外敷，联合相关科室行肝动脉栓塞化疗、高强度超声聚焦刀、B超引导下无水乙醇注射等多种治疗手段，可有效防止其复发或转移，提高患者生活质量，辅以药膳，实现患者长期带瘤生存的可能。

（一）宜用食材及中药

1. 蔬果类 海带、冬瓜、胡萝卜、橘子、柠檬、猕猴桃等。

2. 肉类 鲤鱼、泥鳅、动物肝脏等。

3. 中药类 茯苓、白术、大枣、薏苡仁、黄芪、党参、黄芩、泽泻等。

（二）推荐药膳

1. 猕猴桃根炖肉

【组成】 鲜猕猴桃根适量，猪瘦肉适量。

【制法】 鲜猕猴桃根与猪瘦肉洗净，合于锅内加水，小火炖至肉熟。

【用法】 食肉、喝汤，频服。

【功效】 清热解毒，利湿活血。

【禁忌】 无。

【方解】 猕猴桃根即藤梨根，性质寒凉，味酸而涩，功擅清热解毒、清热利湿、预防肿瘤。现代药理研究表明其具有诱导癌细胞凋亡、抗肿瘤转移、调节人体免疫功能、抗肿瘤对化疗药物的耐药性、抗肿瘤血管生成等抗癌药理作用。此外，肝癌患者应保持一定的优质蛋白质摄入，比如鱼肉等。

2. 紫河车虫草煲泥鳅

【组成】 冬虫夏草5 g，紫河车1个，陈皮5 g，泥鳅500 g。

【制法】 泥鳅洗净，入油锅，煎至微黄，取出备用。冬虫夏草、陈皮洗净，备用。紫河车洗净备用。瓦煲内加入适量清水，先用大火煲至水沸，放入以上全部材料，候水再沸起，改用中火继续煲3小时左右。

【用法】 每周服用1次。

【功效】 健脾开胃，滋肾养肝，益阴理气。

【禁忌】 脾虚湿困致纳呆者慎服。

【方解】 紫河车为健康人的胎盘，性温，味甘、咸。《本草拾遗》云："主血气羸瘦，妇人劳损，面皯皮黑，腹内诸病渐瘦悴者。"现代研究表明其可增强机体抵抗力。冬虫夏草归肺、肾经，可补肾益精，与肉食炖服，多治病后体虚不复。泥鳅性平、味甘，可祛湿、护肝，其蛋白质的含量较高，而脂肪含量较低，含有大量维生素、氨基酸、矿物质等营养成分。肝癌者合并肝功能不全、白蛋白水平降低时，适当摄入泥鳅，能够有效补充营养。诸味合用，则可奏健脾开胃、滋肾养肝、益阴理气之功。

[参考文献]

[1] 吕萍，胡炜，鲍建敏，等.探讨中医"肝"的本义与肝脾相关的临床意义 [J].浙江中医药大学学报，2021，45（9）：985-989.

[2] 苗其军，杨吉贵，黄海军，等.荷叶茶、荷花茶专用荷花品种筛选及荷叶复配茶配方研究 [J].山东林业科技，2019，49（6）：5-8，12.

[3] 高学清.葛根和葛花的解酒护肝作用及其机理研究 [D].无锡：江南大学，2014.

[4] 张国哲，季建伟，刘平平，等.葛根、葛花及其总黄酮对酒精性肝病大鼠防治作用研究 [J].辽宁中医药大学学报，2020，22（11）：29-32.

[5] 刘玉萍，邱小玉，刘烨，等.茵陈的药理作用研究进展 [J].中草药，2019，50（9）：2235-2241.

[6] 何聪，王慧超，孔婧，等.肝硬化腹水中医治疗研究进展 [J].新中医，2021，53（1）：35-38.

[7] 王新苗，顾成娟，吴浩然，等.商陆、葶苈子、车前子治疗肝硬化腹水经验——仝小林三味小方撷萃 [J].吉林中医药，2020，40（9）：1134-1136.

［8］陈俏，刘晓月，石亚囡，等.赤小豆化学成分的研究［J］.中成药，2017，39（7）：1419-1422.

［9］彭游，李仙芝，柏杨.赤小豆活性成分的提取及保健功能研究进展［J］.食品工业科技，2013，34（9）：389-391，395.

［10］张莉莉，韦宇，于同月，等.鹿胎膏、阿胶、紫河车补精益髓经验——仝小林三味小方撷萃［J］.吉林中医药，2020，40（11）：1408-1410.

上海市中医医院肾病科为上海中医药大学"高峰高原"学科建设团队之一，秉承"中医为主、中西结合、传承创新"的宗旨，充分发挥中医药优势，在肾脏常见病、多发病、疑难病的诊治方面有独到之处。

上海市中医医院肾病科的特色优势病种有：① 对早中期肾功能衰竭（以下简称"肾衰"），通过协定方以川黄方为主的中药口服、灌肠等一体化治疗，延缓肾衰进展。② 对难治性肾病综合征，以协定方参羽方为主，用以健脾补肾、解毒豁痰化瘀，配合激素或免疫抑制剂及抗凝治疗，可减少激素的副作用，增加激素的敏感性，取得较好疗效。③ 对慢性复发性尿路感染，以协定方泰淋方为主，扶正祛邪，结合抗生素序贯疗法，改善尿路感染症状，减少复发频率。④ 对泌尿系统结石，采用中药清热利湿、行气止痛为主，配合解痉药及西药扩张输尿管等方法综合治疗，有助于结石的排出。⑤ 运用CDDS中央供液超纯透析系统进行血液透析，并联合中药以治疗尿毒症。⑥ 采用多种中医特色适宜技术，如冬病夏治敷贴、冬令进补膏方等，治疗虚损性疾病。

第一节 肾功能衰竭

肾衰，其临床表现常有水肿、少尿，或见恶心、呕吐、贫血，甚则胸闷气喘，结合临床上有血尿素氮和肌酐升高、肾小球滤过率下降、酸碱失衡、电解质紊乱等症，与中医学"关格""癃闭""肾劳"等相似。

《灵枢·脉度》曰："阴气太盛，则阳气不能荣也，故曰关。阳气太盛，则阴气弗能荣也，故曰格。阴阳俱盛，不得相荣，故曰关格。关格者，不得尽期而死也。"汉代张仲景《伤寒论》正式提出了"关格"的病名及临床表现，指出"关则不得小便，格则吐逆"。《素问·宣明五气》曰："膀胱不利为癃，不约为遗弱。"肾劳的概念最早出现于王冰的《黄帝内经》注文中，云："劳，谓肾劳也。肾脉者，从肾上贯肝膈，入肺中，故肾劳风生，上居肺下也。"肾衰病的中医病位主要在肾，涉及膀胱、肺、脾（胃）、肝等脏腑。可由多种肾脏疾病转化而来，因其原发病的不同，病因病机也有差异，久病及肾、感受外邪、饮食不当、劳倦过度常是其诱发及加重因素；肾元虚衰、毒瘀互结是其主要的中医病机。

（一）宜用食材及中药

1. 蔬果类　肾衰患者病情复杂，饮食上以优质低蛋白饮食为原则，同时避免食用高钾水果及坚果类食物，如葡萄、桑椹、草莓、樱桃、黑加仑、黑枣、柑橘等。

2. 肉类　肾衰患者在限盐的同时，要注意控制蛋白质的摄入量，每日蛋白质摄入量以 0.6 g/kg 为宜。应食清淡、易消化食物，避免进食海腥发物。可以选用瘦肉、淡水鱼等，以补充每日所需蛋白质。

3. 中药类　党参、黄芪、白术、山药、锁阳、菟丝子、制大黄、川芎、黄连、土茯苓、制半夏、陈皮、山茱萸、茯苓、牡丹皮、佩兰、薏苡仁、莪术、红花、桃仁、桂枝、肉桂、六月雪、落得打、当归、赤芍、三七粉、冬瓜皮、大腹皮、车前子、砂仁、木香、白豆蔻、竹茹、枇杷叶、高良姜等。

（二）推荐药膳

1. 芡实山药粥

【组成】　芡实 50 g，山药 50 g，粳米 100 g，老冰糖适量（1 ～ 2 人份）。

【制法】　粳米、芡实洗净，凉水浸泡半小时，捞起控干水分。山药去皮，清洗，切块。粳米、芡实下锅，煮至米粒盛开，转小火熬成粥。待软烂时，将山药块放入，约煮 20 分钟。将适量老冰糖下锅搅拌，即可盛起服用。

【用法】　喝粥，可长期食用，每周食用 3 ～ 4 次，分顿服用。

【功效】　益肾健脾，固精和胃。

【禁忌】　若是糖尿病患者，可选用元贞糖或木糖醇代替冰糖。

【方解】《神农本草经》云，芡实可以"补中，益精气，强志，令耳目聪明"。《药典》记载，其味甘、涩，性平，归脾、肾经，具有益肾固精，健脾止泻，除湿止带的作用，可用于治疗遗精滑精，遗尿尿频，脾虚久泻，白浊带下。芡实药食同源，具有多种功效，有悠久的应用历史和明确的治疗作用，现代研究表明其还具有许多新的临床应用，如降血糖、调节血脂、抗心肌缺血等。《医经溯洄集》中有云"干山药虽独入手太阴经，然其功亦能强阴，且手太阴为足少阴之上原，原既有滋，流岂无益"。《药典》中对山药的描述为益肺生津，补肾涩精，补脾养胃，主要用于肾虚遗精，久泻不止，虚热消渴，肺虚喘咳，脾虚食少等症。山药中的有效成分为多酚类、甾醇类、多糖，其中主要有效成分为多糖，能够起到抗氧化、降血糖、抗突变、保护胃黏膜等药理作用。动物实验证实其能够对大鼠缺血再灌注损伤起到保护血管的作用。粳米是大米的一种，味甘，性平，能补益脾胃，除烦止渴。唐代医药学家孙思邈在《备急千金要方》中强调，粳米能养胃气、长肌肉。北宋张耒在《粥记》中写道："每日起，食粥一大碗，空腹胃虚，谷气便作，所补不细，又极柔腻，与肠胃相得，最为饮食之妙诀。"现代研究表明，粳米所含人体必需氨基酸比较全面，还含有脂肪、钙、磷、铁及B族维生素等多种营养成分。老冰糖调和食材，能起到更好的健脾和胃、补益中气的效果。

2.北虫草乌鸡汤

【组成】 北冬虫夏草30 g，乌鸡100 g，生姜3片（2～3人份）。

【制法】 将乌鸡除净毛及内脏，清水洗净，剁去脚爪。北冬虫夏草用温水洗净，和生姜片齐放入鸡腹内，再放入锅内。加入适量清水，小火慢炖约6小时，加入盐、味精调味，便可食用。

【用法】 吃鸡肉、喝鸡汤，每周1次，分顿服用。

【功效】 补脾益肾，固本培元。

【禁忌】 合并痛风、高尿酸血症的慢性肾衰患者需要避免，或者只吃鸡肉，不要喝鸡汤。

【方解】 北冬虫夏草，简称北虫草，也叫蛹虫草或蛹草，是一种药用真菌，其主要的化学成分药理、药效与野生冬虫夏草极为相似。据《全国中草药汇编》记载："蛹虫草（北虫草）的子实体及虫体可作为冬虫夏草入药。"北虫草具有防癌抗癌、益肝肾、补虚损、止血、化痰、平喘等多种功效，与人参、鹿茸并称为"中药宝库中的三大补药"。《本草从新》中记载其具有"甘平保肺、益肾、补精髓、止血化痰"等疗效。因为北虫草入肺、肾二经，既能补肺阴，又能补肾阳，是唯一能同时平衡和调节阴阳的中药。北虫草石油醚部位和乙酸乙酯部位体外抗肿瘤活性较强，能激活Caspase-3和

Bax 表达，抑制抗凋亡蛋白 Bcl-2 表达，从而诱导食管癌细胞凋亡，且与浓度呈正比；许多不饱和脂肪酸除了能杀伤肿瘤细胞外，还能参与体内的免疫调节。北虫草乙酸乙酯部位对实验小鼠的适应性免疫有促进作用，这个部位的活性成分含有虫草素，而虫草素的抗癌抑瘤效果已得到广泛验证。北虫草提取物能明显提高衰老实验小鼠皮肤中的水分含量和超氧化物歧化酶活力，降低衰老实验小鼠皮肤组织中的丙二醛含量，且与公认的抗氧化剂维生素 E 相比，有相同的延缓衰老作用。明代李时珍《本草纲目》中记载："乌骨鸡，有白毛乌骨者，黑毛乌骨者，斑毛乌骨者，有骨肉俱乌者，肉白骨乌者。但观鸡舌黑者，则肉骨俱乌，入药更良……肝肾血分之病宜用之。男用雌，女用雄。"自古以来，乌鸡就是传统的名贵中药材，其全身均可入药，被称作"名贵食疗珍禽"。乌鸡性平，味甘，具有滋阴清热、补肝益肾、健脾止泻、通经活络等作用。生姜性微温、味辛，归肺、脾、胃经，有发汗解表，温中止呕，温肺止咳等功效。诸食材搭配，可以起到补脾益肾、固本培元的功效。

第二节　血　　尿

血尿指血自小便而出，或尿中混有血液。在中医学中，凡尿液中混有血液，甚或是伴有血块的病症都属于此范畴。历代医家对于尿血的论述也较为详尽。《诸病源候论》云："风邪入少阴，则尿血。"《景岳全书》曰："血本阴精，不宜动也，而动则为病。血主营气，不宜损也，而损则为病。盖动者多由于火，火盛则逼血妄行；损者多由于气，气伤则血无以存。"血尿范畴多由热蓄肾与膀胱所致。食疗上应以凉血泻火、滋阴止血为主。在一日三餐的饮食中，应慎食辛辣刺激性食品，如酒、葱、姜、大蒜、辣椒等。亦不宜食烤炙之品，避免食用油腻及海腥发物。

（一）宜用食材及中药

1. **蔬果类**　白菜、芹菜、菠菜、卷心菜、西红柿、冬瓜、丝瓜、莲藕、荷叶、荸荠、葡萄、西瓜、苹果、橙子、柠檬等。

2. **肉类**　应食清淡、易消化的食物，避免进食海腥发物及辛辣刺激性食物。可以进食瘦肉、淡水鱼、鸭肉等。

3. 中药类　藕节、茜草、金银花、连翘、牛蒡子、薄荷、桔梗、黄芩、蒲公英、玄参、黄芪、薏苡仁、生地黄、墨旱莲、女贞子、白术、广木香、厚朴等。

（二）推荐药膳

1. 玉米须冬瓜汤

【组成】　玉米须50 g，冬瓜100 g（3～4人份）。

【制法】　将冬瓜洗净，切片；玉米须洗净；将冬瓜、玉米须同放在锅内，加适量水，用大火煮沸，再用小火煮一会儿，即可饮用。

【用法】　煎汤代茶饮，白天服用为宜，每日1～2次，分次服食。

【功效】　清热通淋，利水消肿。

【禁忌】　该方性味平和，无特殊食用禁忌。

【方解】　玉米须在古代文献中多有记载，《滇南本草》中载："性微温，味甘。"《四川中药志》载："性平，味甘淡，无毒。"归膀胱、肝、胆经，具有清热止血、利水消肿的功效。现代研究表明，玉米须煎剂对高脂血症患者同样具有降血脂作用，从而可以保护心脑血管，降低缺血性心血管疾病（包括冠状动脉性心脏病和缺血性脑卒中）的发病率。利尿作用是肾外性的，对各种原因引起的水肿都有一定疗效，亦可用于治疗慢性肾炎或肾病综合征。其还能加速血液凝固，增加血中凝血酶原的含量，提高血小板数量，故可作为止血药兼利尿药，应用于治疗膀胱及尿路结石。冬瓜性寒、味甘，有清热、利水、消肿的功效。冬瓜含钠量较低，对动脉硬化症、肝硬化腹水、冠心病、高血压、肾炎、水肿等疾病有良好的辅助治疗作用。《本草纲目》引孟诜云："（冬瓜）热者食之佳，冷者食之瘦人。煮食练五脏，为其下气故也。欲得体瘦轻健者，则可长食之；若要肥，则勿食也。"冬瓜乃药食同源的食材，长于清热、化痰、生津、利尿、解毒。《本草经集注》载冬瓜："解毒，消渴，止烦闷。"《重庆堂随笔》载冬瓜："凉而润肺，甘能养胃，极清暑湿，止烦渴，利二便，消胀满，治暑湿、霍乱、泻痢有殊功。"玉米须、冬瓜配伍，可以起到清热止血、利水消肿的功效，尤其适用于夏季热邪灼伤脉络，迫血妄行之尿血。

2. 牛肝菌二根扣鸭

【组成】　鲜白茅根50 g，鲜芦根50 g，母鸭1只，牛肝菌150 g（1～2人份）。

【制法】 将母鸭洗净斩块，焯水去膻，再洗净；把鲜白茅根、芦根洗净，与母鸭块一起加入酱汁味红烧，致药食滋味融和。将牛肝菌切成薄片，排列在扣碗中的一个大香菇上。把"二根烧鸭"盛入牛肝菌片上，上笼蒸透；滗出原汁，把扣碗翻扣在深盘中，将原汁勾流利芡，批入麻油上光，淋浇在牛肝菌片上；再焯小菜心，围绕在扣菜周围。

【用法】 每周1～2次，分顿服用。

【功效】 清热生津，凉血止血。可用于治疗下焦湿热或者虚热引起的尿血、尿频、尿急、尿痛等症，如肾小球肾炎、泌尿道感染、肾性血尿等。

【禁忌】 该方性味平和，无明显食用禁忌。

【方解】 此方为治疗血尿的食疗经验方，特别适用于合并口干、咽干的尿血和尿路感染患者。白茅根，《本草正义》记载其："寒凉而味甚甘，能清血分之热而不伤于燥，又不黏腻，故凉血而不虑其积瘀，以主吐衄呕血，泄降火逆，其效甚捷。"《医学衷中参西录》记载其："中空有节，最善透发脏腑郁热，托痘疹之毒外出；又善利小便淋涩作疼，因热小便短少，腹胀身肿；又能入肺清热以宁嗽定喘；为其味甘，且鲜者嚼之多液，故能入胃滋阴以生津止渴，并治肺胃有热，咳血、吐血、衄血、小便下血，然必用鲜者其效方著。"白茅根具有凉血止血，清热利尿，清肺胃热的功效。现代研究表明，白茅根能显著缩短出血和凝血时间，起到止血作用。白茅根煎剂对小白鼠有利尿作用，能显著加快小白鼠的排尿频次和数量。对肺炎球菌、卡他球菌、流感杆菌、金黄色葡萄球菌及福氏、宋氏痢疾杆菌等，均有一定的抑制作用。芦根，《神农本草经》记载其："主消渴客热。"《玉楸药解》载其："清降肺胃，消荡郁烦，生津止渴，除呕下食，治噎哕懊恼。"芦根具有清热泻火，生津止渴，除烦，止呕，利尿的功效。现代医学认为芦根有解热、镇静、镇痛、降血压、降血糖、抗氧化及雌激素样作用，对β-溶血链球菌有抑制作用，所含薏苡素对骨骼肌有抑制作用，所含首蓿素对肠管有松弛作用。两者均为甘寒凉润之品，归肺、胃经，在清肺胃热和除烦利尿方面功效相似，但芦根善清卫分、气分之热，白茅根善清血分之热。二药配用，清热生津功能增强，且性寒而不碍胃，清热而不伤阳，生津而不恋邪，利水而不伤阴。对于尿血，可以起到很好的清热利尿、凉血止血功效。牛肝菌性温、味微甘，能消食和中、祛风寒、舒筋络。现代研究认为牛肝菌富含硒元素，具有一定的防癌抗癌作用。鸭肉性微凉，能补阴益血，清虚热，利水，增强以上"二根"的清热生津之效。

第三节 水 肿

水肿是指体内水液潴留，泛滥肌肤，引起眼睑、头面、四肢、腰背乃至全身水肿，严重时可伴有胸水、腹水。《灵枢·水胀》说："水始起也，目窠上微肿，如新卧起之状，其颈脉动，时咳，阴股间寒，足胫肿，腹乃大，其水已成矣，以手按其腹，随手而起，如裹水之状，此其候也。"《素问·至真要大论》言："诸湿肿满，皆属于脾。"《素问·水热穴论》说："故其本在肾，其末在……肾者胃之关也，关门不利，故聚水而从其类也。上下溢于皮肤，故为胕肿。"又云："水病下为胕肿大腹，上为喘呼不得卧者，标本俱病。故肺为喘呼，肾为水肿。肺为逆不得卧，分为相输，俱受者，水气之所留也。"《诸病源候论·水肿病诸候》云："肾者主水，脾胃俱主土，土性克水，脾与胃合，相为表里，胃为水谷之海，今胃虚不能传化水气，使水气渗溢经络，浸渍脏腑，脾得水湿之气，加之则病，脾病则不能制水，故水气独归于肾，三焦不泻，经脉闭塞，故水气溢于皮肤，而令肿也。"中医认为其病因病机主要为外邪侵袭，饮食起居失常，或劳倦内伤，导致肺失肃降，脾失转输，肾失开合，终致膀胱气化无权，三焦水道失畅，水液停聚，泛滥肌肤，从而发为本病。《黄帝内经》提出："微动四极，温衣，缪刺其处，以复其形，开鬼门，洁净府，精以时服。"古人云"医食同源"，故除积极采取药物治疗外，还需佐以药膳食疗，以达到邪去正复、利水消肿的目的。

（一）宜用食材及中药

1. 蔬果类　宜食清淡蔬菜，如以冬瓜、葫芦、芹菜、空心菜、薏苡仁、玉米须为宜。

2. 肉类　瘦肉、鲤鱼、鲫鱼、黑鱼、鸭肉等。

3. 中药类　车前子、桑白皮、冬瓜皮、猪苓、茯苓（皮）、淡竹叶、赤小豆、杏仁、桑白皮、生姜、黄芪、党参、白术、薏苡仁、玉米须等。

（二）推荐药膳

1. 碧绿茯苓白玉盅

【组成】　茯苓粉30 g，黑鲫鱼3条，红枣10粒，熟咸蛋黄4个，嫩姜丝适量。

【制法】 将黑鲫鱼拆骨去刺，取净肉剁成鱼茸，加入茯苓粉制成鱼胶，红枣切细粒。将鱼胶放入平底浅边的不锈钢方盘中，高约2 cm，抹平表面，蒸熟成鱼糕。将鱼糕用模具裁成圆形，挖出凹坑，放入红枣细粒，贴上半个咸蛋黄，撒上嫩姜丝，一起蒸透。烹调一份糟香卤汁，勾流利芡，淋浇在嫩姜丝和咸蛋黄上。另将小菜心用油白烧至熟，围在"碧绿茯苓白玉盅"周围，即成。

【用法】 每周1～2次，分顿服用。

【功效】 益气健脾，利水消肿。适合肾病合并肢体水肿者食用，特别是合并低蛋白血症者。

【禁忌】 对于合并糖尿病患者，建议红枣量减少；对于合并痛风、高尿酸血症的患者，不建议喝鱼汤，可以只吃鱼肉。

【方解】 此方为治疗肾性水肿的常用食疗经验方。《药典》指出茯苓具有利水渗湿、健脾止泻的功效，用于水肿尿少、痰饮眩悸、脾虚食少、便溏泄泻、心神不安、惊悸失眠等病症。茯苓具有保护肾脏的作用，茯苓醇提取物可以改善肾病综合征大鼠的蛋白尿和腹水，使实验大鼠体内血清总蛋白、球蛋白、总胆固醇浓度和IL-4的水平降低。茯苓多糖具有明显的抗高尿酸血症作用，从而增加尿酸的排泄。从茯苓中提取鉴定的新型茯苓酸，如茯苓新酸ZM和茯苓新酸ZP也可以减轻肾脏纤维化，其机制可能是茯苓酸可调控实验小鼠的氧化还原信号通路和芳基烃受体信号通路。黑鲫鱼性平、味甘，归肺、脾、肾经，有健脾利湿，和中开胃，活血通络，温中下气之功效，对脾胃虚弱、水肿、溃疡、气管炎、哮喘、糖尿病有很好的滋补食疗作用。产后妇女炖食鲫鱼汤，可补虚通乳。生姜性微温、味辛，归肺、脾、胃经，可温中止呕，解鱼蟹毒，再佐以红枣调和汤汁。诸食材配伍，共奏益气健脾、利水消肿之功。

2. 姜皮冬瓜黄豆排骨汤

【组成】 排骨500 g，冬瓜150 g，黄豆50 g，带皮生姜若干（3～4人份）。

【制法】 黄豆提前清水泡发备用。排骨洗净焯水，去浮沫，捞出备用。锅内加入黄豆，煮沸，放入排骨。生姜切片、冬瓜去皮切块，一同放入锅中，调入少许盐，小火熬煮20～30分钟，即可食用。

【用法】 吃排骨、喝汤，每周1～2次，分顿服用。

【功效】 益气养阴，利水消肿。

【禁忌】 对于肾功能不全患者，由于需要优质蛋白质，此时可以用等量的生薏苡仁代替黄豆。同样，如果合并高尿酸血症、痛风患者，不建议喝肉汤，可以吃肉。

【方解】 排骨性平、味甘，有滋阴益气，健脾补中，强健筋骨的功效，含有丰富的蛋白质、脂肪以及钙质等矿物质，能有助于补益机体诸不足。冬瓜乃药食同源的食材，性寒、味甘，有清热解暑，生津止渴，利尿消肿的功效。另冬瓜中含有丰富的蛋白质、维生素和微量元素。黄豆性平、味甘，有健脾开胃，养血补虚，祛湿解毒的功效，含有丰富的蛋白质和矿物质。生姜皮具有利水消肿的功效，主治水肿初起，小便不利。《本草纲目》载其为："消浮肿腹胀宿满，和脾胃，去翳。"《本草汇言》载其为："去表寒，消浮肿，化痞满腹胀之药。"诸食材配伍，能起到较好的补虚、利水之功效。

第四节 尿 路 感 染

尿路感染是由细菌、真菌、支原体、衣原体或结核杆菌等病原微生物在泌尿系统异常繁殖所致的急慢性炎症。常见的临床表现是尿频、尿急、尿痛、排尿不适、下腹部疼痛等。根据临床症状，归属于中医学"淋证""血淋""劳淋""腰痛""虚劳"等范畴。张仲景在《金匮要略·消渴小便不利淋病脉证并治》中对本病的症状做了记述，如"淋之为病，小便如粟状，小腹弦急，痛引脐中"。张介宾《景岳全书》中云"淋之为病，小便痛涩滴沥，欲去不去，欲止不止者是也"。《医学入门》云："劳淋痛引气冲，遇功则发，痛坠及尻。"指出"劳淋"多见于劳伤肾气而发病，症状可见"腰痛"。巢元方在《诸病源候论》中指出"诸淋者，由肾虚而膀胱热故也……若饮食不节，喜怒不时，虚实不调，则腑脏不和，致肾虚而膀胱热也……肾虚则小便数，膀胱热则水下涩，数而且涩，则淋沥不宜"，此篇高度概括了本病的病因病机特点。

（一）宜用食材及中药

1.蔬果类 芹菜、苋菜、绿豆、冬瓜、苦瓜、荠菜、菊花、蓝莓、西瓜等，应多吃清淡、富含水分及清热利尿的新鲜蔬果。

2. 肉类　此类患者应减少肉类摄入，可以适当进食瘦肉及淡水鱼，以补充每日所需蛋白质，减少牛肉、鸡肉、鸭肉、鸡蛋、鲤鱼、牡蛎等的摄入。

3. 中药类　太子参、党参、山药、黄芪、黄精、生地黄、牛膝、薏苡仁、蒲公英、白茅根、土茯苓、车前子（草）、当归、白芍、山茱萸、女贞子、丹参、红花、川芎、当归、桃仁、赤芍、陈皮、佛手、橘核、小茴香等。

（二）推荐药膳

1. 苡仁枸杞菊花茶

【组成】　薏苡仁20 g，菊花9 g，枸杞子5 g（1～2人份）。

【制法】　薏苡仁洗净，放入适量清水中，大火煎煮10余分钟，至薏苡仁煮熟。用煮好的汤汁冲泡菊花，加入适量枸杞子，即可饮用。脾胃虚寒者，还可加入大枣数枚。

【用法】　吃薏苡仁、喝茶，每日1～2次，分次服用，尤适宜夏季服用。

【功效】　清热化湿，利尿通淋。

【禁忌】　该方性味平和，一般无食用禁忌；若有中焦虚寒、时有腹泻，可少用。

【方解】　薏苡仁，具有利水渗湿，健脾止泻，解毒散结的功效，主治水肿，小便不利，脾虚泄泻等。《本草纲目》载："薏苡仁阳明药也，能健脾，益胃。虚则补其母，故肺痿、肺痈用之。筋骨之病，以治阳明为本，故拘挛筋急，风痹者用之。土能生水除湿，故泄痢水肿用之。"《本草新编》载："最善利水，不至损耗真阴之气，凡湿盛在下身者，最适用之。"《本草备要》记载："菊花，味兼甘苦，性禀平和，备受四气……饱经霜露，得金水之精，益肺肾二脏。"现代药理学研究表明，菊花具有抗菌、抗炎、抗氧化、降血脂、抗肿瘤等多种药理作用。菊花含菊苷、腺嘌呤、氨基酸、胆碱、水苏碱、黄酮类及维生素B_1，对葡萄球菌、铜绿假单胞菌、结核杆菌、痢疾杆菌、流感病毒及皮肤真菌等均有抑制作用。枸杞子能养阴补血，益精明目。《药性论》载其："补益精诸不足，明目安神。"《神农本草经》云："久服坚筋骨。"现已证实，枸杞子还有降低血糖的作用，能降低血中胆固醇浓度，防止动脉粥样硬化的形成，从而达到预防冠心病的目的。脾胃虚弱者注意，泡茶时放入几枚大枣，可以加强健脾之功。

2.金钱草竹叶茶

【组成】 金钱草30 g，淡竹叶30 g（3～4人份）。

【制法】 二者洗净剪碎，放入热水瓶，用沸水冲满，加盖半小时，即可饮用。

【用法】 泡茶饮，尤适宜夏季服用，每日1剂，分次服用。

【功效】 清热利湿，清心除烦通淋。

【禁忌】 中焦脾胃致虚寒久泄者应少用。

【方解】 金钱草性微寒，味苦、酸，归肝、胆、肾、膀胱经，功能为清热解毒，利尿排石，活血化瘀。金钱草对动物急性炎性渗出反应与慢性炎性渗出反应均有非常显著的抑制作用。对组胺引起的实验小鼠血管通透性增加、巴豆油所致的实验小鼠耳部炎症、新鲜蛋清所致实验大鼠关节肿胀及棉球肉芽肿，均有显著的抑制作用；还证明其抗炎有效部位为总黄酮及酚酸物。淡竹叶具有清热泻火，除烦利尿的功效，主治热病烦渴，口疮尿赤，热淋涩痛。《本草纲目》云："（淡竹叶）去烦热，利小便，清心。"《生草药性备要》云："（淡竹叶）消痰止渴，除上焦火，明眼目，利小便，治白浊，退热，散痔疮毒。"诸药配伍，共奏清热泻火、利尿通淋之功。长期服用，对于夏季反复发作性尿路感染有较好的效果。

第五节　慢性肾脏病

慢性肾脏病是一种起病隐匿的临床综合征，以肾功能异常、蛋白尿、水肿、腰酸等临床表现为基本特征，病情往往迁延难愈。因其多出现肾虚相关症状，所以中医认为慢性肾脏病与肾虚关系密切。肾虚是指机体由肾精、肾气、肾阴或肾阳不足所致的各种证候，包括肾气虚、肾精虚、肾阴虚、肾阳虚和肾阴阳两虚证。肾虚在中医古籍中有详细的记载，《素问·脉要精微论》指出："腰者，肾之府，转摇不能，肾将惫矣。"《脉经》卷二云："肾虚……病苦心中闷，下重，足肿不可以按地。"《素问·水热穴论》云："肾者，胃之关也，关门不利，故聚水而从其类也。上下溢于皮肤，故为胕肿。胕肿者，聚水而生病也。"肾虚是肾脏精气阴阳不足所产生的多种虚损病症的统称，在慢性肾脏病发生及发展过程中常伴随出现。

（一）宜用食材及中药

1. 蔬果类　糯米、黑米、栗子、山药、桑椹、核桃、黑芝麻、枸杞子、益智仁、覆盆子等。

2. 肉类　瘦猪肉、乌鸡、鸭肠、羊肉、黑鱼、牡蛎、猪腔骨、羊脊骨、牛骨髓、猪蹄、羊蹄、牛蹄、猪肾、羊肾等。

3. 中药类　党参、黄芪、牛膝、巴戟天、鹿筋、海马、菟丝子、紫河车粉、牡丹皮、赤芍、当归、川芎、红花、佛手、三七粉、炒山药、炒白术、女贞子、墨旱莲、生地黄、熟地黄、鸡内金、焦六曲、炒麦芽等。

（二）推荐药膳

1. 鸳鸯戏金樱

【组成】　鸭肠100 g，金樱子8个，鸡蛋2个，干山药粉丝50 g。

【制法】　金樱子洗净泡软，切半去毛，洗净备用；鸭肠用盐和醋拌擦至黏液去除，以除去腥臊味，再用小苏打粉腌制（使烹调后口感更加爽嫩），切成细丝；干山药粉丝用开水浸泡至发胀还软。金樱子放入清水中，大火烧开10分钟，放入干山药粉丝，加入适量清水烧开，放入腌制好的鸭肠丝，加入盐、味精、白胡椒粉调味，烧开后装入汤碗中。再在锅中放入沸水，煮至蒸汽冒出，将成形的鸳鸯匙迅速放入水中，盖上锅盖，以小火加热10秒左右，使雪花泡沫的表面凝结成型，并浮出水面，而瓷匙沉底，即可捞出，放在汤上即可。

注：鸳鸯制作方法，将鸡蛋清（天热时应先冷藏，使其韧性和胀发性恢复）用打蛋器搅打至空气进入蛋白质的网状结构，膨胀成雪花般的泡沫（如无打蛋器，可用竹筷在平盘中予以连续搅打，也可使鸡蛋清胀发成雪花状的半成品）。取瓷器羹匙，涂抹上薄薄一层固体状奶油或熟猪油，再放入雪花泡沫，用筷子修成鸳鸯形状，用青红色甜椒装饰嘴、翅，以花椒粒装饰眼，造型完成后，备用。

【用法】　佐餐食用，每周1～2次，分顿服用。

【功效】　补益气血，收敛固摄。用于肾虚不固、膀胱失约所致的遗精、滑精、久泻久痢、遗尿、尿频、带下病等症。

【禁忌】　痛风、高尿酸血症者建议少食用。

【方解】　此为治疗老年患者慢性肾脏病（肾阳虚遗精、尿频）之常用食疗方剂。金樱子具有固精缩尿、涩肠止泻的功效，主治遗精滑精，遗尿尿频，带下病，久泻久痢，崩漏，脱肛，子宫脱垂等症。《蜀本草》云其"主治脾泄下痢，止小便利，涩精气"。《本草备要》云："固精秘气，治梦泄遗精，泄痢便数。"现代研究表明，金樱子能降低家兔的血清胆甾醇和β-脂蛋白浓度，减轻动脉粥样化的程度。其水煎剂对金黄色葡萄球菌、大肠埃希菌有很强的抑制作用，对铜绿假单胞菌也有效，还有较好的涩肠止泻作用。此外，金樱子还有抑制膀胱、回肠、空肠平滑肌收缩的作用。鸭子多以水生物为食，故其肉性寒、味甘，归肺、胃、肾经，有大补虚劳、滋五脏之阴、清虚劳之热、补血行水、养胃生津之效，能用于治疗虚劳羸弱、营养不良性水肿。中医认为，鸭肠可用于治疗便血、遗尿、白浊、肾虚等病症。鸭肠富含蛋白质、B族维生素、维生素C、维生素A和钙、铁等矿物质，对人体新陈代谢，神经、心脏、消化和视觉的维护都有良好的作用。诸食材配伍，能够起到较好的补益气血、收敛固摄功效。

2. 红花生姜羊肉汤

【组成】 羊肉250 g，生姜15 g，红花6 g（2～3人份）。

【制法】 羊肉洗净、切块，开水中略烫，除去血水，捞出沥干。生姜洗净切片，下锅炒片刻，倒入羊肉块炒至水干，一同放砂锅内。加开水适量，大火煮沸后撇去浮沫，改用小火煲2～3小时。放入适量红花，加入盐、黄酒等调料，即可食用。

【用法】 佐餐食用，每周1～2次，分顿食用。

【功效】 补益气血，温中祛寒。

【禁忌】 内热盛及阴虚火旺者少用。

【方解】 羊肉，其性温，味甘，能养肝补虚，善治虚劳羸瘦、产后虚冷、腹痛、寒疝。《备急千金要方》载本品"主暖中止痛，利产妇"。《饮膳正要》云："补中益气，治劳伤，虚寒。"本品肉嫩味羹，是滋补之佳品，含有丰富的蛋白质、脂肪、钙、磷、铁等成分。此处补益不用参而用羊肉，所谓"精不足者，补之以味"也，用血肉有情之品，滋补人体之虚。生姜性温、味辛，归肺、脾、胃经，具有解表散寒，温中止呕，温肺止咳，解鱼蟹毒的功效。《名医别录》云："主伤寒、头痛、鼻塞，咳逆上气。"《药性论》云："主痰水气满，下气；生与干并治嗽，疗时疾，止呕吐不下食。"药理研究表明，生姜能促进消化液分泌，保护胃黏膜，具有抗溃疡、保肝、利胆、抗炎、解热、抗菌、镇痛、镇吐的作用。其醇提物能兴奋血管运动中枢、呼吸中枢、心脏。正常人咀嚼生姜，可升高血压。红花具有活血通经，祛瘀止痛的功效。《本草汇言》云："红花，破血、行血、和血、调血之药也。"红花能兴奋心脏、降低冠状动脉阻力，增加冠状动脉血流量和心肌营养性血流量，保护和改善心肌缺血，缩小心肌梗死范围。红花黄色素分离物能对抗心律失常。其煎剂、水提液和红花黄色素等能扩张周围血管，降低血压。红花能抗凝血，抗血栓形成，降低全血黏稠度，降低红细胞的聚集性，维持血液正常黏稠度。红花苷能显著提高耐缺氧能力，减轻缺血性脑水肿，对实验性脑梗死动物的组织有保护作用。全方味道甘美，既温阳，又益精，适合阳虚生寒、血虚不荣者食用。

［参考文献］

［1］龚学忠，叶紫，徐向南，等.川黄方联合前列腺素E1方案治疗慢性肾脏病合并急性肾损伤的疗效及对患者NLRP3的影响［J］.上海中医药大学学报，2021，35（6）：12-16.

［2］龚学忠，段怡汝，王怡，等.川黄方对2～4期慢性肾脏病合并急性肾损伤患者肾功能及氧化应激的影响［J］.上海中医药大学学报，2020，34（1）：11-16.

［3］李万芳，宋健，李洁.北虫草不同极性部位体外抗肿瘤活性研究［J］.食品与药品，2021，23（3）：211-214.

［4］赵庆.试论李时珍治水肿用药思路辨治肾性水肿［J］.时珍国医国药，2017，28（4）：962-963.

［5］段怡汝，龚学忠.龚学忠治疗复发性尿路感染经验［J］.山东中医药大学学报，2017，41（1）：57-59.

［6］唐晓红.山药炮制的现状及药理作用分析［J］.光明中医，2021，36（16）：2830-2832.

［7］李冬琴，耿敬章，吴云霞，等.芡实主要成分研究进展及其质量标志物预测分析［J］.粮食与油脂，2021，34（9）：31-34.

［8］王庆颖，张志锋，吕露阳，等.花类药食同源中药安全性评价的研究进展［J］.中草药，2021，52（3）：864-872.

［9］陈启鑫.中药车前草的研究进展［J］.中西医结合心血管病电子杂志，2019，7（25）：151-152.

［10］杜晓妍，吴娇.茯苓的化学成分和药理作用研究进展［J］.新乡医学院学报，2021，38（5）：496-500.

［11］黄盼，周改莲，周文良，等.广金钱草的化学成分、药理作用及质量控制研究进展

［J］.中华中医药学刊，2021，39（7）：135-139.

［12］张瑞华，张静文，刘玲，等.黄芪及其有效组分药理作用与临床应用现状［J］.陕西中医，2021，42（8）：1138-1141，1146.

［13］高国栋，孙伟."肾虚湿瘀"理论下的慢性肾脏病中医证候学研究［J］.世界科学技术-中医药现代化，2021，23（10）：3474-3482.

［14］刘盼英，杨康，杨洪涛.金樱子在肾脏疾病治疗中的作用［J］.中医学报，2020，35（6）：1196-1201.

脑病主要是指由于先天性脑发育不全、遗传、血管、外伤、化学药物中毒、感染等原因所导致的大脑神经组织损伤。但中医脑病所指的疾病范畴更广泛，不仅对应现代医学神经系统疾病，还包括精神系统的多种疾病，如历来被称为"四大顽症"之首的中风及颤病、眩晕、头痛、痫证、痿证、痴呆、健忘、癫证、失眠、郁证等。中医对脑病发病机制的总结主要是风、火、痰、瘀、虚、毒邪等原因，造成五脏不能藏神，从而导致脑病的发生。脑神的活动是通过五脏所藏的精、气、血、津液等产生的，反过来，脑神又能统帅脏腑的功能。因此，脑在病变时可表现为五脏六腑的见症，从而形成脑病从五脏论治的方法，即有从心治脑、从脾治脑、从肝治脑、从肾治脑、从胆治脑、从胃治脑的脏腑论治法。这些治法，正如《章太炎医论》所说："内伤七情，虽起于脑，而必延及脏腑。"脑病与五脏六腑的生理病理治疗皆关系密切，所以脑病从脏腑论治的效果是良好的，并有独到之处，成为中医学的一个特色。以下就几种常见的中医脑病，推荐相应的食疗药膳。

第一节　脑梗死后遗症

脑梗死是指脑局部供血障碍导致的脑组织缺血、缺氧引起的脑组织坏死、软化，从而产生相应脑功能缺损症状的综合征，又称缺血性脑卒中。脑梗死严重危害着人类健康，病死率高，致残率高。

脑梗死归属于中医"中风病"范畴，是由于正气亏虚，以及饮食、情志、劳倦内伤等引起气血逆乱，产生风、火、痰、瘀，导致脑脉痹阻，以突然昏扑、半身不遂、口舌歪斜、言语謇涩或不语、偏身麻木为主要临床表现的病症。脑梗死后遗症是在脑梗死急性期过后遗留下来的病症，除了上述半身不遂、口舌歪斜外，有时还会出现痴呆、抑郁、抽搐等症。中医药在本病的预防、治疗和康复方面具有较为显著的疗效和优势。

（一）宜用食材及中药

1. 蔬果类　蔬菜如西红柿、黄瓜、洋葱、芹菜、菠菜、西兰花、荸荠、黑木耳；水果如香蕉、葡萄、苹果、猕猴桃、橘子、橙子等。

2. 肉类　脑梗死患者选择肉类时应该以低脂为主，多吃海产品，如鱼、虾、蟹肉，瘦肉可选择鸡肉、鸭肉等禽肉，少吃动物内脏及牛肉、羊肉等红肉，可以降低血管硬化的发生率。

3. 中药类　脑梗死患者口服中药主要以活血通络、改善血液循环为主，可选用黄芪、丹参、红花、川芎、赤芍、葛根等药物。

（二）推荐药膳

1. 黄芪地龙大米虾

【组成】　鲜地龙 50 g，猪瘦肉丝 50 g，虾仁 50 g，黄芪 10 g，大米 50 g，面包粉适量。

【制法】　将黄芪打碎成粉，加入大米中煮成饭；将鲜地龙剖开洗净，切碎；加上浆虾仁、大米饭，调入虾油糟汁拌和，捏成一只只"金钱饼"状的小虾饼；将小虾饼拍粉、裹上鸡蛋液，蘸粘面包粉，油炸至外香脆金黄、里鲜软糟香。

【用法】　每周食用 2～3 次，吃肉喝汤，随量服用。

【功效】　益气活血，通经活络。对中风后表现为气短乏力、肢软神疲、偏身麻木、瘫肢肿胀等症有效。

【禁忌】　阳气虚损、脾胃虚弱、肾虚喘促、血虚不能濡养筋脉者不宜使用。

【方解】　本方以地龙为君，性寒，味咸，归肝、脾、膀胱经，《神农本草经》谓地龙"味咸，寒"，并将其列为下品，具有清热定惊、通络、平喘、利尿之功。《日华子本草》曰地龙："治中风，并痫疾，去三虫，治传尸，天行热疾，喉痹，蛇虫伤。"现代研究表明，地龙含有多种活性成分，如蛋白质、氨基酸、脂类、核苷酸、酶类及微量元素等，其中蚓激酶、蚯蚓解热碱、蚯蚓素、琥珀酸、花生烯酸、蚯蚓毒素、嘌呤以及多种氨基酸等具有抗凝、扩血管、改善微循环的作用。首先，地龙及其有效成分可以修复血管内皮损伤，抗血小板聚集，并通过抗凝、溶栓、调节纤溶系统平衡等机制抑制血栓形成，改善脑循环。其次，通过启动抗凋亡机制，地龙中的有效成分可抑制脑神经细胞的凋亡，起到保护神经元的作用。再次，脑缺血、缺氧后，大脑内氧自由基过表达，使神经元受到自由基毒性作用而加速凋亡，地龙的抗氧化酶活性可有效清除氧自由基，阻断过氧化反应，修复受损脑神经。最后，地龙还可调控炎症因子表达，抑制炎症反应，从而改善缺血性脑损伤的炎症损伤，修复神经功能。黄芪、大米为臣，大米又称粳米，性平、味甘，可补中益气、健脾养胃；黄芪性温、味甘，归肺、脾二经，能补气固表，利尿托毒，排脓，敛疮生肌。黄芪甲苷是中药黄芪的主要有效活性成分之一，具有多种功效。多项动物实验证明，黄芪甲苷可以减轻氧化应激性损伤、抑制细胞凋亡、促进血管重构和再生等，对心、肾、肺、脑等组织的缺血再灌注损伤均有保护作用。大米、黄芪都是补气要药，二者协同，增强了益气健脾之功。三者联用，共奏益气健脾、活血通络之功。

2. 葛粉羹

【组成】 葛根（干）250 g，荆芥穗50 g，淡豆豉150 g。

【制法】 将葛根（干）捣碎成细粉末，制成面条；把荆芥穗和淡豆豉用水煮六七沸，去渣取汁；再将葛粉面条放入淡豆豉汁中煮熟即可。

【用法】 吃羹，可在早、晚空腹随量食用。

【功效】 滋养肝肾，息风开窍。

【禁忌】 胃寒者应慎用。

【方解】 本方以葛根为君，性寒，味甘，归胃经。《药性论》云："治天行上气，呕逆，开胃下食，主解酒毒，止烦渴。熬屑治金疮，治时疾解热。"《本草纲目》云："散郁火。"葛根具有扩张冠状动脉血管和脑血管，增加冠状动脉血流量和脑血流量，降低心肌耗氧量，增加氧供应，降血压、降血糖和解除肠管痉挛等作用。葛根素是主要的生物活性成分，是一种异黄酮苷。研究显示，葛根素通过激活AMPK及相关分子途径，具有抗炎、抗氧化应激、抗凋亡、抗自噬等作用。葛根素可有效改善MCAO模型的大鼠肢体功能，并显著减小脑梗死面积，上调p-AMPK蛋白水平和p-AMPK/AMPK值，明显抑制Egr-1蛋白表达，这是葛根素对脑梗死有保护作用的分子机制。淡豆豉，性凉，味苦、辛，归肺、胃经。主要含蛋白质、脂肪、碳水化合物、维生素等成分，具有解表除烦、宣发郁热之功。荆芥穗的发散力较强且营养价值极高，荆芥穗治一切风证，口眼偏斜。两者配合，共为臣药，可增强散发郁热之效，使邪有出路。三者联用，共奏滋养肝肾、息风开窍之功。

第二节 梅尼埃病

梅尼埃病是一种特发的内耳膜迷路疾病，主要是以突然发作的眩晕，伴有波动性耳鸣、耳聋为主要症状的疾病。梅尼埃病高发于青壮年，男、女发病比例没有显著差别，单耳发病多于双耳，病因和发病机制到现在还不是很明确。

梅尼埃病归属于中医"眩晕"范畴，其病位在脑窍，由气血亏虚、肾精不足致脑髓空虚失养，或肝阳上亢、痰火上逆、瘀血阻滞，扰动脑窍而发生眩晕，与肝、脾、肾三脏关系密切。眩晕发病过程中，各种病因病机可以相互影响、相互转化，其中肝风、痰火上扰脑窍，进一步发展，可使脑络阻滞，而形成中风；或突发气机逆乱，脑窍暂闭或失养，而引起晕厥。

（一）宜用食材及中药

1. 蔬果类　对于梅尼埃病患者来说，只要是新鲜蔬果都能进食，关键是要控制好盐分的摄入量，烹饪时尽量清淡。

2. 肉类　梅尼埃病的发病可能与一些食物的过敏因素相关，此类常见食物如鱼、虾、蟹、鸡蛋、牛奶等，都有可能是诱发梅尼埃病的过敏食物源，所以应尽量少食或者不食。

3. 中药类　熟地黄、白芍、山茱萸、枸杞子、珍珠母、龙骨、牡蛎、天麻、菊花、橘红、夏枯草、当归、川芎、升麻、葛根、稽豆衣等。具体使用时，还应该在专业中医师指导下进行配伍，方可用药。

（二）推荐药膳

1. 天麻炖猪脑汤

【组成】　天麻10 g，猪脑1个，红枣3～5颗，生姜少许（1～2人份）。

【制法】　猪脑洗净，生姜切碎，红枣掰开。将天麻、生姜、红枣放入棉布袋中。将猪脑和棉布袋放进炖盅，加适量酒、盐、油、水，水开后续煮10～15分钟。隔水炖熟后，取出棉布袋，起锅，淋上少许生抽即可。

【用法】　吃猪脑、喝汤，每日或隔日1次，随量服用。

【功效】 祛风开窍，通血脉，滋养镇静。

【禁忌】 气血虚甚者慎服；高胆固醇血症及冠心病患者忌食。

【方解】 本方以天麻为君，天麻性平、味甘，归肝经，可息风止痉，平肝潜阳，祛风通络。《本草经集注》云："久服益气力，长肥健，轻身增年。"现代研究表明，天麻种子和块茎皆依赖于密环菌供给营养，密环菌的固体培养物具有与天麻相似的药理作用和临床疗效，可治疗高脂血症，并能改善头昏、头痛、耳鸣等症。猪脑为臣，性寒、味甘，归心、脑、肝、肾四经，可补益脑髓，疏风，润泽生肌。现代研究表明，猪脑有较高的滋养补益价值，含钙、磷、铁比其肉多，另含维生素 B_1、维生素 B_2 和烟酸等。红枣为佐使，性温、味甘，归脾、胃经，可补脾和胃，益气生津，调营卫，解药毒。三者联用，共奏祛风开窍、通血脉、滋养镇静之功。

2. 熟地首乌杞子酒

【组成】 熟地黄 30 g，制何首乌 30 g，枸杞子 60 g，米酒 1 000 mL。

【制法】 用米酒 1 000 mL 浸泡其他三者 1 个月后饮用。

【用法】 每日早、晚服用，每次 2～3 匙。

【功效】 补益肝肾。

【禁忌】 气滞痰多、脘腹胀痛、食少便溏者慎用。

【方解】 本方以熟地黄、制何首乌为君，熟地黄与制何首乌皆味甘，归肝、肾二经，均有补血滋阴，益精填髓之功效，均可治肝肾阴虚之眩晕，共用为君药，以治病本。枸杞子为臣，性平、味甘，归肝、肾二经，可滋补肝肾，益精明目。《神农本草经》中将其列为上品，称其为"久服轻身不老、耐寒暑"。现代研究证明，枸杞子中含有多种氨基酸，并含有甜菜碱、玉蜀黍黄素、酸浆果红素等特殊营养成分，具有非常好的保健功效。米酒为佐使，性温、味甘、辛，归肺、脾、胃三经，可补气，生津，活血，使补而不滞。现代研究证明，米酒有促进食欲、帮助消化等功效。四者联用，共奏补益肝肾之功。

第三节 癫 痫

癫痫即俗称的"羊角风"或"羊癫风"，是大脑神经元突发性异常放电，导致短暂的大脑功能障碍的一种慢性疾病。据我国最新流行病学资料显示，国内癫痫的总体患病率为7.0‰，年发病率为28.8/10万人，1年内有发作记录的活动性癫痫的患病率为4.6‰。据此估计，我国约有900万癫痫患者，其中500万～600万是活动性癫痫患者，同时每年新增加癫痫患者约40万人。在我国，癫痫已经成为神经科仅次于头痛的第二大常见病症。

癫痫归属于中医"痫病"范畴，是由先天或后天因素，使脏腑受伤，神机受损，元神失控所导致的，以突然意识丧失，发则扑倒，不省人事，两目上视，口吐涎沫，四肢抽搐，或口中怪叫，移时苏醒，醒后一如常人为主要临床表现的一种发作性疾病。

（一）宜用食材及中药

1. 蔬果类　遵循"限制钾摄入、增加维生素C和B族维生素摄入"的原则，可选用的蔬菜如冬菜、苋菜、蘑菇、紫菜；水果和坚果如杨桃、桂圆、核桃仁、花生、芝麻等。

2. 肉类　遵循"增加钙、镁摄入"的原则，补充蛋白质，建议多选择豆类如黄豆、黑豆、蚕豆、豌豆、豇豆、豆腐等，其他如虾米等海产品。

3. 中药类　天麻、羚羊角、川贝粉、竹沥、珍珠母、茯神、远志、丹参等。具体使用时，还应该在专业中医师指导下进行配伍，方可用药。

（二）推荐药膳

1. 红荭麻醋蛋羹

【组成】　鸡蛋2个，红荭麻根60 g。

【制法】　鸡蛋加入白凉粉、盐和麻油搅拌均匀，鸡蛋液过滤2次。红荭麻根洗净，切段待用。砂锅注入适量清水，在明火上烧开，放入红荭麻根，改小火煮熬约半小时。停火晾凉后，将渣滤除，将鸡蛋液与汤汁倒入碗中，汤水不超过鸡蛋液的1.5倍。倒入适量黑醋，封上保鲜膜，用牙签在保鲜膜上戳几个小洞，放入水已煮开的蒸锅中，蒸7～8分钟即可。

【用法】　吃蛋羹，每日早晨服用1次，连服1周。

【功效】　补益肝脾滋肾，化痰息风定痫。

【禁忌】　鸡蛋过敏者禁服。

【方解】　本方以鸡蛋为君，鸡蛋内黄外白，归心、肺经，宁神定魄。和合熟食，亦能补益脾胃。《本草纲目》记载："卵白，其气清，其性微寒；卵黄，其气浑，其性温。精不足者，补之以气。故卵白能清气、治伏热、目赤、咽痛诸疾。形不足者，补之以味，故卵黄能补血、治下痢、胎产诸疾。"而《神农本草经》也有记载鸡蛋："主除热火疮，痫痉。"据数据分析，每100 g鸡蛋含蛋白质12.58 g，其中含有人体必需的8种氨基酸，并与人体蛋白的组成极为近似，人体对鸡蛋蛋白质的吸收率可高达98%。每100 g鸡蛋含脂肪11～15 g，主要集中在蛋黄里，也极易被人体消化吸收。蛋黄中还含有丰富的卵磷脂、固醇类、蛋黄素，以及钙、磷、铁、维生素A、维生素D及B族维生素。一个鸡蛋所含的热量，相当于半个苹果或半杯牛奶的热量，但是它还拥有人体每日所需磷、锌、铁、蛋白质、维生素D、维生素E、维生素A、维生素B_1、维生素B_2、维生素B_6。这些营养都是人体必不可少的，起着极其重要的作用，如修复人体组织、形成新的组织、消耗能量和参与复杂的新陈代谢过程等。

2. 黄酒甲鱼盅

【组成】 甲鱼1只，生姜、黄芪、党参、桂圆肉、生姜、红枣和枸杞子适量，黄酒适量。

【制法】 将速冻过的甲鱼斩成小块。锅里倒水，冷水下甲鱼，水开后撇清血沫，加入适量盐，捞出。把甲鱼放入炖盅里，加入黄芪、党参、桂圆肉、生姜、红枣和枸杞子，加满水，盖上盖子，放入炖锅里。锅里加刚超过炖盅一半的水，大火烧开，然后转小火蒸1～2小时。蒸好，放入冰箱冷藏，每次服用时倒出适量甲鱼肉和汤汁，倒入黄酒1/4盅，隔水大火蒸5分钟。

【用法】 吃肉、喝汤，随量服用。每日1次，连服1周，自觉身体渐热是为有效的反应。

【功效】 养阴补血，益肝脾肾，助阳定惊。

【禁忌】 实热内盛、大便秘结者禁服。脾胃虚弱者禁服。

【方解】 甲鱼具有诸多滋补药用功效，可以清热养阴，平肝息风，软坚散结，可治肝硬化、肝脾肿大、小儿惊痫等病症。《本草纲目》记载甲鱼："作腥食，治久痢……作丸服，治虚劳……脚气。"《神农本草经》云："味咸平，主心腹癥瘕坚积，寒热，去痞息肉，阴蚀，痔恶肉。生池泽。"甲鱼富含动物胶、角蛋白、铜、维生素D等营养素，能够增强身体的抗病能力及调节人体内分泌功能。甲鱼肉及其提取物能有效地预防和抑制肝癌、胃癌、急性淋巴性白血病，并用于防治因放疗、化疗引起的虚弱、贫血、白细胞减少等症。常食者可降低血胆固醇浓度，古语云，"补劳伤，壮阳气，大补阴之不足"，对肺结核、贫血、体质虚弱等多种病症亦有一定的辅助疗效。

[参考文献]

［1］黄庆，李志武，马志国，等.地龙的研究进展［J］.中国实验方剂学杂志，2018，24（13）：220.

［2］高玲，赵建军，李艳艳，等.地龙治疗缺血性脑卒中作用机制的现代研究进展［J］.时珍国医国药，2019，30（2）：446-448.

［3］国家药典委员会.中华人民共和国药典（一部）［M］.北京：中国医药科技出版社，2015.

［4］李军昌，司静文，刘海涛，等.黄芪甲苷Ⅳ对梗死小鼠心肌新生血管成熟及HIF-1α、VEGF蛋白表达的影响［J］.心脏杂志，2017，29（3）：269-275.

［5］AHMAD B, KHAN S, LIU Y, et al. Molecular mechanisms of anticancer activities of puerarin［J］. *Cancer Manag Res*, 2020, 12: 79-90.

［6］WANG JF, MEI ZG, FU Y, et al. Puerarin protects rat brain against ischemia/reperfusion injury by suppressing autophagy via the AMPKmTOR-ULK1 signaling pathway［J］. Neural Regen Res, 2018 (13): 989-998.

［7］LIU B, WU Z, LI Y, et al. Puerarin prevents cardiac hypertrophy induced by pressure overload through activation of autophagy［J］. Biochem Biophys Res Commun, 2015 (464): 908-915.

［8］祝春华，葛龙敏，郭家辉，等.葛根素对脑梗死大鼠p-AMPK、Egr-1水平的影响［J］.河北医药，2020，42（18）：2792-2795.

［9］沈尔安.帕金森病药膳10款［J］.食品与健康，2005（8）：40.

［10］马宝山.帕金森氏症药膳七款［J］.东方药膳，2007（6）：37.

［11］刘正才，董庆.震颤麻痹食疗药膳［J］.益寿宝典，2017（34）：1.

111

第九章 脑病科

第十章 ▷ 神志病科

　　中医神志病学是运用中医理论研究神志本质及神志异常疾病，探寻其生理、病理机制及其预防和治疗的一门学科，神志疾病可以表现为烦躁、不得眠、喜忘、惊悸、谵语、郑声、发狂、神志不清等症状。心为十二官之主宰，为神志思维活动的中枢，故《素问·灵兰秘典论》说："心者，君主之官，神明出焉……故主明则下安，主不明则十二官危。"基于《黄帝内经》之整体观，神志活动与五脏功能密切相关，故《素问·宣明五气》又说："心藏神，肺藏魄，肝藏魂，脾藏意，肾藏志，是谓五脏所藏。"神志病学是在深入挖掘传统"五神、五志"理论的基础上，与现代精神病学、心理学、心身医学的最新研究成果相比较而建立起来的理论与临床实践相结合的一门学科。

　　中医神志病科的常见疾病为失眠、健忘、神经症、围绝经期综合征、梦游、郁病等。失眠和伴发或继发的情感障碍、记忆障碍都属于中医神志病学范畴，中医治疗神志病主要包括疏肝、清热、活血、开窍、安神等方法。另外，恰当的食补也有益于疾病好转，现就推荐几种有益于治疗常见中医神志病的药膳。

第一节　不寐病（失眠/睡眠障碍）

　　失眠指以常不能获得正常睡眠为特征的一类病症，中医称之为"不寐"，不寐病名首见于《难经·四十六难》。不寐在《黄帝内经》中称为"不得卧""目不瞑"。主要表现为睡眠时间、深度的不足，轻者入睡困难，或寐而不酣，时寐时醒，或醒后不能再寐，重者彻夜不寐。《景岳全书·不寐》中将不寐的病机概括为有邪、无邪两种类型。"不寐证虽病有不一……其所以不安者，一由邪气之扰，一由营气不足耳。有邪者多实证，无邪者皆虚证。"明代李中梓提出："不寐之故，大约有五，一曰气虚，一曰阴虚，一曰痰滞，一曰水停，一曰胃不和。"明代戴元礼《证治要诀·虚损门》又提出"年高人阳衰不寐"之论。清代《冯氏锦囊》亦提出"壮年人肾阴强盛，则睡沉熟而长，老年人阴气衰弱，则睡轻微易知"。说明不寐的病因与肾阴盛衰及肾阳虚有关。现代研究表明，失眠更多与精神心理因素有关。

（一）宜用食材及中药

1. 蔬果类　萱草（黄花菜）、葵花子、莴苣、樱桃、苹果、香蕉、牛奶、银耳、小米。

2. 肉类　猪心、猪肝、鸡肉、猪肉。

3. 中药类　柏子仁、莲子、芡实、合欢花、人参、桂圆、灵芝、百合、酸枣仁。

（二）推荐药膳

柏莲炖猪心

【组成】　柏子仁10 g，莲子10 g，猪心1个。

【制法】　柏子仁、莲子清洗干净。猪心清洗干净，切厚片，然后在热水中焯一下，除去血腥和内脏的涩味。砂锅中加适量水烧开，加入猪心片，水沸腾后改小火煮20分钟左右，保持微沸，下柏子仁、莲子，小火炖至猪心软烂后，加适量盐、酱油、葱花、胡椒粉等调料即得。

【用法】　食柏子仁、莲子、猪心。每周1～2次。

【功效】　养心除烦，清心安神。

【禁忌】　高脂血症、高血压、动脉血管粥样硬化者慎用。

【方解】　柏子仁，性平，味甘，归心、肾、大肠经。《本草纲目》云："养心气，润肾燥，安魂定魄，益智宁神。""柏子仁性平而不寒不燥，味甘而补，辛而能润，其气清香，能透心肾，益脾胃。"其具有养心安神，润肠通便，止汗的功效。用于治疗阴血不足、虚烦失眠、心悸怔忡、肠燥便秘、阴虚盗汗。邱宇等研究表明柏子仁的镇静催眠成分有8个，镇静催眠靶点有30个，偏重于通过调节内分泌—免疫系统（调节血糖、调节前列腺素等）治疗失眠。《随息居饮食谱》中云莲子："鲜者甘平，干者甘温。"归脾、肾、心经，有清心醒脾，补脾止泻，养心安神明目，补中养神，健脾补胃，滋补元气等功效，主要治疗心烦失眠等。另外，莲子也是一种广受欢迎的食物，既可鲜食，也可加工成各种莲子产品。莲子中含有丰富的蛋白质、多糖、氨基酸、矿物质、酚类、生物碱等成分，具有一定的保健价值。猪心含蛋白质、脂肪、维生素 B_1、维生素 B_2、烟酸等成分。猪心可补虚，安神定惊，养心补血，主治心虚失眠、惊悸、自汗、精神恍惚等症。三者合用，可以养心除烦、清心安神。

第二节　脏躁（神经症/癔病/抑郁症）

脏躁指女性绝经前后这段时期因性激素波动或减少所致的一系列躯体及精神心理症状，临床表现多种多样，可出现精神忧郁，烦躁不宁，无故悲泣，哭笑无常，喜怒无定，呵欠频作，不能自控，以及潮热出汗，失眠，心悸等。此症可归属于中医"脏躁"范畴，发生与患者体质因素有关。脏躁者，脏阴不足也，精血内亏，五脏失于濡养，五志之火内动，上扰心神，以致脏躁。

（一）宜用食材及中药

1. 蔬果类　萱草、苹果、香蕉、牛奶、红枣、小麦、鸡蛋。
2. 肉类　猪心、猪肝、鸡肉、猪肉。
3. 中药类　柏子仁、莲子、芡实、合欢花、人参、桂圆、灵芝、百合、酸枣仁。

（二）推荐药膳

百欢忘忧鸡子黄汤

【组成】　百合45 g，合欢花15 g，萱草20 g，鸡蛋1个。

【制法】　百合浸一宿，出白沫，沥水；萱草浸泡1小时，沥水；合欢花煮水，滤出合欢花，水待用；萱草与百合入合欢花水共煮，加鸡蛋黄搅匀再煮一会儿，放白糖或冰糖调味。

【用法】　吃百合、萱草、鸡蛋黄，喝汤，每周食用2～3次。

【功效】　养阴润肺，解郁安神。

【禁忌】　风寒咳嗽、虚寒出血、脾胃不佳者慎用。冠心病、高血压者慎用。

【方解】 合欢花性味甘、性平，归心、肝、脾经，能舒郁，理气，安神，活络。有研究表明，合欢花总黄酮可以改善抑郁模型大鼠的抑郁行为，具有抗抑郁功效。萱草，又名忘忧草、黄花菜、金针菜，古时称疗愁花、黄花萱草、安神菜等，《本草纲目》中记载其："味甘而气微凉，祛湿利水，除热通淋，止渴消烦，开胸宽膈、令人心平气和，免于忧郁。"现代研究表明，黄花菜富含维生素C、可溶性蛋白质、可溶性总糖、纤维素等营养成分，具有较高的营养价值，在我国传统药膳中是药食两用食物。鸡蛋黄性平，味甘，归心、肾、脾经，可滋阴润燥，养血息风。百合味甘，性寒，归心、肺经，养阴润肺，清心安神。《本草正义》云："百合，乃甘寒滑利之品。"《神农本草经》："虽曰甘平，然古今主治，皆以清热泄降为义，其性可见……主邪气。"《名医别录》："主寒热，皆以蕴结之热邪言之。主腹胀心痛，利大小便，除浮肿胪胀、痞满疼痛、乳难、喉痹，皆滑润开结，通利泄导之功用。"《神农本草经》又以为"补中益气"，《日华子本草》又有"安心益志"等说，皆谓邪热去而正气自旺，非径以甘寒之品为补益也。张仲景《金匮要略》中以主伤寒后之百合病，《外台秘要》中更多此法。百合病者，本为伤寒病后余热未清之证，所以神志恍惚，莫名苦，故谓之百脉一宗，悉致其病。百合能清泄肺胃之热，而通调水道，导泄郁热，是以治之。

第三节 百合病（神经症/癔病/抑郁症）

患者自感神志异常症状显著，常见神思恍惚，精神萎靡，自言自语，欲行不能行，欲卧不能卧，如寒无寒，如热无热，食欲时好时坏等莫可名状的自觉症状。《金匮要略·百合狐惑阴阳毒病脉证并治》云："百合病者，百脉一宗，悉致其病也。意欲食，复不能食，常默然，欲卧不能卧，欲行不能行；饮食或有美时，或有不用闻食臭时；如寒无寒，如热无热；口苦，小便赤；诸药不能治，得药则剧吐利。如有神灵者，而身形如和，其脉微数。"

（一）宜用食材及中药

1.蔬果类 糯米、牛奶、红枣、小麦、鸡蛋、萱草。

2.肉类 鸡肉、猪肉。

3.中药类 百合、知母、生地黄、甘草、栀子、豆豉、香附。

（二）推荐药膳

糯米小麦粥

【组成】 糯米、小麦各50 g。

【制法】 糯米、小麦共煲成粥，加白糖调味，即可服食。

【用法】 吃粥，每日食用1～2次。

【功效】 健脾暖胃，养心除烦。

【禁忌】 湿热痰火偏盛、脾胃虚弱者慎用；老人、儿童、糖尿病患者少用或不用。

【方解】 糯米性温、味甘，归肺、脾经，有补虚补血、健脾暖胃作用。小麦性凉，味甘，养心，安神，除烦。现代研究表明，糯米含有蛋白质、氨基酸，以及铜、锌、锰等丰富的矿物质。小麦种子含淀粉53%～70%，蛋白质约11%，糖类2%～7%，糊精2%～10%，脂肪约1.6%，粗纤维约2%。脂肪油主要为油酸、亚油酸、棕榈酸、硬脂酸的甘油酯。尚含少量谷甾醇、卵磷脂、尿囊素、精氨酸、淀粉酶、麦芽糖酶、蛋白质酶及微量维生素等。小麦胚芽是小麦营养价值最高的部分，富含多种营养素，具有抗氧化、抗肿瘤、促进胃肠道健康等功效。食用未精制的小麦，还能缓解更年期综合征。二者均为药食同源之品。日日啜饮本品，可以健脾暖胃、养心除烦。

第四节　健忘（认知功能障碍/痴呆）

健忘是指记忆力差、遇事易忘的症状。多因心脾亏损，年老精气不足，或瘀痰阻痹等所致。常见于神劳、脑萎、头部内伤、中毒等以脑系为主的疾病之中。脑髓空虚是健忘的基本病理变化，肾气、肾精亏虚是其基本病机。

（一）宜用食材及中药

1. *蔬果类*　核桃、海带、黄豆、芝麻、南瓜、葵花子、胡萝卜、花生、紫菜、黄花菜。

2. *肉类*　沙丁鱼、猪肉、猪心。

3. *中药类*　远志、茯苓、茯神、山药、益智仁、酸枣仁。

（二）推荐药膳

花生核桃排骨煲

【组成】 核桃仁30 g，花生米100 g，排骨200 g，枸杞子、益智仁、杜仲各10 g，陈皮15 g，生姜适量（1～2人份）。

【制法】 排骨洗净后放入沸水中汆烫，捞出清洗，切成小块备用。生姜切片。枸杞子、益智仁、杜仲清洗干净后放入棉布袋里，将口扎紧。砂锅加水开火，先放入排骨，大火煲开后除去浮沫，然后放入棉布袋、陈皮、核桃仁、花生米、生姜、料酒。煮沸后改为小火慢炖，直到排骨烂熟，最后加盐、味精调味，即可食用。

【用法】 吃肉、花生米、核桃，喝汤，每周食用1～2次。

【功效】 温脾胃，滋肝肾，健脑。

【禁忌】 高脂血症患者慎用。

【方解】 核桃性温、味甘，归肾、肺、大肠经，可补肾、固精强腰、温肺定喘、润肠通便。核桃仁含有丰富的蛋白质、脂肪、可溶性糖、不饱和脂肪酸、矿物质，这些成分皆为大脑组织细胞代谢所需的重要物质，能滋养脑细胞，增强脑功能。花生性平，味甘，归脾、肺经，长于滋养补益。花生米还含脂肪、糖类、维生素A、维生素B_6、维生素E、维生素K，以及矿物质钙、磷、铁等营养成分，含有8种人体所需的氨基酸及不饱和脂肪酸，含卵磷脂、胆碱、胡萝卜素、粗纤维等物质，可促进人体新陈代谢、增强记忆力，可益智、延缓衰老、延寿。所以民间又称之为"长生果"。杜仲、枸杞子滋补肝肾，益智仁温脾暖肾，陈皮理气健脾。本品温脾胃、滋肝肾、健脑，常食可益智延年。

第五节 梦游（睡眠障碍/睡行症）

以患者睡眠中突然爬起来进行活动，而后又睡下，醒后对睡眠期间的活动一无所知等症状为主要临床特征。梦游者神识不知，记忆不清，是一种魂魄妄行之证。《金匮要略·五脏风寒积聚病脉证并治》曰："邪哭使魂魄不安者，血气少也，血气少者属于心，心气虚者，其人则畏，合目欲眠，梦远行而精神离散，魂魄妄行。"

（一）宜用食材及中药

1. 蔬果类　小麦、小米、红枣、牛奶、樱桃、苹果、萱草。

2. 肉类　鸡肉、猪肉。

3. 中药类　党参、黄芪、茯神、山药、芡实、酸枣仁。

（二）推荐药膳

参芪炖乌鸡

【组成】　党参30 g，黄芪30 g，山药30 g，乌鸡1只，陈皮15 g，生姜适量（2～3人份）。

【制法】　乌鸡去毛及内脏，洗净，与诸药材、生姜、料酒加水炖熟，最后加盐、味精调味，即可食用。

【用法】　吃肉、喝汤，每周食用2～3次。

【功效】　益气健脾养血。

【禁忌】　无。

【方解】　党参性平，味甘，有补中益气、止渴、健脾益肺、养血生津之功效。《本草从新》云："补中益气，和脾胃，除烦渴。"黄芪性微温，味甘，归脾、肺经，益气固表。山药性平味甘，归肾、脾、胃经，健脾补肺，固肾益精。《药性论》云："补五劳七伤，去冷风，止腰痛，镇心神，补心气不足，患人体虚羸，加而用之。"《日华子本草》云："助五脏，强筋骨，长志安神，主泄精健忘。"鸡肉性微温，味甘，能温中补脾，益气养血，补肾益精。乌鸡含有丰富的必需氨基酸、儿童必需氨基酸、支链氨基酸和条件必需氨基酸，营养价值高，其蛋白质种类多，且消化率高，很容易被人体吸收利用，有增强体力、强壮身体的作用；另外含有对人体生长发育有重要作用的磷脂类，是我国国人膳食结构中脂肪和磷脂的重要来源之一。

[参考文献]

［1］邱宇，张泽宇，张芯，等.基于系统药理学分析酸枣仁与柏子仁镇静催眠机制的异同［J］.中国新药与临床杂志，2021，40（12）：850-857.

［2］齐欢欢，祖明艳，杨平芳.莲子食用价值研究进展［J］.植物科学学报，2020，38（5）：716-722.

海派药膳

118

［3］ 施学丽.合欢花总黄酮对抑郁模型大鼠海马CA1区BDNF和TrκB表达的影响［J］.中药新药与临床药理，2014，25（1）：1-4.

［4］ 高志慧.不同产地黄花菜营养价值的比较［J］.黑龙江农业科学，2019（12）：82-84.

［5］ 赵瑛瑛.不同产地黄花菜中的营养成分的差别及不同加工过程的影响［J］.现代养生，2019（7）：38-39.

［6］ 吴峰华，叶伟华，何志平，等.旱地糯米与普通糯米常规营养成分和挥发性物质分析［J］.浙江农业科学，2019，60（1）：117-119.

［7］ 王康君，樊继伟，张广旭，等.不同粒色小麦籽粒色素与功能营养成分积累的分析［J］.江西农业学报，2021，33（4）：17-21.

［8］ 赵静，韩加.小麦胚芽的营养与健康保健功能最新研究进展［J］.粮食与食品工业，2021，28（1）：24-27，32.

［9］ 周红，张萍，李彦荣.新疆野核桃坚果营养成分测定及分析［J］.果树学报，2019，36（5）：621-628.

［10］ 郭建斌，李威涛，丁膺宾，等.花生籽仁不同发育时期不同部位主要营养成分变化［J］.中国油料作物学报，2020，42（6）：1051-1057.

［11］ 王岩，曹慧慧，周禹，等.河北省花生品种营养成分分析及评价［J］.食品工业，2020，41（5）：345-348.

第十一章 内分泌代谢科

内分泌科又称为内分泌代谢科，主要诊治的疾病分为两大类，即内分泌疾病与代谢类疾病。内分泌疾病主要围绕下丘脑—垂体—甲状腺轴、肾上腺轴及性腺轴，主要包括下丘脑疾病、垂体疾病、甲状腺疾病、肾上腺疾病、性腺疾病等。另外，甲状旁腺疾病也属于内分泌代谢科的疾病范畴。

内分泌代谢性疾病主要包括糖代谢、脂代谢、电解质代谢，以及嘌呤代谢紊乱等疾病。其中最常见的疾病是糖尿病、肥胖、高尿酸血症、痛风、血脂异常、水电解质紊乱、低血糖，以及骨代谢类疾病。

近年来，受到生活节奏加快、工作压力增加和饮食结构改变等多重因素的影响，糖尿病及其并发症、桥本甲状腺炎、肥胖等内分泌代谢性疾病的发病率逐年上升，发病人群庞大，严重影响人类的健康及生活质量。在世界医学史中，中医学对内分泌代谢性疾病的认识最早，历代医家运用中医理论配合中药治疗相关疾病疗效显著，形成独具特色的诊疗方案。结合临床需求，针对不同体质类型和具体病症确立的药膳治疗方法，具有较高的营养价值，对于糖尿病、甲状腺疾病、肥胖患者的防病治病、保健强身、延年益寿具有重要意义。以下就几种常见的内分泌代谢性疾病，推荐几款食疗药膳。

第一节 糖尿病肾病

糖尿病肾病是由于长时间患糖尿病而导致的以蛋白尿及肾小球滤过率进行性降低为特征的并发症。糖尿病肾病是糖尿病主要并发症之一，也是致死率最高的一个慢性并发症。糖尿病肾病患者早期（1～3期）可能没有任何症状，也可能会有尿频。中晚期（4～5期）会出现泡沫尿、头晕、乏力不适、恶心呕吐、食欲不振、下肢水肿等症状。严重的糖尿病肾病会导致肾衰竭，因此，控制糖尿病肾病的发生与发展，刻不容缓。本病属于中医学"消渴病""水肿""肾衰病"范畴，由于其存在复杂的代谢紊乱，一旦发展到终末期肾病，往往比其他肾病的治疗更加棘手，因此，及时防治对延缓糖尿病肾病发展有重大意义。

（一）宜用食材及中药

1. 蔬果类　白菜、菠菜、油菜、青椒、黄瓜、冬瓜、南瓜、西红柿、绿豆芽、莴笋、茄子、菜花、扁豆、空心菜、生菜、苦瓜、洋葱、西葫芦、青菜等。

2. 肉类　鸡肉、鸭肉、猪肉、青鱼、河虾等。

3. 中药类　党参、太子参、黄芪、五味子、山药、莲子、白术、灵芝、芡实、白果等。

（二）推荐药膳

芡实白果粥

【组成】　芡实30 g，白果10个，糯米30 g。

【制法】　将白果去壳，与芡实、糯米共入锅中，加适量水，熬煮成粥。

【用法】　喝粥，每周食用1～2次。

【功效】　补肾健脾，收敛固涩。

【禁忌】　便秘者慎用。

【方解】　本方以芡实为君，性平，味甘、涩，归脾、肾经，功效为益肾固精，补脾止泻，除湿止带。《本草求真》云："芡实如何补脾，以其味甘之故；芡实如何固肾，以其味涩之故。惟其味甘补脾，故能利湿，而泄泻腹痛可治；惟其味涩固肾，故能闭气，而使遗、带、小便不禁皆愈。功与山药相似，然山药之阴，本有过于芡实，而芡实之涩，更有甚于山药；且山药兼补肺阴，而芡实则止于脾肾而不及于肺。"研究表明，芡实能够缓解糖尿病肾病大鼠的蛋白尿。白果性平，味甘、苦、涩，有小毒，归肺经和肾经，功效主要有敛肺定喘、止带缩尿，用于治疗痰多咳喘、带下白浊、遗尿尿频等。二者联用，共奏补肾健脾、收敛固涩之功。

第二节　桥本甲状腺炎

桥本甲状腺炎又称慢性淋巴性甲状腺炎、淋巴性甲状腺肿，是一种器官特异性自身免疫性疾病，发病机制尚未完全阐明，可能是在遗传易感性的基础上，出现先天性免疫监视缺陷，造成免疫功能紊乱，产生针对甲状腺的体液免疫和细胞免疫反应，致使甲状腺滤泡上皮细胞被破坏而发病。自身免疫反应的强度与病情轻重密切相关。此病多见于女性，且多发生于30～50岁，男女比例为1：6～1：10，但近年来，儿童桥本甲状腺炎的诊断率逐年增高，但易被忽视，因而应引起必要的重视。本病起病缓慢，初起时常无特殊感觉，但可见最突出的表现——甲状腺逐渐呈对称性增大，质地硬韧，边界清楚，部分患者可有压迫症状。发病时，甲状腺功能可正常，少数患者早期可伴有甲状腺功能亢进症表现，甲状腺受损到一定程度时，多数患者便会出现甲状腺功能减退的表现，如疲乏、嗜睡、怕冷、记忆力差、智力减退，皮肤苍白并发凉、干燥、粗厚，食欲不振但体重增加、眼睑水肿和双下肢水肿等症状。本病属于中医学"瘿病""气瘿"范畴。

（一）宜用食材及中药

1. 蔬果类　生菜、萝卜、芹菜、冬瓜、南瓜、白菜、豆芽、山药、菠菜、黄瓜、胡萝卜、香菇、蓝莓、桑椹、树莓、草莓、牛油果等。

2. 肉类　鸡肉、鸭肉、猪肉、鸽子肉、兔肉、鲫鱼、草鱼、鲇鱼等。

3. 中药类　百合、薏苡仁、山药、白术、陈皮、当归等。

（二）推荐药膳

1. 百合蛋黄汤

【组成】　百合45 g，鸡蛋1个，糖适量。

【制法】　将百合浸泡一夜，洗净，加适量清水煮30分钟，去百合，加鸡蛋黄搅匀，用糖调味。

【用法】　饮汤，早晚分服，每周食用2～3次。

【功效】　滋心养肾，清心安神。

【禁忌】　大便溏稀者不宜服用。

【方解】　本方出自《金匮要略》的百合鸡子汤："百合病，吐之后者，用后方主之。百合鸡子汤方：百合七枚（擘），鸡子黄一枚。上先以水洗百合，渍一宿，当白沫出，去其水，更以泉水二升，煎取一升，去渣，内鸡子黄，搅匀，煎五分，温服。"方中以百合为君，性寒，味甘，归心、肺经，功效为养阴润肺，清心安神。现代研究表明，百合具有镇咳祛痰、滋阴润肺、强壮等作用。现代药理学研究表明，百合的鳞茎中主要含有甾体皂苷、甾醇、酚酸甘油酯、黄酮、苯丙素、生物碱和多糖类等化学成分，具有广泛的药理作用，如止咳祛痰、镇静催眠、调节免疫、抗肿瘤、抗氧化、抗炎、抗应激损伤、抗抑郁、降血糖及抑菌等。鸡蛋性平，味甘，归肺、脾、胃经，功效为滋阴润燥，养血发胎。主治热病烦闷、燥咳声哑、目赤咽痛、胎动不安、产后口渴、下痢、疟疾、烫伤、皮炎等。鸡蛋具有健脑益智、保护肝脏、防治动脉硬化、预防癌症、延缓衰老、美容护肤等功效。二者联用，共奏滋心养肾、清心安神之功。

2. 薏苡赤豆羹

【组成】 薏苡仁40 g，赤小豆30 g，糖适量。

【制法】 将薏苡仁、赤小豆洗净，放入锅中，加水煮烂，可加少许糖调味。

【用法】 饮羹吃豆，每周食用2～3次。

【功效】 健脾利湿。

【禁忌】 大便溏稀者不宜服用。

【方解】 本方以薏苡仁为君，性凉，味甘、淡。归脾、肺、肾、胃四经，功效为健脾补肺，清热利湿。《神农本草经》将其列为上品，认为其可以治湿痹，利肠胃，消水肿，健脾益胃，久服轻身益气。薏苡仁无论用于滋补还是用于治病，作用都较为缓和，微寒而不伤胃，益脾而不滋腻。薏苡仁具有很高的药用价值和营养价值，《本草纲目》也将其列为上品，《本草从新》言其"微寒而属土，阳明（胃）药也……泻水所以益土，故健脾"。薏苡仁作为药食同源的药材，药力平顺，故使用时可加大用量，正如《本草蒙筌》载："此药力和缓，凡用之时，须当倍于他药尔。"现代药理学研究表明，薏苡仁含有脂肪酸及酯类、多糖、蛋白质，以及酚酸、甾醇、黄酮、内酰胺、三萜类化合物、生物碱、腺苷等多种营养物质。主要活性成分为酯类、不饱和脂肪酸、糖类及内酰胺等，具有镇痛抗炎、降压、改善糖脂代谢、调节肠道菌群、美白、抗肿瘤等作用。赤小豆的主要功效有清热解毒、健脾益胃、利尿消肿、通气除烦，可以用于治疗小便不利、脾虚水肿等症。二者联用，共奏健脾利湿之功。

第三节 肥 胖 症

肥胖症一般分单纯性、继发性及其他肥胖症三大类。肥胖症严重威胁人类身心健康。肥胖者体内脂肪积累越多，心脏负担越重，而心肌内脂肪沉着更易致心肌劳损；肥胖症可引起内分泌紊乱，血脂增高，促发动脉粥样硬化；肥胖症还可导致机体免疫及抗感染能力下降。肥胖人群肿瘤、冠心病、高血压、糖尿病等疾病的发病率急剧增高。近年来，随着物质生活的迅速提高，食物结构的改变和劳动强度的降低，我国单纯性肥胖症的发生率正日趋增高。属于中医学"肥胖症"范畴。目前，对肥胖症的治疗，现代西医学多采取食欲抑制剂和代谢刺激剂等治疗方法，效果并不理想，且有较大副作用。中医药在治疗肥胖方面突显出其独特的优势，尤其药食疗法对于减轻肥胖患者体重疗效显著。

（一）宜用食材及中药

1. 蔬果类　生菜、萝卜、芹菜、冬瓜、白菜、菠菜、黄瓜、胡萝卜、苹果、西番莲、木瓜、奇异果、番茄、西柚、菠萝、核桃仁、瓜子仁、黑芝麻等。

2. 肉类　牛肉、鸡肉、鸭肉、猪肉、虾、鲫鱼、草鱼、鲇鱼等。

3. 中药类　地黄、麦冬、茯苓、山楂、荷叶、薏苡仁、白扁豆、山药、白术、陈皮、茯苓等。

（二）推荐药膳

1. 薏苡冬瓜萝卜汤

【组成】　薏苡仁50 g，冬瓜100 g，萝卜100 g。

【制法】　将薏苡仁50 g浸泡一夜，冬瓜100 g，萝卜100 g洗净，切块，加清水适量小火慢炖，调味服食。

【用法】　饮汤，每周食用2～3次。

【功效】　健脾化湿，降脂泄浊。

【禁忌】　孕妇慎服。

【方解】　本方以薏苡仁为君，薏苡仁性味甘、淡、凉。归脾、肺、肾、胃四经。功效健脾，补肺，清热，利湿。薏苡仁药性平和，健脾益胃而不上火，利水渗湿而不伤阴，是中医经常推荐的食疗佳品。《神农本草经》将其列为上品，其可治湿痹，利肠胃，消水肿，健脾益胃，久服轻身益气。薏苡仁无论用于滋补还是用于治病，作用都较为缓和，微寒而不伤胃，益脾而不滋腻。据报道，薏苡仁治病的成分为薏苡仁酯，不仅具有滋补作用，而且还是一种抗癌剂，能抑制艾氏腹水癌细胞，可用于抗胃癌及子宫颈癌。薏苡仁的根中所含的薏米醇，除具有上述的薏苡仁酯的作用外，还有降压、利尿、解热和驱蛔虫的效果。冬瓜的功效和作用表现在：第一，延缓衰老，美容养颜。冬瓜含有丰富的维生素C属于抗氧化剂，具有较强的抗氧化作用，能够清除体内多余的氧自由基，起到养颜美容的功效。第二，减肥。冬瓜中含有的活性物质，能够有效地阻止体内糖向脂肪转化，可以把多余的脂肪消耗掉，所以具有一定的减肥功效。第三，润肠通便。冬瓜富含膳食纤维，能够改善便秘患者的症状。第四，利尿排湿。萝卜性寒，味辛、甘，具有清热化痰、下气宽中、消食通便功效，促进消化，有助于排便。现代研究表明，白萝卜中有淀粉酶、营酶、氧化酶、过氧化氢酶、触酶等各种酶类，有机酸对人体及动物的营养生理有很重要的作用，具有很好的医疗价值。人体自己不能制造维生素，唯一来源是从植物中获取。从营养角度分析白萝卜中的维生素含量和价值很高，其是人体正常生命活动不可缺少的物质，作为生物催化剂为人体生理新陈代谢的调节起到关键性的作用。白萝卜中含粗纤维，能刺激胃肠蠕动，减少粪便在肠道内停留时间，保持大便通畅，使粪便中的致癌物质及早排出体外，预防大肠癌和结肠癌的发生。三者联用，共奏健脾化湿，降脂泄浊之功。

2. 双苓黄瓜太极羹

【组成】 茯苓10 g，猪苓5 g，黄瓜150 g，菠菜150 g，豆腐100 g。

【制法】 将黄瓜、菠菜斩成碎末，豆腐切成细粒；将茯苓10 g、猪苓5 g放入1 200 g鲜肉汤中煮15分钟成为药汤；将黄瓜末、菠菜末放入600 g药汤里，加鲜咸味调料烧开，勾厚芡，使其成粥状的绿色羹；同时将豆腐粒放入另一半药汤中，也加琉璃芡汁烧开，勾厚芡，在使其成粥状的白色羹的同时，再将搅匀的蛋液，淋入此羹中，必须边淋边用勺搅和，使其成淡黄色羹；趁热用一片"S"形铝罐片放在大碗中间，再将两色羹同时倒入铝片的各一侧，成为"太极图"形状。再用红樱桃和鹌鹑蛋各半片，分别点缀在太极眼中。

【用法】 每周食用3～5次。

【功效】 健脾祛湿，清热利尿。适宜水湿内停伴形体肥胖者食用。

【禁忌】 阴虚火旺者忌服。

【方解】 本方以茯苓为君，茯苓味甘、淡，性平。归心、肺、脾、肾经。茯苓功效利水渗湿，健脾，宁心。用于治疗水肿尿少，痰饮眩悸，脾虚食少，便溏泄泻，心神不安，惊悸失眠等症。药理研究表明，茯苓具有调节机体免疫功能的作用。茯苓多糖具有免疫增强作用，显著提高巨噬细胞吞噬功能，增强细胞免疫反应。羧甲基茯苓多糖还有免疫调节、诱生和促诱生白细胞调节素等多种生理活性。猪苓味甘、淡，平。归心、脾、胃、肺、肾经。猪苓功效利水渗湿，用于治疗小便不利、水肿、泄泻、淋浊、带下等症。黄瓜味甘、甜，性凉、苦，无毒，归脾、胃、大肠经。研究结果表明，猪苓具有很好利水渗湿作用，从而对肾功能衰退等疾病具有很好的药理活性。黄瓜具有除热，利水利尿，清热解毒的功效；主治烦渴，咽喉肿痛，火眼，火烫伤，还有减肥功效。黄瓜含有细纤维素，这种纤维素能够促进肠道蠕动，帮助体内宿便的排出。营养丰富的黄瓜有利于"清扫"体内垃圾。三者联用，共奏健脾祛湿，清热利尿之功。菠菜含有丰富的维生素和矿物质，其中以维生素C和铁、钙的含量最多，故血虚者宜多吃菠菜。中医认为豆腐能清热、生津、润燥、止渴。《本草从新》记载："豆腐甘咸寒，有小毒，清热散血、和脾胃、消胀满、下大肠浊气。"

第四节 痛 风

痛风是人体内嘌呤代谢紊乱所致的疾病，以高尿酸血症及由此引起的痛风性关节炎反复发作为特点，甚者出现痛风石沉积、慢性关节炎和关节畸形，累及肾脏。病因多是过食肥甘、酗酒、过劳、紧张或感受风寒湿热等邪气，致气血凝滞、痰瘀痹阻、骨节经气不通而发病。日久不愈，邪恋伤正，脾肾阳虚，最终可致固摄无权、精微下泄。痛风性关节炎属中医学"痹病""历节风"等范畴。《素问·痹论》言："所谓痹者，各以其时，重感于风寒湿之气也。"强调外感"风寒湿邪"合而为痹。元朱丹溪《格致余论》曰："痛风者，大率因血受热，已自沸腾，其后或涉冷水，或立湿地，或扇取凉，或卧当风，寒凉外搏，热血得寒，污浊凝涩，所以作痛；夜则痛甚，行于阴也。"痛风发作与饮食密切相关。

（一）宜用食材及中药

1. 蔬果菜　蔬菜类食物对于痛风患者并没有较多影响，均可适量食用。

2. 肉类　痛风急性发作期禁止食用任何肉类；其稳定期，可以在尿酸正常的情况下，少量吃一些猪肉、鸡肉、牛肉、鱼肉以及淡水鱼，最好用水煮，把汤倒掉，只吃肉。痛风病患者一定要避免吃海鲜类的产品，可以吃草鱼、鲤鱼、鲈鱼等。

3. 中药类　薏苡仁、土茯苓、桑叶、防己、木瓜、车前草、泽泻等祛湿及通络止痛中药。

（二）推荐药膳

1. 牛膝粥

【组成】　怀牛膝 20 g，粳米 100 g。

【制法】　怀牛膝加水 200 mL，煎至 100 mL，去渣留汁，入粳米 100 g，再加水约 500 mL，煮成稀粥。

【用法】　每日早、晚温热顿服，7 日为 1 个疗程。

【功效】　健脾祛湿止痛。

【禁忌】　适用于痛风发作期，脾虚泄泻者慎用。

【方解】　怀牛膝性平，味苦、甘、酸，归肝、肾经。功效补肝肾，强筋骨，利水通淋，引火（血）下行。现代药理显示，牛膝含三萜皂苷类，有一定程度的镇痛作用。实验研究表明牛膝总苷使大鼠关节显著肿胀减轻，关节浸出液、关节滑膜组织增生及炎性细胞浸润明显下降；牛膝总皂苷具抗炎镇痛及活血作用。粳米味甘，性平，归脾、胃经，含有蛋白质、脂肪、维生素，能提高人体的免疫力，促进血液循环，保持人体气血运行。粳米煮粥，可中和胃酸，缓解胃痛，有健脾养胃的功效。对于痛风发作期关节肿痛患者，牛膝煮粳米粥长服，起到祛湿止痛消肿的作用。

2. 马齿苋薏苡仁粥

【组成】　马齿苋、薏苡仁各 30 g，粳米 100 g。

【制法】　马齿苋、薏苡仁与粳米同煮粥，熟后加入适量白糖调匀，即可食用。

【用法】　日常食用。

【功效】　清热，利湿，消肿。

【禁忌】　虚寒体质慎服。

【方解】　马齿苋性寒，味酸，归肝、大肠经，具有清热利湿、凉血、解毒等作用。薏苡仁性微寒，味甘、淡，归脾、肺、肾经，具有利水渗湿，健脾止泻，除痹，排脓，解毒散结的功效。现代药理学表明，马齿苋中的膳食纤维、去甲肾上腺素、苹果酸、维生素等成分，具有加快机体新陈代谢的作用，经动物实验证明马齿苋具有降低实验小鼠血清尿酸的作用。薏苡仁药理显示具有解热、抗炎、镇痛、镇静作用，对热痹阻证痛风患者可快速缓解和消除疼痛，减轻临床主要症状，抑制炎症反应。二者与粳米同煮，有清热、利湿、消肿的作用，长期服用有促进尿酸排出作用。

[参考文献]

［1］孙晓生，谢波.山药药理作用的研究进展［J］.中药新药与临床药理，2011，22（3）：353-355.

［2］张瑞华，张静文，刘玲，等.黄芪及其有效组分药理作用与临床应用现状［J］.陕西中医，2021，42（8）：1138-1141，1146.

［3］杨晓曦.中药芡实对糖尿病肾病大鼠蛋白尿的降低作用及其化学成分研究［D］.南宁：广西医科大学，2015.

［4］肖热风，赖怀恩，肖海霞.中药白果的保健作用［J］.中国现代药物应用，2013，7（9）：186-187.

［5］罗林明，裴刚，覃丽，等.中药百合化学成分及药理作用研究进展［J］.中药新药与临床药理，2017，28（6）：824-837.

［6］李晓凯，顾坤，梁慕文，等.薏苡仁化学成分及药理作用研究进展［J］.中草药，2020，51（21）：5645-5657.

［7］张宏乾.药食明珠话薏苡［J］.中医健康养生，2021，7（8）：68-69.

［8］刘嘉宝，范国栋，冯武.白萝卜的营养保健功用［J］.中国食物与营养，2002（2）：46-47.

［9］马艳春，范楚晨，冯天甜，等.茯苓的化学成分和药理作用研究进展［J］.中医药学报，2021，49（12）：108-111.

［10］刘瑞娟，张叶，田伟，等.猪苓的利水渗湿作用及其药理活性研究［J］.中国食用菌，2019，38（1）：68-71.

［11］那莎，段陈方圆，王璐，等.牛膝总皂苷对大鼠急性痛风性关节炎的防治作用及机制研究［J］.中国临床药理学与治疗学，2017，22（9）：966-971.

［12］沈龙海，卢艳萍.复方马齿苋对小鼠实验性高尿酸症的抑制作用研究［C］//中国药理学会应用药理专业委员会，中国药理学会制药工业专业委员会.中国药学会应用药理专业委员会第三届学术会议、中国药理学会制药工业专业委员会第十三届学术会议暨2008生物医药学术论坛论文汇编，2008：1.

［13］刘宜峰，曹磊，杨华，等.薏苡仁汤加减内外合治对急性痛风性关节炎湿热痹阻证炎症因子的影响［J］.中国实验方剂学杂志，2020，26（9）：75-80.

［14］李国光.银耳多糖益生元效应的研究［J］.现代食品，2021（3）：215-217.

第十二章 > 风湿免疫科

　　风湿免疫科疾病主要包括系统性红斑狼疮、类风湿关节炎、干燥综合征、强直性脊柱炎、骨质疏松、痛风性关节炎等自身免疫及代谢性疾病。中医认为免疫疾病的发生和发展主要与先天禀赋不足、外感六淫之邪、营卫气血失调、脏腑功能紊乱、痰浊瘀血内生等因素密切相关。本病的发生是内因与外因相互作用的结果。疾病谱的中医范畴包括"蝴蝶疮、阴阳毒、痹病、燥痹、骨痹"等。基于《黄帝内经》"邪入于阴则痹"以及丹溪"阳常有余，阴常不足"理论基础上，中医风湿免疫科率先提出自身免疫病以"虚"立论，根据《黄帝内经》"卫气稽留""卫气内伐"理论，提出"卫气在体内戕伐自身，阻滞脉络，引起风湿病痛"，即损害人体自身而引起风湿免疫性疾病。基于此理论，采用养阴清热治疗为大法。食疗学是在《黄帝内经》指导下发展起来的一门学科，《素问·五脏别论》指出"五味入口，藏于胃以养五脏气"，《素问·六节藏象论》"天食人以五气，地食人以五味……味有所藏，以养五气，气和而生，津液相成，神乃自生"，《素问·脏气法时论》"毒药攻邪，五谷为养，五果为助，五畜为益，五菜为充，气味合而服之，以补精益气。此五者，有辛、酸、甘、苦、咸，各有所利，或散或收，或缓或急，或坚或软，四时五脏，病随五味所宜也"。因此，在风湿免疫性疾病中，药食同补、药食同理、药食辅助、药食调理的日常养生与药膳保健在疾病的发生、发展及缓解过程中同样重要。

　　根据风湿免疫性疾病的中医病机病理，选择剂型多以粥、汤、茶、汁为主。汤剂是中医使用最早、最广泛的一种剂型，吸收快，发挥作用迅速，生物利用度高，制作简单，疗效确切；粥剂、茶剂、汁剂等服用耐受性好，益于患者坚持，能较好发挥作用。

第一节　系统性红斑狼疮

系统性红斑狼疮是一种自身免疫性炎症性结缔组织病，以抗体和免疫复合物形成，并介导器官组织损伤为特点，临床上常存在多系统受累表现。患者血清中存在大量抗体，免疫复合物沉积在小血管，引起血管炎的病理损害，导致多器官功能受损。临床常见症状为发热、蝶形红斑、关节痛、浆膜炎、心包炎、血细胞减少、消化系统食欲减退、腹痛腹泻等，严重者出现神经系统累及、肾炎等各系统病变，危及生命，多发于20～40岁的育龄期女性。本病相当于中医"蝴蝶疮""阴阳毒""蝶疮流注"等范畴，由于真阴不足、肾阴亏虚、血脉瘀滞、经脉痹阻引起，因此本虚标实。又因其发病时可有面部红疹呈蝶形分布面、肢体水肿，尿中泡沫增多，或受日晒病情诱发加重等临床特点，又可称其为"水肿""尿浊"等。《金匮要略·百合狐惑阴阳毒病脉证治》指出："阳毒之为病，面赤斑斑如锦文，咽喉痛，唾脓血……阴毒之为病，面目青，身痛如被杖，咽喉痛。"《诸病源候论·温病发斑候》云："表证未罢，毒气不散，故发斑疮……至夏遇热，温毒始发于肌肤，斑烂隐疹如锦文也。"《温疫论》中云："邪留血分，里气壅闭，则伏邪不得外透而为斑，若下之，内壅一通，则卫气亦从而疏畅，或出表为斑，则毒邪亦从而外解矣。"均对红斑狼疮进行了相关描述。系统性红斑狼疮作为自身免疫亢进性疾病，日常饮食禁忌对病情的转归有重要作用。

（一）宜用食材及中药

1. 蔬果类　除外各类菌菇、芹菜、韭菜、苜蓿、紫云英、香菜等能引起光敏感、面部红斑、皮疹等蔬菜，及个人体质过敏的蔬菜，其余蔬菜都可以食用。

2. 肉类　宜服用瘦肉、鸡肉、淡水鱼类、虾等各类蛋白质含量高的肉类，慎服羊肉、狗肉、鹿肉、驴肉等性温热肉类。

3. 中药类　生地黄、积雪草、赤芍、白芍、牡丹皮等养阴清热、凉血通络中药。

（二）推荐药膳

1. 银耳木耳粥

【组成】　银耳20 g，木耳20 g，粳米50 g。

【制法】 将银耳、木耳泡发，洗净撕碎，放入锅中。加入清水500 mL，加粳米急火煮开5分钟，小火煮30分钟。成粥即刻，趁热服用。

【用法】 每周服用2～3次。

【功效】 调补气血、化痰利湿。

【禁忌】 外感风寒者，红斑及对银耳、木耳过敏者。

【方解】 银耳性平，味甘、淡、无毒。具有补肾、润肠、益胃、补气、和血、强心、壮身、补脑、提神、美容、嫩肤、延年益寿之功效；木耳性平，味甘，入胃经和肾经，有益气、补中、强壮滋补、活血止痛的作用；《神农本草经》和《本草纲目》均记载木耳有"益气不饥、轻身强志"等作用。现代研究表明：银耳多糖类较多，具有调节免疫、促进骨髓造血功能、降血糖、降血脂、抗血栓、提高机体免疫力、延缓衰老、抗溃疡、增强肿瘤患者对放、化疗的耐受力及升高白细胞等作用；木耳的主要活性包括木耳多糖、蛋白质、凝集素及铁、钙、磷等多种元素，有免疫调节、抗血栓、降血脂及抗动脉硬化、调节血糖作用。二者同用，用于激素冲击治疗的系统性红斑狼疮患者，一方面提高患者抵抗力，补充蛋白质，另一方面缓解激素造成的血脂、血糖代谢异常，防止血栓发生等。粳米味甘，性平，入脾胃经，含有蛋白质、脂肪、维生素，能提高人体的免疫力，促进血液循环，保持人体气血运行；粳米煮粥，可中和胃酸，缓解胃痛，有健脾养胃的功效；现代药理显示粳米含有丰富的脂肪、磷、铁等矿物质、维生素等营养，能有效地减少高血压，降低胆固醇，预防糖尿病。三者连用，共奏调节免疫、补气益胃功效。此粥适用于激素冲击治疗后乏力的系统性红斑狼疮患者，红斑发作及既往皮肤红斑者慎服。

2.花生枸杞猪蹄汤

【组成】 花生仁40 g，枸杞子30 g，猪蹄1只。

【制法】 将花生仁、枸杞子洗净；猪蹄去毛，洗净、斩块。把全部用料一齐放入锅内，加适量清水，大火煮沸后小火煮2小时，调味即可。

【用法】 每周2～3次。

【功效】 补气摄血，健脾养血。

【禁忌】 湿热毒盛者不宜饮用本汤。

【方解】 本方以猪蹄为君，猪脚性平，味甘、咸，归脾、肾、胃经。猪蹄含有丰富的蛋白质、脂肪、碳水化合物、多种矿物质和维生素等。现代研究表明，氨基酸为猪蹄甲的主要成分，占80.65%，能为人体提供丰富的营养，具有补益身体的功效，还能有辅助治疗四肢疲乏、腿抽筋、濡养筋骨等功效，其中也含有丰富的钙元素和铁元素，能为人体补充钙元素和铁元素，能促进骨骼的发育和预防骨质疏松，还能防治缺铁性贫血。花生又名长寿果、落花生，性平味甘，归脾、肺经，具有润肺、和胃、补脾功效，主要含有机酸、甾醇、黄酮以及非黄酮类、多酚羟基类化学成分，有降胆固醇、降β-脂蛋白、降血压、增加冠状动脉流量，以及抗氧化与抗菌活性等作用。枸杞子是生活中常见的一种药食两用食材，其性平味甘，归肝、肾经，具有滋补肝肾、益精明目功效，具有降脂、抗癌等药理作用。花生和枸杞子二者协同，增强补脾益肾之功。现代药理学也证明二者有调节免疫、降血糖、降血脂、抗疲劳等作用。三者联用，共奏补气摄血、健脾养血之功。此汤用于气血亏虚之系统性红斑狼疮血细胞减少的患者。

第二节　干燥综合征

干燥综合征是一种以侵犯泪腺、唾液腺等外分泌腺体、B淋巴细胞异常增殖、组织淋巴细胞浸润为特征的弥漫性结缔组织病。临床上主要表现为口腔干燥、龋齿、腮腺肿痛、鼻干、眼干及异物感、烧灼感、皮肤干燥脱屑、舌痛、舌面干裂、关节炎，还可累及内脏器官。本病属于中医"燥痹"范畴，早在《黄帝内经》有云"诸涩枯涸，干劲皴揭，皆属于燥"，《素问·调经论》曰"阳虚则外寒，阴虚则内热"，《灵枢·刺节真邪论》又曰"阴气不足则内热，阳气有余则外热……舌焦唇槁腊干嗌燥，饮食不让美恶也"，《素问·经脉别论》"饮入于胃，游溢精气，上输于脾，脾气散精，上归于肺，通调水道，下输膀胱，水精四布，五经并行"，石寿棠在《医原》中云"气结则血亦结，血结则营运不周而成内燥"，《灵枢·营卫生会》亦称"夺血者无汗"。干燥综合征的中医无外乎本虚标实，本虚为虚生内邪、气血津液及脏腑失调相互作用而引起阴阳失衡、气血失调，本病之邪主要源于内而发于外。

（一）宜用食材及中药

1. *蔬果类*　百合、莲子、黄芽菜、荠菜、莴苣、白萝卜、胡萝卜、黄瓜、丝瓜、菜瓜、冬瓜等性平之品。

2. 肉类　各类淡水鱼及蛙肉、蚌肉、牡蛎肉等性平之品。

3. 中药类　生地黄、麦冬、玉竹、北沙参、玄参、淡竹叶、芦根、知母、乌梅、金樱子等养阴清热生津之品为主。

（二）推荐药膳

1. 百合生梨饮

【组成】　百合30 g，生梨1只，冰糖30 g。

【制法】　生梨切成片，与百合加水后同煮，放入冰糖熬至融化，即可食用。

【用法】　佐餐食用。

【功效】　清热生津，利湿化痰。

【禁忌】　体寒脾虚者慎用。

【方解】　生梨性凉，味甘、微酸，归肺经、胃经，功效润肺清心，消痰止咳。现代药理研究表明梨属植物含有大量的多酚类物质，同时还含有酚酸酯类、羽扇豆醇酯类、三萜类、甾醇类及多糖类物质，具有抗氧化、抗炎、抗癌等多种药用功效，主治热病伤阴、阴虚所致的干咳、口渴、便秘、烦渴、咳喘、痰黄等症。百合味甘，性寒，归心经、肺经，中医认为百合具有养阴润肺、清心安神的功效，《本草纲目拾遗》曰"清痰火，补虚损"。百合含有百合皂苷、百合多糖、酚酸甘油酯，其具有耐缺氧、抗肿瘤、抗氧化、抗疲劳、止咳/抗哮喘、保护营养皮肤、抗抑郁、抗菌/抑菌、降糖等药理作用。冰糖味甘，性平，归脾、肺经，具有补中和胃、养阴生津、润肺止咳的功效，《本草纲目》云"润心肺燥热，治嗽消痰，解酒和中，助脾气，缓肝气"。百合、冰糖共奏养阴润肺、清心安神之功。现代药理研究百合生津润燥、祛痰、抗应激性损伤、镇静催眠等作用。三者共用，有清热生津、利湿化痰之功。本品对干燥综合征肺热口渴有痰者尤佳。

2. 麦冬莲心茶

【组成】　麦冬12 g，莲心3 g，绿茶3 g。

【制法】　将麦冬用水煮沸后，冲泡莲心及绿茶。

【用法】　随时饮用。

【功效】　养肺益胃，清火明目。

【禁忌】　气弱胃寒者慎用。

【方解】　方中麦冬性微寒，味甘、微苦，归肺、胃、心经，功效养阴生津、润肺清心。现代药理显示，麦冬中含有大量的生物碱，包括谷甾醇、氨基酸和维生素等，具有抗疲劳、消除自由基和降低血糖的作用，同时还有镇定、催眠、抗心肌缺血、抗心律失常、增进老年人健康的作用。莲心味甘、苦、咸，归心、肺、肾三经，有泻火安神之效，其主要的化学成分为生物碱类和黄酮类，也含有多糖类、挥发油和微量元素等多种成分，具有良好的抗氧化、抑制肝纤维化、降血糖、抑菌抗炎和心血管保护等药理作用。上述二者同用，增强养阴生津、清心润肺之效。绿茶具有清热解暑、消食化痰、清心除烦、生津止渴、降火明目的作用，含有人体所必需的营养成分，如蛋白质、氨基酸、脂类、维生素等成分，具有调节免疫、抗氧化的作用。三者合用，生津明目、清心润肺效果增强。本品用于干燥综合征之心肺火旺、口干烦闷的患者。

第三节　类风湿关节炎

类风湿关节炎是一种以侵蚀性、对称性多关节炎为主要临床表现的慢性、全身性自身免疫性疾病，基本病理改变为关节滑膜的慢性炎症、血管翳形成，并逐渐出现关节软骨和骨破坏。一般发病于手和足的小关节，呈对称性改变、肿胀变形、疼痛、晨僵，最终导致关节畸形甚至功能丧失，从而对关节控制不佳，可能累及神经系统损害、心瓣膜炎、胃肠道损伤等严重的并发症，给患者的身心带来严重的威胁。本病属中医"痹病""历节风""顽痹"范畴，古代医家对类风湿关节炎的认识，从最早的风、寒、湿三邪，经过临床不断研究诊治，逐步认识到体虚、邪盛、痰湿、血瘀亦可导致本病发生。《素问·痹论》谓"风寒湿三气杂至，合而为痹也"。《素问·举痛论》谓"通则不痛，痛则不通"。《圣济总录》卷十云："历节风者，由血气衰弱，为风寒所侵，血气凝涩，不得流通关节，诸筋无以滋养，真邪相搏，所历之节，悉皆疼痛，故为历节风也。痛甚则使人短气汗出，肢节不可屈伸。"《素问·五常政大论》谓："名木不荣。"《医宗金鉴》也写道："伤损之症，血虚作痛，不荣。"《中藏经·论痹篇》中言"痹者，风寒暑湿之气中于人脏腑之为也"。《济生方》载"皆因体虚，腠理空虚，受风寒湿气而成痹也"。此外，《素问·痹论》认为"所谓饮食居处，为其病本"，因此，痹病的产生又与饮食和生活环境有关。

（一）宜用食材及中药

1. 蔬果类　除外个体差异造成的某些蔬菜过敏，其余蔬菜均可服用。根据患者体质及病邪的偏胜可服蔬果略有不同。热邪为主者，服用清淡、降火之蔬果，如苦瓜、丝瓜、黄瓜、菜瓜等瓜果，番茄、芹菜、茄子、生菜、芦笋、苋菜、菠菜、莲藕、空心菜等蔬菜；寒邪为主者，多服用性质温热类蔬菜，如葱、韭菜、大蒜、香椿、南瓜、洋葱、荠菜、香菜、辣椒、生姜、青菜等。

2. 肉类　除外个体差异造成的某些肉类过敏，其余肉类均可服用。根据患者体质及病邪的偏胜可服肉类也不同。热邪为主者，服用凉性肉类，如鸭肉、兔肉、河蟹、螺蛳肉、田螺肉、牡蛎肉、蛤蚌等；寒邪为主者，多服用性质温热类肉食，如羊肉、狗肉、黄鳝、河虾、海虾、猪肝等。二者均可服用平性肉，如猪肉、鹅肉、青鱼、鲫鱼、鲢鱼、带鱼、鲍鱼、鸽肉、鹌鹑肉等。

3. 中药类　威灵仙、五加皮等祛风通络之品。

（二）推荐药膳

1. 薏苡仁芡实汤

【组成】　薏苡仁40 g，芡实40 g，粳米120 g。

【制法】　把粳米、薏苡仁淘洗干净，把芡实捣碎备用。将加工过的粳米、薏苡仁、芡实倒入锅中，加适量水，用大火煮20分钟后，改为小火再熬煮1小时。

【用法】　每周2～3次。

【功效】　健脾祛湿，舒筋除痹。

【禁忌】　无。

【方解】　芡实性味甘、涩平，归脾、肾经，有补脾止泻、益肾固精、祛湿止带等功能。现代药理研究显示，芡实含有丰富的淀粉，可以为人体提供热能，并含有多种维生素和碳物质，保证体内所需的营养成分，具有延缓衰老、抗氧化、清除自由基、降血糖、抗心肌缺血、降低尿蛋白、抑菌和防治胃黏膜损伤等药理活性作用。薏苡仁性凉，味甘、淡，归脾、肺、肾经，具有利水、健脾、除痹、清热排脓的功效。现代药理表明，薏苡仁有镇痛及解热作用，薏苡素有较弱的中枢抑制作用，对实验小鼠和实验大鼠有镇静作用，并能与咖啡因相拮抗。芡实和薏苡仁二者合用祛湿除痹镇痛。粳米煮粥，可中和胃酸，缓解胃痛，有健脾养胃的功效。三者连用共奏健脾祛湿，舒筋除痹之效。本品用于类风湿关节炎关节肿胀不适。

2. 桂皮木瓜煨猪蹄

【组成】 猪蹄一只，木瓜一只，桂皮适量。

【制法】 猪蹄焯水，木瓜去皮切开后去瓤，切块备用，猪蹄放入锅中加适量水，大火煮开后转中大火约30分钟后再转中小火，加桂皮煨约50分钟后，倒入切好的木瓜，煮开后转中小火煨约30分钟至猪蹄软烂，适当调味。

【用法】 每周2次。

【功效】 祛风散寒，除湿通痹。

【禁忌】 风热痛者禁食。

【方解】 猪蹄性平，味甘、咸，是一味类似"熊掌"的美味菜肴及良药。猪蹄的功效参见本章第一节花生枸杞猪蹄汤【方解】。木瓜性温，味酸，归肝经、脾经，功效舒筋活络、和胃化湿，具有抗炎镇痛免疫、抗关节炎、抗氧化、抗肿瘤、保肝、保护胃肠等药理作用。桂皮性热，味辛、甘，功效温中散寒，活血健胃，止痛。有研究显示，桂皮醛能下调IL-1释放的PGE-2，作用机制可能与抑制环氧化酶（COX）-2活性有关。现代药理显示，木瓜、桂皮均有抗炎、抗风湿、镇痛作用，尤其对于寒湿性关节拘挛、肿胀、肢体酸重、麻木不适等症效果显著。二者与猪蹄同煨，不定期服用，具有祛风散寒、除湿通痹作用，尤其对于关节寒湿肿痛者效果明显。

[参考文献]

［1］徐桂琴，谢雁鸣，张志斌.原发性骨质疏松症中医病名探讨［J］.中国中医基础医学杂志，2009，15（9）：651，655.

［2］王明川，于涛.不同黑木耳品种抗氧化物质含量研究［J］.现代农业科技，2017（9）：81-82.

［3］邢亚群，王迪生，王群，等.精骨补肾颗粒对地塞米松诱导骨质疏松症大鼠的保护作用［J］.中成药，2016，38（6）：1221-1225.

［4］张慧清，冯锋，谢宁，等.落花生化学成分及药理作用研究［J］.中南药学，2010，8（1）：45-48.

［5］杨蕾磊，靳李娜，陈科力.木瓜及其同属植物化学成分和药理作用研究进展［J］.中国药师，2015，18（2）：293-295.

［6］郭建友，霍海如，刘洪斌，等.桂皮醛对IL-1刺激下脑微血管内皮细胞COX-1、COX-2活性及释放PGE-2的影响［J］.中药药理与临床，2005（6）：16-18.

［7］孙乐，张小东，郭迎迎.桑椹的化学成分和药理作用研究进展［J］.人参研究，2016，28（2）：49-54.

137

第十三章 ▶ 血液病科

　　血液病即造血系统疾病，既可以表现为正常血细胞减少（包括各种原因引起的贫血、白细胞和血小板减少），也可以表现为异常细胞增多（包括白血病、淋巴瘤等各种血液肿瘤）。白细胞减少导致机体免疫功能下降会面临感染风险；贫血可导致重要脏器组织的缺氧和功能障碍；血小板减少则导致各种出血并发症。血细胞减少的主要发生机制包括造血原料不足，或骨髓造血功能障碍，或自身免疫异常导致过多破坏自身血细胞，或肿瘤细胞干扰正常造血，或化疗、放疗等损害骨髓造血功能等情况。异常的血液肿瘤细胞增多可以引起肿瘤性发热和浸润症状，晚期可导致重要脏器功能衰竭。

　　中医认为，脾、肾与造血关系最为密切。肾为先天之本，能主骨生髓，藏精化血；脾为后天之本，气血生化之源，能运化水谷精微，化生气血。除脾、肾外，肝藏血、主疏泄、司血液的储藏与调节，心主血脉行血气，肺主气朝百脉，其功能失常都与血液病的发生有关。血细胞减少临证常表现为虚损性证候，如心脾两虚、肝肾阴虚、肺脾气虚、脾肾阳虚等；血液肿瘤临证多表现为痰、瘀、热、毒等证候，并可因毒致虚，表现为虚实夹杂证。运用具有补虚生髓或活血、化痰、祛湿、解毒功效的中药与食材搭配做成药膳，在疾病发作期辅助"治"，在疾病缓解期侧重"养"，从而发挥更好的疗疾和康复调养作用。以下就几种常见的血液病，推荐食疗药膳。

第一节 缺铁性贫血

　　红细胞内血红蛋白的合成需要铁元素。慢性铁缺乏可导致血红蛋白合成障碍，从而发生小细胞低色素性贫血、组织缺铁、含铁酶活力降低，患者出现疲劳和组织缺氧，神经、循环和消化系统功能紊乱，症见苍白、头昏、乏力、气短、心慌、纳差、便溏或便秘等。本病常发生于生长发育过快的小儿、妊娠女性、月经过多者、长期素食者、慢性失血者、患消化道疾病如食管炎、萎缩性胃炎、消化性溃疡、炎症性肠病、痔疮、癌症等人群，也会在胃肠切除术后、钩虫病或服用非甾体类抗炎药和激素药物等情况下发生。铁元素主要在十二指肠和空肠上段被吸收，正常人每日通过饮食仅可吸收 1 ~ 1.5 mg 的铁元素，因而补铁需要用较长时间，细水长流。女性每月因月经丢失约 20 mg 的铁元素，因而月经过多者更容易发生缺铁性贫血。合理的富铁膳食有助于缺铁性贫血的治疗与康复，但药膳不能代替铁剂治疗。来源于动物的血红素铁可以直接被人体充分吸收，而来源于植物的非血红素铁则需依赖胃酸和蛋白酶转化为二价铁才能被人体吸收。食物中以动物血、猪肝、黑木耳、海带等含铁量较高，红肉类和豆类次之，乳类和瓜果类含量较低。维生素 C 和乳酸有利于铁元素吸收，而碳酸盐、抑酸剂、浓茶、咖啡和乳制品不利于铁元素吸收。

缺铁性贫血，归属于中医"萎黄病""虚劳病"范畴，病因主要与脾胃虚弱、肠道湿热、冲任失调、虫积、失血、胃肠手术等有关，病位主要在脾、胃，涉及心、肝，常见心脾两虚或肝血不足表现。在补铁治疗基础上可运用具有益气生血、健脾养心、滋补肝血等功效的药膳进行调养。

（一）宜用食材及中药

1. 蔬果类　黑木耳、海带、菠菜、车厘子、山楂、龙眼肉、红枣等。
2. 肉类　动物血、猪肝、鸡肝、红肉等。
3. 中药类　党参、黄芪、当归、茯苓、陈皮、酸枣仁、熟地黄、阿胶、木香、砂仁、甘草等。

（二）推荐药膳

1. 龙眼参枣汤

【组成】　桂圆肉 30 g，红枣 30 g（约 10 枚），人参 3 g，酸枣仁 12 g，木香 3 g，甘草 3 g，鸡蛋 1 枚，桂花、冰糖适量。

【制法】　把人参、酸枣仁、木香、甘草加水 600 mL 小火煎煮 30 分钟，滤汁待用。红枣洗净浸软，剥去枣核，将桂圆肉、枣肉加水 400 mL 煮至将烂时，鸡蛋打散，和滤汁一同倒入，加入桂花、冰糖调匀食用。

【功效】　健脾胃，养心血。

【禁忌】 发热或感染性疾病时暂停。

【方解】 本方桂圆肉、红枣甘温益气血、补心脾；配酸枣仁、甘草养血安神；人参、木香健脾理气助运。《医学衷中参西录》中云："龙眼味甘，气香，性平。液浓而润，为心脾要药。能滋生心血，兼能保合心气，能滋补脾血，兼能强健脾胃。"人参甘温益气生血，红枣益气和胃。人参、红枣相配，见于《十药神书》治贫血名方"参枣汤"。《本草蒙筌》载："大抵人参补虚，虚寒可补，虚热亦可补；气虚宜用，血虚亦宜用。"《医学衷中参西录》载："人参不但补气，若以补血药辅之。亦善补血，愚则谓若辅以凉润之药，即能气血双补，盖平其热性不使耗阴，气盛自能生血也。"现代药理研究证实，桂圆肉含葡萄糖、蔗糖、蛋白质、脂肪和维生素A、B族维生素及多种矿物质等多种人体必需营养素。红枣的补血作用是多糖、环腺苷酸、维生素、无机盐等多种活性成分综合作用的结果。红枣的维生素C含量极为丰富，鲜枣中含量可达到400～600 mg每百克果肉。维生素C可以促进体内铁元素、钙元素的吸收和叶酸的利用，促进肠道三价铁还原为二价铁，有利于非血红素铁的吸收。维生素C还可将叶酸还原为有生物活性的四氢叶酸，有利于红细胞生成。本方用于面色萎黄、心悸气短、纳少、乏力、健忘、便溏等心脾两虚的患者。

2. 猪肝笋片粥

【组成】 大米150 g，猪肝90 g，新鲜竹笋90 g，葱、姜末少许。

【制法】 新鲜竹笋洗净，斜刀切片；猪肝洗净，切片，放入碗中加料酒1小匙，少许盐、淀粉拌匀腌渍5分钟。上述两种原料分别焯水烫透，捞出，沥干水分备用。大米加水，大火烧开后转小火煮40分钟，即成稠粥，加入笋片、猪肝及高汤1碗、适量盐和味精，搅拌均匀，撒上葱姜末出锅。

【用法】 口服。

【功效】 补血养肝明目。

【禁忌】 无。

【方解】 本方以猪肝补血养肝，米粥养胃，搭配鲜笋味道鲜美，利通便。猪肝甘温，归肝经，《本草纲目》记载其能"补肝明目，疗肝虚浮肿"。现代研究表明猪肝含丰富的蛋白质、脂肪、碳水化合物、钙、磷、铁、维生素B_1、维生素B_2、烟酸、维生素C等营养成分，尤其猪肝含铁丰富，且易被人体吸收，是防治缺铁性贫血的重要食材。大米即粳米，性平，利脾胃。《蜀本草》言其"温中，和胃气，长肌肉"，《本草纲目》言其"益虚劳，润脏腑，泽肌肤，和血脉"，李时珍认为"日食二合米，胜似参芪一大包""世间第一补人之物，乃粥也"。本方搭配白粥食用尤其适合具有头晕目眩、肢麻胫酸、视物不明、便秘、指甲干枯变形、月经量少等肝血不足兼有脾胃虚弱的人。

第二节　再生障碍性贫血

再生障碍性贫血是多种原因引起骨髓造血功能障碍，出现全血细胞减少伴贫血、出血和感染风险。中医归为"髓劳病"范畴，病因与禀赋不足、精血亏虚或邪毒入侵，从而损伤骨髓有关。病位主要在骨髓、肾、脾，涉及五脏。肾不化精，脾不化血，出现脾肾阳虚、肝肾阴虚、阴阳两虚等见症，进一步累及五脏，导致五脏俱虚。再生障碍性贫血患者平时宜高蛋白、高能量饮食，尤其应以维生素含量高且易消化的食物为主，多服健脾益气，补肾益髓、有峻补精血功效的药膳食材，忌粗硬、不洁、隔夜宿食，否则易导致出血、感染等并发症。

（一）宜用食材及中药

1. 蔬果类　核桃、柑橘、苹果、红枣、绿叶蔬菜等。

2. 肉类　牛奶、鸡蛋、猪骨髓、猪肉、牛肉、羊肉、母鸡、黄鳝、鲫鱼、黑鱼、鲤鱼、鹿胎盘等。

3. 中药类　当归、黄芪、人参、山药、菟丝子、女贞子等。

（二）推荐药膳

1. 当归生姜烧羊肉

【组成】　羊肋条肉500 g，当归12 g，猪肉皮250 g，白萝卜1根，生姜1块，枸杞子少许。

【制法】　将羊的硬肋条肉斩块，加葱姜酒，以冷水下锅，再烧开，焯水去膻味，再洗净；将多量的白萝卜和生姜、适量当归、枸杞子放入纱布包中，与羊肉一同加猪肉皮、多量黄酒红烧，烧开后改用小火焖熟。

关键点：要用较长时间加热猪肉皮，以增加胶原蛋白质的溶解黏稠度；羊肉成熟后，拣去猪肉皮另做他用，抛弃纱布包，然后用中火加热收浓卤汁。

【用法】 食用。

【功效】 健脾补肾，温经养血。

【禁忌】 阴虚发热、活动性出血时不宜。

【方解】 本方源于《金匮要略》。羊肉味甘、性温，归脾、胃、肾、心经，为血肉有情之品，具有补血生精的功能，常用于气血不足、虚劳羸瘦、脾胃虚冷、腹痛、少食或欲呕、肾虚阳衰、腰膝酸软、尿频、阳痿等症。《本草备药》记载"补虚劳，益气血，凡味同羊肉者，皆补血虚"。现代研究证明，羊肉确有很高的营养价值，含蛋白质、脂肪、钙、磷、铁及B族维生素等多种营养成分。猪肉皮又称猪肤，味甘性凉。《随息居饮食谱》记载："猪皮即肤也，猪肤甘凉清虚热，治下利、心烦、咽痛，今医罕用此药矣。"现代药理研究，猪肉皮有促进骨髓造血功能的作用。生姜味辛、微温，归肺、脾、胃经，有散寒解表、温中止呕等功效，还可以解鱼蟹毒和生半夏毒、生南星毒的作用。生姜有良好的改善食欲、促进消化的功能，还能促进血液循环。当归含挥发油、亚叶酸、烟酸、维生素B_{12}和维生素E等，《本草备药》载当归能"补血，润燥"，具有养血、和血两大功能。白萝卜辛甘平，归脾、胃经，能消积滞，下气宽中。本方中羊肉能温中补虚，当归养血，缓急止痛，生姜温中健胃，也可用于脾胃虚寒、里急腹痛、胁痛，或气血不足、中阳不振之证，本方用于具有苍白乏力、畏寒肢冷、腰酸耳鸣、纳差便溏、少有出血倾向等脾肾阳虚见症的患者。

2. 猪脊骨海参羹

【组成】 猪脊骨肉150 g，山药90 g，海参1条，莲藕60 g，生姜3片，枸杞子少许。

【制法】 海参冷水泡发洗净切片，猪脊骨肉洗净焯水后切丁，焯山药、莲藕，生姜切片。锅内烧水，加入准备好的猪脊骨肉丁、海参、山药、莲藕、生姜、枸杞子，用大火炖煮40分钟，调入盐、味精、料酒，淀粉勾芡即可。

【用法】 口服。

【功效】 补肾填精，健脾止血。

【禁忌】 无。

【方解】《本草正》载："山药，能健脾补虚，滋精固肾，治诸虚百损，疗五劳七伤。"莲藕则能清热生津、止血散瘀，《本草分经》载其"生用甘寒，凉血散瘀，治上焦痰热。煮熟甘平补益。藕节涩平，止血消瘀解热毒"。

海参性温味甘咸，归心、脾、肺、肾经，《本草从新》载其"甘咸温，补肾益精，壮阳疗痿"，《本草撮要》载其"味甘咸温，入手足太阴、少阴经，功专补肾益精"。现代实验研究表明，海参皂苷能提高机体免疫功能和抗病能力，具有抗辐射作用，海参中含有的海参黏多糖还具有抗凝、降低血液黏度的作用。本方主要用于具有乏力心悸、腰酸耳鸣、五心烦热、口干便秘、齿衄鼻衄、皮肤瘀斑、月经崩漏等肝肾阴虚见症的患者。本方药性平和，方中海参补肾益精，猪脊骨肉、山药健脾育阴，助海参滋补肝肾。

3. 八宝鲜鸡汤

【组成】 母鸡肉半只，猪肉、山药各100 g，枸杞子10 g，生晒参、当归、茯苓、白术、女贞子、菟丝子各6 g，姜葱少许。

【制法】 将枸杞子、当归等8味药用纱布袋装好扎口，先用清水浸洗。母鸡肉、猪肉分别去净毛脏，冲洗干净后，和药袋一起放入锅中，加适量水，用大火煮沸，撇去浮沫，加入生姜和葱，用小火炖至鸡肉酥烂。将汤中药袋姜葱捞出，加盐和味精调味即成。

【用法】 口服。

【功效】 温肾健脾，养血滋阴。

【禁忌】 无。

【方解】 方中母鸡肉甘温，归脾、胃经，能补中益胃。生晒参甘平，归脾、肺经，有益气、生津、养血之功。当归味甘、辛，性温，归肝、心、脾经，能补血活血、调经止痛、润肠。《日华子本草》载"（当归）治一切风，一切血，补一切劳，去恶血，养新血"。当归素有"补血要药"之称，其能够促进人体的造血功能。现代药理研究证实，多糖类为当归的重要的化学成分之一，其发挥造血功能的作用机制为能够促进造血细胞的分化和增殖，通过调节造血微环境促进其释放造血生长因子，最终促进造血细胞生成，有利于再生障碍性贫血患者的造血功能恢复。《本草求真》中记载"枸杞，祛风明目，强筋健骨，补精壮阳"。本方用生晒参、白术健脾益气，当归养血，女贞子、枸杞子滋补肝肾，猪脊骨、山药补肾阴，菟丝子温肾阳，用于兼有脾肾阳虚和肝肾阴虚表现的患者。

4. 炖鲜鳖

【组成】 鲜鳖1只，枸杞子9 g，生地黄3 g，金银花3 g，当归3 g，葱、姜、盐、料酒适量。

【制法】 鲜鳖去内脏，洗净。将生地黄、枸杞子、金银花、当归四味药放入纱布袋，与鳖一起置于锅中，加入料酒、盐、葱、姜和少量水，用小火炖熟。

【用法】 口服。

【功效】 养阴清热，补血化瘀。

【禁忌】 脾胃虚寒者不宜。

【方解】 鳖，俗称甲鱼，性味甘平，归肝、肾经，能滋阴退热。《饮膳正要》载其"味甘平、无毒，下气，除骨节间劳热、结实壅塞"。生地黄能补血养阴，《本草纲目》载其可"利血生精"。金银花甘寒解毒、凉血散邪，除热解毒。《本草从新》载"金银花除热解毒补虚，（凡物甘者皆补）疗风养血止渴"。当归甘辛温，能补血活血。现代研究表明，鳖肉含水分、蛋白质、脂肪、糖类、灰分、钙、磷、铁、维生素B_1、维生素B_2、烟酸、维生素A等成分，有很高的营养价值。本方用于再生障碍性贫血合并热病后期、余热未清、反复出血患者。

第三节 自身免疫性溶血性贫血

本病系机体免疫功能紊乱，产生抗自身红细胞或补体抗体，引起红细胞破坏加速发生贫血，伴有黄疸、茶色尿、发热、腰痛等溶血症状。中医归属于"虚黄病"范畴，病机主要与湿热邪毒，伤及营血，气血败坏，淤滞肝胆有关，表现为湿热内蕴、肝肾阴虚、气虚血瘀等见症，病位主要在肝、胆、脾、肾。溶血发作期应多食碱性食物如蔬菜、水果等，少吃酸性食品如猪肉、牛肉、鸡肉、蛋黄、鲤鱼、牡蛎、干鱿鱼、虾、花生、啤酒等。平时饮食应以清淡并富于营养为原则，忌海腥发物，少食肥甘厚腻之品，以免助湿生热，加重黄疸。

（一）宜用食材及中药

1. 蔬果类 冬瓜、豆腐、金针菜、黑木耳、大枣（红枣）、各种绿叶蔬菜等。

2. 肉类 鲫鱼、母鸡、乌鸡、猪肉、牛肉、甲鱼等（适用于溶血缓解期调养）。

3. 中药类 党参、白术、黄芪、山药、当归、麦芽、薏苡仁、猪苓等。

（二）推荐药膳

1. 茵陈麦芽红枣茶

【组成】 茵陈15 g，大麦芽20 g，红枣10枚，白糖少许。

【制法】 以上以小火炖30分钟，取汁，辅助消退黄疸。

【用法】 每日饮用200 mL，可连续服用。

【功效】 清热利湿，补虚退黄。

【禁忌】 无。

【方解】 方中茵陈性味苦，微寒，归脾、胃、肝、胆经。《本草备要》云其"通利湿热，治诸黄"。《名医别录》载"主治通身发黄"。红枣甘而微温，能补中养血。麦芽甘平，能和中消食。溶血发生时，大量血红蛋白需要从肝脏代谢。体外实验表明，茵陈及其成分主要通过增强胆囊收缩、增强肝细胞功能、促进胆汁分泌、增加胆红素和胆汁酸外排发挥利胆作用。茵陈也可诱导肝酶系统，增强肝脏对胆红素的摄取、结合、排泄能力，促进胆红素的清除。本品用于溶血发作期，具有身目发黄、尿色如茶或深如酱油，伴有发热、口渴、便干、腰酸、乏力、气短等湿热内蕴见症者。

2. 金针木耳

【组成】 金针菜30 g（干品），黑木耳6 g，酱油、白糖适量。

【制法】 金针菜和黑木耳分别水浸泡软后洗净，锅中放少许油，中火至七分热，加入金针菜和黑木耳煸炒后，加入酱油、白糖和水，加锅盖小火炖熟。

【用法】 口服。

【功效】 凉血补虚，清利湿热。

【禁忌】 无。

【方解】 方中金针菜甘凉，归肝、胃经，凉血、消食、利湿热。黑木耳性平味甘，补血凉血。二者配伍，共奏凉血补虚、清利湿热之功。金针菜中含有核糖体失活蛋白、真菌免疫调节蛋白、金针菜毒素、多糖、亚油酸、糖蛋白、酚类和倍半萜烯等活性物质，这些活性物质具有免疫调节、降胆固醇、抗肿瘤、抑菌、消炎、抗病毒等多种生理功能。临床实验证明，从金针菜中分离纯化的金针菇多糖具有抗氧化和清除自由基的功能。黑木耳，含有丰富的多糖、蛋白质、氨基酸和微量元素，有滋润强壮、补血活血、镇静止痛、润肺、清利胃肠的作用，久服能和血养荣。动物实验结果表明，黑木耳多糖可显著增强正常实验小鼠小肠推进和胃排空，具有阻断多巴胺对胆碱能神经元的抑制作用，使乙酰胆碱释放增加神经系统兴奋性增强，从而加强肠胃运动。本方适用于溶血发作期之湿热内蕴型患者。

3. 鲫鱼豆腐汤

【组成】 鲫鱼300 g 1条，豆腐150 g，冬瓜150 g。

【制法】 鲫鱼洗净去内脏，入油锅煎黄取出。锅中加水煮沸后，加入鲫鱼、冬瓜用小火慢煮至汤色发白，再加入豆腐、盐煮沸，撒上葱花即可。

【用法】 口服。

【功效】 健脾利水补虚。

【禁忌】 无。

【方解】 鲫鱼其性味甘、平、温，归胃、肾、大肠经，具有和中补虚、通经消肿、除湿利水之功效。《本草经疏》云："鲫鱼入胃，治胃弱不下食……鲫鱼调胃实肠，与病无碍，诸鱼中惟此可常食。"鲫鱼配冬瓜、豆腐可加强利水渗湿功效。鲫鱼和豆腐都是高蛋白低脂肪的食物，均富含卵磷脂，所含的蛋白质质优，氨基酸种类齐全，易于消化吸收。溶血发作期常需皮质激素治疗，可导致机体代谢紊乱、水钠潴留、失钙和骨质疏松等不良反应，而鲫鱼和豆腐中的钙含量都相当高。研究证明，每百克豆腐中含钙量为138 mg，每百克鲫鱼可食用部分钙含量近100 mg。豆腐中钙含量虽然多，但单独吃并不利于人体吸收，而鲫鱼中丰富的维生素D具有一定的生物活性，能促进人体对钙元素的吸收，两者搭配食用即可提高人体对钙元素的吸收率，预防骨质疏松。另外，鲫鱼中含有较多的不饱和脂肪酸，豆腐蛋白中含有大量的大豆异黄酮，两者都具有降低胆固醇的作用，可以帮助患者调节血脂代谢。本方适合在溶血发作期服用。

4. 芪归炖乌骨鸡

【组成】 乌骨鸡1只，黄芪30 g，当归15 g，扁豆20 g，盐、料酒适量。

【制法】 上述食材加适量料酒、水及盐调味，小火炖2小时，饮汤食肉。

【用法】 口服。

【功效】 健脾温中，益气养血。

【禁忌】 阴虚体质不宜。

【方解】 方中乌骨鸡甘温，功能补虚养血益胃。黄芪性味甘微温，归脾、肺经，具补气升阳、益卫固表、利水消肿、托疮生肌功效，《本草便读》

云"黄芪之补，善达表益卫，温分肉，肥腠理，使阳气和利，充满流行，自然生津生血"。当归，《本草纲目》谓其能"和血补血"。扁豆能健脾化湿。动物实验表明，黄芪可促进实验小鼠多能造血干细胞、粒系祖细胞、粒单系造血祖细胞、多能祖细胞的生长作用和骨髓有核细胞数的恢复，能明显增强人体免疫力，提高人体抗应激反应能力，对机体的免疫系统有广泛的影响。黄芪多糖对细胞免疫功能有重要的调节作用，对环磷酰胺所致的实验小鼠免疫抑制毒性有明显保护作用。此方用于再生障碍性贫血或溶血性贫血间歇期气血亏虚见乏力、气短者。

5.荠菜粳米粥

【组成】 荠菜60 g，麦冬50 g，粳米500 g，葱花、盐适量。

【制法】 荠菜洗净切断，麦冬先煎成汤液500 mL，备用。将粳米淘净，置锅内加麦冬汤及适量水，中火煮沸，再放入荠菜，小火慢煮至粥状，放入葱花、盐调匀即可。

【用法】 口服。

【功效】 凉血滋阴补虚。

【禁忌】 无。

【方解】 荠菜甘平，归肝、脾、大肠经，具有凉血和分清泌浊的功效，《食性本草》载"其主壅……能解毒"。麦冬味甘而微苦微寒，能养阴清热。粳米，即人常食之米也，性甘平，能益气和胃，《本草求真》言粳米"禀天地中和之气"。现代科学分析，荠菜富含氨基酸达11种之多，包括丰富的维生素C和胡萝卜素，有助于增强机体免疫功能。所含的荠菜酸，能缩短出血及凝血时间，是有效的止血成分。荠菜中的乙酰胆碱、谷甾醇和季胺化合物，可以降低血中及肝中的胆固醇和三酰甘油的含量，同时荠菜含有大量的粗纤维，食用后可增强大肠蠕动，促进排泄，从而增进新陈代谢。本方适合疾病后期调养。

第四节　免疫性血小板减少症

本病系机体免疫功能紊乱产生抗自身血小板抗体，导致血小板破坏增加和生成减少，表现为血小板减少和不同程度的出血症状。中医归属于"血证"范畴，明代张介宾将病机概括为火盛与气伤。火盛即外感风热燥火、脾胃湿热之火、肝经郁火或阴虚火旺均可迫血妄行、耗伤气阴，气虚则由脾肾阳虚，气虚不摄，血溢脉外。平时饮食应细软，忌粗硬带骨食物，少食海腥发物如鱼、虾、蟹等。出血症状明显时应选择凉性食材，忌烟、酒和辛辣调味料。

（一）宜用食材及中药

1. 蔬果类　莲藕、马兰、荠菜、荸荠、梨、水煮连衣花生。
2. 肉类　猪肉、牛肉、鲈鱼、鳜鱼、鸡肉等。
3. 中药类　藕节、山药、墨旱莲、麦冬、三七、人参、阿胶、白茅根、槐花、马齿苋等。

（二）推荐药膳

1. 清蒸马齿苋

【组成】　新鲜马齿苋100 g。

【制法】　马齿苋洗净，取适量蒸熟，大蒜头、麻油佐味，当菜食。

【用法】　口服。

【功效】　清热凉血止血。

【禁忌】　脾胃虚寒、肠滑腹泻者。

【方解】　方中马齿苋性凉，功能为止血，血小板减少、有大便出血者常食之最为合适。马齿苋主要含有生物碱类、萜类、香豆素类、黄酮类、有机酸类、挥发油及多糖等化学成分，在药理作用方面，马齿苋具有抗炎、镇痛、抑菌、降血脂、降血糖、抗肿瘤、抗氧化、延缓衰老、增强免疫、抗疲劳、抗惊厥、止咳平喘等作用，《得配本草》谓其可"散血解毒"。动物实验证明，马齿苋乙酸乙酯提取物对实验小鼠有镇痛、抑菌、消炎作用，马齿苋多糖可使实验小鼠T淋巴细胞数量增加，显著提高实验小鼠腹腔巨噬细胞的吞噬率和吞噬指数，促进溶血素及溶血空斑的形成，促进淋巴细胞的转化，提高免疫功能。此方用于血小板减少兼有火盛者。

2. 阿胶葛根藕粉羹

【组成】　阿胶15 g，葛根粉30 g，藕粉60 g，三七粉2 g。

【制法】　将阿胶敲碎，放入锅中，加适量黄酒和水，煮沸烊化，加葛根粉，拌和均匀，继续煨煮至沸，调入用冷水拌匀的藕粉，边加热边搅拌至形成羹状，冷却后加入三七粉拌匀即成。

【用法】 口服。

【功效】 养血升津，化瘀止血。

【禁忌】 舌苔厚腻者。

【方解】 藕粉味甘、性平，凉血化瘀止血，配伍葛根、阿胶养血升津止血，三七化瘀生新止血。现代研究表明，藕粉含有大量的单宁酸，有收缩血管作用，可用来止血。同时藕粉富含铁、钙等微量元素，植物蛋白质、维生素以及淀粉含量也很丰富，有明显的补虚和调节人体免疫力作用。阿胶含有多种氨基酸和微量元素，有促进造血、抗疲劳、增强免疫等作用，对多种出血有止血作用。动物实验显示，复方阿胶浆能够显著提高实验小鼠外周血细胞和骨髓单核细胞数量、逆转其胸腺和脾萎缩。葛根的主要成分为异黄酮类、三萜类、皂苷类和多糖类等，具有改善血液循环、解毒保肝等作用。三七成分与人参类似，主要含有人参皂苷、三七氨酸和三七多糖，其中三七氨酸是止血的有效成分，因遇热不稳定，需生用。本品用于免疫性血小板减少症期阴虚血瘀型患者。

3.连衣花生阿胶红枣饮

【组成】 连衣花生30 g，红枣15枚，阿胶10 g。

【制法】 将连衣花生择净，与红枣同入砂锅，加适量水，大火煮沸，改用小火煨煮1小时。阿胶入另锅，加酒蒸至完全烊化，调入煨煮连衣花生的砂锅中，拌匀，煨煮至花生熟烂即成。

【用法】 口服。

【功效】 健脾益气，养血摄血。

【禁忌】 舌苔厚腻者不宜。

【方解】 连衣花生，味略涩，能调和脾胃，补血止血，阿胶、红枣健脾益气、养血止血。连衣花生中含有25%～35%的蛋白质、8种人体所需的氨基酸及不饱和脂肪酸，并含有维生素K，具有促进凝血作用。动物实验发现，花生衣具有防止环磷酰胺化疗引起血小板降低的作用。本方适用于免疫性血小板减少症兼有脾虚者。

[参考文献]

[1] 陆嘉惠，朱凌云.中医支招百病消：爱食疗 [M].上海：上海科学技术出版社，2017.

［2］贫血可靠吃猪肝红枣补［J］.工会博览，2020（6）：59.

［3］吴国泰，刘峰林，杜丽东，等.当归生姜羊肉汤的保健及医疗价值研究概况［J］.食品与药品，2016，18（3）：218-222.

［4］李轶群，杨迪.三伏吃羊肉营养健康［N］.人民网，2018-07-12.

［5］刘旭朝，孙稚颖，周凤琴.海参的化学成分及药理作用研究进展［J］.辽宁中医药大学学报，2016，18（4）：64-68.

［6］赵静，夏晓培.当归的化学成分及药理作用研究现状［J］.临床合理用药杂志，2020，13（6）：172-174.

［7］刘玉萍，邱小玉，刘烨，等.茵陈的药理作用研究进展［J］.中草药，2019，50（9）：2235-2241.

［8］谭一罗，杨和川，苏文英，等.金针菇活性成分及药理活性研究进展［J］.江苏农业学报，2018，34（5）：1191-1197.

［9］许海林，吴小勇，聂少平，等.黑木耳多糖提取工艺优化及其对小鼠巨噬细胞功能的影响［J］.食品科学，2016，37（10）：100-104.

［10］郑志熊.鲫鱼豆腐汤的制作工艺及营养分析［J］.现代食品，2018（3）：144-147.

［11］吴娇，王聪.黄芪的化学成分及药理作用研究进展［J］.新乡医学院学报，2018，35（9）：755-760.

［12］王天宁，刘玉婷，肖凤琴，等.马齿苋化学成分及药理活性的现代研究整理［J］.中国实验方剂学杂志，2018，24（6）：224-234.

［13］杜怡波，樊慧蓉，阎昭.阿胶的化学成分及药理作用研究进展［J］.天津医科大学学报，2018，24（3）：267-270.

［14］孙华，李春燕，薛金涛.葛根的化学成分及药理作用研究进展［J］.新乡医学院学报，2019，36（11）：1097-1100.

［15］毕天琛，杨国宁，马海春.中药薏苡仁化学成分及药理活性研究进展［J］.海峡药学，2019，31（11）：52-56.

第十四章 ▷ 肿瘤科

肿瘤科疾病包括各种实体恶性肿瘤，如肺癌，食管癌、胃癌、肠癌等消化道肿瘤，卵巢癌、子宫癌等妇科肿瘤，甲状腺肿瘤等。近年来的研究证明，环境因素可能是肿瘤发生的重要因素，其中饮食习惯、营养素摄入不足或过多、营养素之间的摄入不平衡都是肿瘤如大肠癌、胃癌、乳腺癌的发病因素。且放化疗等治疗常导致患者食欲减退、恶心、呕吐，营养不良发生率高。因此对合理均衡的营养素摄入进行精确评价对于肿瘤患者具有重要意义。

中医传统理论认为癌症的发生，多由正气内虚、外感邪毒、内伤七情、饮食失调等导致脏腑功能失调，气血津液运行不畅，致气滞、血瘀、湿阻、痰凝等病理产物，蕴结脏腑，相互搏结，日久成积，则为本病。正虚为本，邪毒为标，本虚标实。治疗当以扶正抗瘤为主要治则。《黄帝内经》中，即强调饮食调养是治疗疾病的重要环节，又指出要"以食为养"，不能"惟药是治"。中医饮食治疗是按照中医对疾病的辨证论治，按照中医理论，依据食物及药食同源之药材的四气五味，进行合理调配，用以调节患者体质，预防肿瘤、辅助肿瘤患者恢复，延缓肿瘤发展。以下就几种常见恶性肿瘤，推荐食疗药膳。

第一节 肺 癌

肺癌，是指起源于支气管上皮、支气管腺体、细支气管上皮和肺泡上皮的恶性上皮性肿瘤。其主要症状是咳嗽、胸痛、痰血、发热、气急等。中医古籍无肺癌病名，但类似症状可散见在肺积、息贲、劳嗽等病中。

（一）宜用食材及中药

1. 蔬果类　菠菜、芹菜、生菜、青菜、油菜、蘑菇、木耳、丝瓜、香蕉、梨、苹果、桃子、猕猴桃等。

2. 肉类　猪瘦肉、牛肉、鲫鱼、青鱼、草鱼、鲤鱼、河虾等。

3. 中药类　沙参、麦冬、茯苓、百合、莲子、薏苡仁、山药、党参、鱼腥草等。

（二）推荐药膳

1. 鱼腥草猪肚百合汤

【组成】　鲜鱼腥草60 g，鲜百合1个，猪肚1个，盐适量（1～2人份）。

【制法】　鲜鱼腥草和鲜百合洗净，置于完整猪肚内，加适量盐，将猪肚炖熟。

【用法】　将药物去除，猪肚切丝，喝汤、食用肚丝，顿服。

【功效】　养阴清肺。

【禁忌】　寒痰咳喘者慎用。

【方解】　本膳以鱼腥草为君，鱼腥草性寒泄降，以清解肺热见长，能清热解毒、消肿疗疮、利尿除湿、健胃消食。现代药理实验表明，鱼腥草中的部分成分具有抑菌、抗氧化、抗肿瘤、抗病毒等作用。臣以百合，百合甘寒质润，入肺经，《本草便读》"功专补虚清热"，长于补肺阴之虚，兼清肺经之热。两味均为常用的药食同源的食材，配合血肉有形之猪肚，以补虚扶正。全方养阴清肺，用于肺癌咳嗽、咳痰、痰中带血等证。

2. 虫草甲鱼汤

【组成】　冬虫夏草10 g，甲鱼一个，约500 g（3～4人份）。

【制法】　冬虫夏草与甲鱼清蒸，适当调味。

【用法】　食用甲鱼，顿服。

【功效】　滋阴润肺，止咳散结。

【禁忌】　阳虚寒痰者慎用。

【方解】　本品以冬虫夏草为君，性甘平，归肺、肾经，功效补肺益肾，止咳化痰。冬虫夏草为平补肺肾之品，《重庆堂随笔》记载本品"温和平补之性"，《本草纲目拾遗》记载"能治诸虚百损"。甲鱼性微寒，功擅软坚散结，性潜质重，可退热除蒸，药用部分鳖甲，味咸能软。全方滋阴润肺，止咳散结。适用于肺癌日久，肺阴不足，正气亏虚。

第二节 乳腺癌

乳腺癌，是女性最为常见的恶性肿瘤之一。近些年，乳腺癌的发病率逐年上升，已严重威胁到女性的健康。本病好发于40～60岁的妇女，从中医的角度来看，乳腺癌属"乳岩""乳痈""石奶"等范畴。

（一）宜用食材及中药

1. 蔬果类　芹菜、白菜、荸荠、生菜、青菜、油菜、蘑菇、木耳、丝瓜、梨、苹果、橘子、猕猴桃等。

2. 肉类　猪瘦肉、牛肉、河虾、鲤鱼、鲫鱼等。

3. 中药类　党参、柴胡、黄芩、黄芪、莲子、薏苡仁、山药、白茯苓等。

（二）推荐药膳

1. 雪羹汤

【组成】　荸荠120 g，海蜇100 g，浙贝母10 g，油、盐少许（1～2人份）。

【制法】　荸荠削皮，切成片，海蜇洗净，切碎。炒锅烧热后加少许油，约4成热，将荸荠、海蜇入锅，略炒后加水，加入浙贝母，煮约30分钟后加入盐调味。

【用法】　喝汤，顿服，每周2次。

【功效】　清化热痰，软坚散结。

【禁忌】　脾肾虚寒者慎用。

【方解】　本膳以荸荠为君，荸荠喜生于沼泽之中，性寒，善化痰软坚散结。荸荠含有丰富的微量元素，磷含量很高，可以促进体内的糖、脂肪、蛋白质三大物质的代谢，调节酸碱平衡。荸荠还含有一种抗菌成分荸荠英，能有效抗炎，荸荠英提取物对大肠埃希菌、金黄色葡萄球菌、藤黄微球菌、枯草芽孢杆菌均有抑制作用，其中对金黄色葡萄球菌的抑制作用最强，且持续性好。臣以海蜇，海蜇有清热解毒、化痰软坚、降压消肿之功效。佐以浙贝母，浙贝母性苦，寒，归肺、心经，善于解毒散结消痈。此方在清代王孟英记录用以治痰浊内结之"乳岩""瘰疬""乳癖"等病。全方清化热痰，软坚散结，适用于痰浊内结的乳腺癌患者抗肿瘤治疗。

2. 老鸭山药煲

【组成】 鸭子1只，山药50 g，鸡内金12 g，党参15 g，陈皮10 g。料酒、盐、葱姜适量（3～4人份）。

【制法】 将山药、鸡内金、党参、陈皮、山药一并用纱布包好扎紧。鸭子剁块备用。砂锅加水，放入鸭块、药包、料酒、姜、葱等，用大火煮沸，改小火炖2小时，盐调味。

【用法】 喝汤，食用鸭肉，顿服。

【功效】 理气散结，健脾渗湿。

【禁忌】 食积腹胀，消化不良者慎用。

【方解】 本膳以鸭肉为君，鸭含人体必需氨基酸、蛋白质，是传统滋阴补虚、利水渗湿的滋补类食物。山药性甘平，归脾、肺、肾经，平补肺脾肾。党参甘补而平，不燥不腻，归脾、肺经，《本草便读》记载本品"用以培补脾肺元气颇佳"。党参补气，使元气充沛，而收养血、生津之功。患者放化疗后，脾胃虚弱，为防食积，用鸡内金以导滞和胃，消聚化积，陈皮以疏肝理气，专消乳癖。全方滋补扶正，可用于乳腺癌的康复需要。

第三节 甲状腺癌

甲状腺癌是颈部常见的恶性肿瘤之一，属于中医学"瘿病"和"石瘿"等范畴，其发病率逐年增高。常规的手术和 ^{131} 碘放疗等西医方法治疗甲状腺癌也存在诸多副作用。

（一）宜用食材及中药

1. 蔬果类　核桃、菠菜、芹菜、生菜、青菜、蘑菇、香蕉、苹果、鸡蛋等。

2. 肉类　猪瘦肉、牛肉、鲫鱼、青鱼、草鱼、鲤鱼、河虾等。

3. 中药类　夏枯草、生地黄、沙参、麦冬、山药、党参等。

（二）推荐药膳

1.夏枯草猪肉汤

【组成】 夏枯草6～10g，浙贝母10g，猪瘦肉60g，盐适量（1人份）。

【制法】 夏枯草、浙贝母洗净浸泡约半小时，入布袋，猪瘦肉切成小块，加适量水，同煮约半小时至肉熟，调味。

【用法】 喝汤，食肉，每周2～3次。

【功效】 清热化痰，软坚散结。

【禁忌】 中焦虚寒者慎用。

【方解】 本膳以夏枯草为君，夏枯草辛、苦、寒，归肝、胆经，辛散苦泄，《本草便读》曰"功专散结"，《本草经疏》"为治瘰疬、鼠瘘之要药"。现代药理研究表明，夏枯草具有很好的抗肿瘤、抗炎免疫、抗氧化、降血糖、降血脂、降血压等疗效。臣以浙贝母，浙贝母解毒散结消痈，《本草正义》曰"其力颇猛，抑且破坚消核，治痈肿、痰核，其效甚速"。大凡痰火郁结之瘰疬及热毒疮痈皆宜。以防攻坚太盛，则再加猪瘦肉，补益精血，扶正抗瘤。全方清热化痰，软坚散结。适用于甲状腺癌、甲状腺结节、甲状腺瘤患者。

2.萝卜牡蛎汤

【组成】 白萝卜250g，海带50g，生牡蛎30g，海蛤壳、陈皮各10g，鸡汤或肉汤、味精、盐适量（2～3人份）。

【制法】 将海带、陈皮、生牡蛎、海蛤壳洗净，加适量水同煮40分钟后将药液滤出。取海带切丝，把白萝卜切块，一同放入煎好的药液中，加少量的鸡汤或肉汤、盐、味精，煮至白萝卜熟而进味即成。

【用法】 喝汤，食用白萝卜、海带，每周1～2次。

【功效】 软坚散结，理气化痰。

【禁忌】 虚寒腹泻者慎用。

【方解】 本膳以白萝卜为君，白萝卜为根茎类蔬菜，十字花科植物，在我国有千年的种植历史，在饮食和中医食疗领域都有广泛应用。其具有下气、消食、解毒、利尿的功效。海带咸寒，善治痰湿凝滞、气血瘀阻之瘿瘤。生牡蛎、海蛤壳咸寒，软坚散结，善消结节。陈皮理气。全方软坚散结，理气化痰。适用于气郁痰凝型甲状腺功能亢进、甲状腺癌、甲状腺结节等症。

第四节　消化道肿瘤

消化道肿瘤，涉及食管癌、贲门癌、胃癌、结直肠癌、胰腺癌、肝癌等，是最为常见的恶性肿瘤，发病以中老年患者居多。目前治疗主要以手术切除结合放疗、化疗。患者多出现进食不良、营养状况差等症状，常合并有腹水、癌性疲劳、腹泻等并发症，正确摄取某些食物，辨证施食，能明显减轻病情，延长存活期。

（一）宜用食材及中药

1. 蔬果类　豆腐、小麦、西葫芦、芹菜、生菜、蘑菇、黄瓜、核桃、牛奶等。
2. 肉类　猪瘦肉、牛肉、鲫鱼、青鱼、草鱼、鲤鱼、河虾等。
3. 中药类　芡实、白茯苓、薏苡仁、山药、党参等。

（二）推荐药膳

1. 西柠健脾鲤鱼饺

【组成】　鲤鱼一尾，500 g 以上。白茯苓15 g，黄芪15 g，炒白术15 g，炒薏苡仁30 g，鸡蛋液、香橙汁适量（1～2人份）。

【制法】　将洗净的鲤鱼、取下两侧完整的鱼肉（带皮），俗称"带皮鱼叶子"。在肉厚、料宽处，用批刀直切第一刀、深至将到鱼皮时即停刀，再切第二刀便切断皮，使这两片鱼肉因有皮相连而变成"连刀片"，形如蝴蝶，故名蝴蝶片，用蛋清浆拌匀上浆，需10片。将白茯苓、黄芪、炒白术、炒薏苡仁磨成粉备用。将余下鱼肉批去皮，斩成鱼茸，拌入白茯苓粉、黄芪粉、炒白术粉和薏苡仁粉，加鸡蛋液、香橙汁，搅和上劲成为药鱼馅。把蝴蝶片摊开，撒上一层干淀粉，分别镶贴上鱼馅，包成饺子形状，放盘中蒸熟。把原汁滗出，加入香橙汁调料，勾流利芡，再淋入黄油上光，淋浇在鱼饺上。

【用法】　每周2～3次。

【功效】　健脾化湿，利水消肿。适用于消化道肿瘤相关腹水患者。

【禁忌】　肾阳虚衰之水肿者慎用。

【方解】 本膳以鲤鱼为君，鲤鱼古名赪鲤，俗称赤鲤、鲤拐子，以其外观色黄而有金属光泽，肉嫩刺少，味鲜，颇受人们喜爱，素有"家鱼三首"的美称，鲤鱼不仅味道鲜美，营养丰富，而且还有较高的食疗保健价值，中医学认为鲤鱼性平味甘、无毒，归脾、肺、肝、肾经，具有健胃、利水、催乳、益肾、解毒的功效。黄芪甘温，补气兼能利水，适用于气虚水肿。炒白术、白茯苓健脾利尿，利湿消肿，使水有出路，炒薏苡仁善于健脾化湿，全方健脾化湿，利水消肿。适用于消化道肿瘤相关腹水患者。

2. 莲薏糕

【组成】 莲肉 125 g，糯米 100 g，薏苡仁 125 g，白茯苓 50 g，陈皮 9 g，砂糖少许。

【制法】 将莲肉、糯米、薏苡仁炒熟，研粉，白茯苓研粉，陈皮切碎，加入适量白糖拌和做成膏，蒸熟。

【用法】 切开食用，每人每日可服 50 g 左右，每日 1 次，可长期服用。

【功效】 益气健脾，理气和胃。

【禁忌】 食积发热者慎用。

【方解】 本膳以莲肉、薏苡仁为君，莲肉甘、涩、平，归脾、肾、心经。功效补脾止泻，养心安神。《本草便读》记载本品"入心、脾、肾三脏，补而兼固"。其中含有丰富的淀粉、蛋白质、多糖、氨基酸、矿质元素、酚类、生物碱等成分，既能食用，也具有保健价值。薏苡仁淡渗甘补，药性和缓，功能利水补脾，兼能排热毒之痈脓，适用于肠痈及癌肿等。白茯苓健脾，陈皮理气，糯米以赋形补中，全方益气健脾，理气和胃。本方适用于消化道肿瘤术后恢复的患者。

第五节 淋 巴 瘤

淋巴瘤是起源于淋巴细胞或淋巴组织的免疫系统恶性肿瘤，主要表现为全身淋巴结进行性无痛性肿大伴消瘦、盗汗、水肿或肿瘤局部压迫症状等。淋巴瘤归属于中医"恶核病"范畴，主要病机可归纳为邪毒内侵、寒痰凝滞、气郁痰结和痰瘀互结，终致聚毒成积。疾病迁延不愈或放、化疗损伤脏腑功能，可出现肝肾阴虚、脾胃虚弱和气血两亏等表现。化疗、放疗、生物免疫治疗和靶向治疗是目前本病的主要治疗手段，不同治疗阶段可以出现不同的证候特点，因此辨证施膳非常重要。疾病缓解后平时饮食应以清淡易消化、高蛋白、低嘌呤、高维生素等食材为主，多食具有健脾化痰利水和软坚散结、抗肿瘤功效的食品，适量补充有益的矿物质和微量元素，提高机体免疫力，调整机体免疫内环境，预防复发。

（一）宜用食材及中药

1. 蔬果类　芋艿、慈菇、芦笋、海带、紫菜、苦瓜、冬瓜、莴笋、梨、罗汉果等。

2. 肉类　鲫鱼、黑鱼、鲤鱼、牛奶、鸡蛋、猪肉、田鸡等。

3. 中药类　夏枯草、薏苡仁、人参、鳖甲、长春花等。

（二）推荐药膳

1. 鱼芙蓉

【组成】　活鲫鱼300 g，猴头菇30 g，浙贝粉3 g，海螵蛸粉6 g，鸡蛋清5个，阳春砂3 g，紫苏叶3 g，葱、姜、盐、料酒适量。

【制法】　活鲫鱼去鱼鳞和内脏，洗净，腌渍5分钟。猴头菇洗净切成薄片放入另一碗中，打入鸡蛋清。将紫苏叶和阳春砂加水后放入小烧锅中煎煮10分钟，滤汁100 mL。将鲫鱼放入深盘中，加入猴头菇片、鸡蛋清、紫苏叶和阳春砂加工后的滤汁、浙贝母粉和海螵蛸粉、料酒、盐、葱、姜末等，上笼蒸10分钟即可。

【用法】　口服。

【功效】　补虚扶羸，和胃止呕。

【禁忌】　无。

【方解】　方中鲫鱼性平味甘，归胃、肾经，具有和中补虚、除羸、温胃、补中生气之功效。配伍鸡蛋清滋养润燥，紫苏叶和阳春砂理气止呕，猴头菇健脾开胃，海螵蛸和浙贝母粉制酸和胃散结。《本草正义》载："象贝母苦寒泄降……而能散结。"鲫鱼肉质细嫩，营养价值很高，每百克鱼肉含蛋白质达13 g，脂肪11 g，并含有大量的钙、磷、铁等矿物质。现代研究发现，猴头菇多糖可通过增加胃黏膜血流量，促进黏膜组织中PGE-2、表皮生长因子（EGF）、碱性成纤维细胞生长因子（bFGF）及转化生长因子（TGF）-αmRMA的分泌，从而增强胃黏膜自身的防御功能，达到保护胃黏膜、抗溃瘀的目的。本方用于围化疗期脾胃损伤及功能失调，症见恶心呕吐、胃脘饱胀、食欲减退者。

2. 人参薏苡仁粥

【组成】 人参片9 g，生薏苡仁40 g，粳米30 g，红枣3枚，白糖5 g。

【制法】 将人参片、生薏苡仁、粳米、红枣放入砂锅，加适量清水，大火煮沸后，小火煮成粥，加白糖调匀。

【用法】 每日1次，宜适量常服。

【功效】 益气养血，健脾化湿，抗肿瘤。

【禁忌】 无。

【方解】 方中人参片、红枣健脾益气养血，粳米和胃，生薏苡仁利湿抗肿瘤。《本草经疏》载："薏苡仁，性燥能除湿，味甘能入脾补脾。"现代药理研究表明，薏苡仁富含脂类、糖类、蛋白质、氨基酸、维生素和矿物质等营养成分，其中薏苡素有解热镇痛作用；薏苡仁酯可促进巨噬细胞分泌IL-1水平，增强机体免疫能力，此外还具有降血糖、降血压等多种药理活性，临床上经常用于淋巴瘤、宫颈癌、肺癌和消化道肿瘤的治疗。此方用于围化疗期症见头晕、气短、乏力、纳少等气血亏虚表现者。

3. 乌梅麦冬饮

【组成】 乌梅9 g，麦冬9 g，南沙参9 g，鲜石斛15 g，鲜藕80 g，甘草6 g，蜂蜜适量。

【制法】 将乌梅、麦冬、鲜石斛、南沙参、甘草等加水煎煮20分钟后滤汁，鲜藕榨汁、蜂蜜，与滤汁混匀即可。

【用法】 口服。

【功效】 益气养阴，清热散瘀。

【禁忌】 脾胃虚寒、内有痰湿、风寒感冒禁用；产妇产前、产后慎用。

【方解】 方中乌梅味酸、涩，性平，归肝、脾、肺、大肠经，具有敛肺、涩肠、生津之功效，《本草分经》言其"酸涩而温，入脾肺血分，涩肠敛肺，止血生津止渴"。乌梅、甘草酸甘化阴，南沙参、麦冬、鲜石斛养肺胃之阴，鲜藕凉血止血化瘀。药理研究发现，乌梅能促进胆汁分泌，对多种致病菌有抑制作用，乌梅提取物能显著诱导肿瘤细胞凋亡，抑制肿瘤细胞环氧化酶2（COX-2）通路从而抑制肿瘤细胞的增殖和迁移。乌梅醇提物的促凋亡作用与激活肿瘤细胞内的半胱天冬酶途径和阻止细胞外的半胱天冬酶3介导的受体途径有关。此方用于放射性损伤后期症见体倦乏力、咽干口燥、烦热盗汗等气阴两虚表现者。

4. 长春花粥

【组成】 长春花瓣8朵，生薏苡仁适量，蜜糖1勺。

【制法】 生薏苡仁加水做成粥，将长春花加入沸薏苡仁粥内，烫热，加蜜糖1勺。

【用法】 每日1次，宜适量常服。

【功效】 养血散结。

【禁忌】 无。

【方解】 方中长春花味苦、性寒，归肝、肾经，功效清热解毒抗癌，凉血降压，镇静安神，配生薏苡仁健脾利湿退肿，蜜糖护胃。《常用中草药彩色图谱》中记载长春花可治疗霍奇金病、恶性肿瘤。《广西药植名录》中载其可治白血病、肺癌、绒毛膜上皮癌和淋巴肿瘤。现代研究表明，长春花含吲哚类生物碱及其衍生物，具抗肿瘤作用，其中以长春碱、长春新碱最有价值。此方用于淋巴瘤治疗后期正气尚存，但疾病仍未缓解者。

5. 鲜芋芦笋大鱼丸

【组成】 鲜芋艿150 g，芦笋50 g，鲫鱼500 g，猪肥膘50 g。

【制法】 将鲫鱼去鳞，除去内脏，洗净后剔除骨刺，只取净肉，剁成鱼茸（鱼泥）；猪肥膘剁成膘泥。另将鲜芋艿洗净，煮熟去皮，用刀碾成芋艿泥；再将芦笋切成细粒，然后混合均匀，加入盐1 g、味精2 g、白糖1.5 g、葱油5 g，搅拌均匀，做成芋艿馅料。另将鱼茸和膘泥混匀，加入少量盐、适量水，用力搅拌上劲，并逐步添加适量清水，直至鱼茸成玉白色起小泡时，再加入葱姜汁、盐、白胡椒粉、味精、鸡蛋清、麦淀粉，使成为鱼胶的半成品。将芋艿馅料捏成小球，分别用鱼胶包裹成大鱼丸，同时边包边放入冷水锅中，然后用中火渐渐加热至熟。把熟火腿片和小菜心一起放入碗中，即成。

【用法】 口服。

【功效】 健脾化湿散结。

【禁忌】 忌与香蕉同食。

【方解】 方中芋艿能健脾补虚、解毒散结，芦笋养血散结，鲫鱼健脾利水消肿。《日华子本草》载："（芋艿）破宿血，去死肌。和鱼煮，甚下气，调中补虚。"芋艿，也叫芋头，含氨基酸种类高达18种，包含了8种人体必需氨基酸，可以调节体内酸碱平衡，防治胃酸过多。芋头中的聚糖具有清热解毒、健脾益气、增强免疫的功效。芦笋能促进自然杀伤细胞（NK细胞）活性，对抗环磷酰胺引起的骨髓抑制，降低肿瘤细胞内核糖体蛋白的含量并抑制肿瘤细胞生长。此方用于治疗各型淋巴瘤。

第六节　放、化疗后白细胞低下

多数中医学者认为放射线、化疗药物等属热毒之邪，可耗气伤阴、损伤气血，并且放、化疗损伤脾胃、肝、肾等脏器的功能，使气血化生的先天、后天之源枯竭，是产生白细胞低下的主要原因，因此中医治疗多从气血、脾胃、肝肾等方面着手，补气养血、滋补肝肾以生血。

（一）宜用食材及中药

1. 蔬果类　菠菜、红枣、赤豆、豆腐、油菜、蘑菇、番茄、丝瓜、香蕉、梨、苹果、桃子、猕猴桃等。

2. 肉类　猪瘦肉、牛肉、蹄筋、甲鱼、草鱼、鲤鱼、河虾等。

3. 中药类　白术、陈皮、当归、肉苁蓉、熟地黄、薏苡仁、山药、党参等。

（二）推荐药膳

1. 黄芪山药银耳汤

【组成】　黄芪9 g，山药30 g，银耳10 g，少量糖。

【制法】　先将银耳用清水泡发，洗净，去杂质，撕成小朵，山药去皮，切块，黄芪洗净入布袋，加适量水，小火煮约1.5小时。

【用法】　喝汤，食用山药和银耳，顿服，每周3～5次。

【功效】　平补脾肾，滋阴养血。

【禁忌】　反复呕吐，无法进食者慎用。

【方解】　本膳以黄芪为君，黄芪甘温，以补气见长。气为血之帅，通过补气兼能养血，适用于血虚萎黄，气津不足。黄芪的化学成分主要有多糖、黄酮类化合物，三萜类化合物等，具有增强免疫功能，抗肿瘤，保护心脑血管系统，保护内脏，调节机体代谢，保护神经系统等作用。臣以山药，山药甘平，既能补气，又能益阴，作用平和，补而不滞，为平补三焦之剂。再加银耳，银耳作为我国传统的食用菌，历来都是深受广大人民所喜爱的食物，含多种活性成分，其中银耳多糖作为益生元，可以改变肠道微生物多样性，具有特殊的保健功能，银耳中还含有丰富的氨基酸、脂肪和多种矿物质，具有强精补肾、清润益胃、补气和血、强心壮身、抗癌之功效。全方平补脾肾，滋阴养血。适用于放化疗后、体质虚弱、白细胞低下、免疫力下降者。

2. 牛蹄筋黄精汤

【组成】 牛蹄筋100 g，黄芪30 g，黄精15 g，灵芝15 g，鸡血藤15 g，盐适量（1～2人份）。

【制法】 先将牛蹄筋洗净，切片，然后将灵芝、黄精、鸡血藤、黄芪洗净入纱布袋，与牛蹄筋一同放入砂锅中，加适量水，用大火煮沸15分钟，再用小火煮约1小时，加盐调味即成。

【用法】 喝汤食用蹄筋，顿服，每周2次。

【功效】 益精填髓，补气养血。

【禁忌】 脾虚便溏，阴虚燥热者慎用。

【方解】 本膳以牛蹄筋为君，牛蹄筋向来为筵席上品，食用历史悠久，其口感淡嫩不腻。牛蹄筋中含有丰富的蛋白聚糖和胶原蛋白，脂肪含量也比肥肉低，并且不含胆固醇。牛蹄筋的基质中含有大量的透明质酸，可以与细胞表面的透明质酸受体结合，影响细胞间黏附，细胞迁移、增殖和分化等细胞生物学行为，能增强细胞生理代谢，促进修复，有助于血细胞的生成。黄精为臣，黄精味甘如饴，性平质润，上可润肺燥，益肺气，用于肺虚燥咳。中可补脾气，养胃阴，用于脾胃气虚、体倦乏力。下可补肾精，强腰膝，乌须发，用于肾虚精亏之头晕、腰膝酸软、须发早白。《本草正义》记载黄芪为平补三焦之品，尤以"养脾胃是其专长"。中焦健运，则气血生化有源，加黄芪补气养血，灵芝以调节免疫，鸡血藤补益气血，全方益精填髓，补气养血。适用于肝虚血亏所致的白细胞减少、神疲乏力、四肢萎软、腰膝酸痛等症。

第七节 鼻咽癌

鼻咽癌是发生于鼻咽部的恶性肿瘤，多发于鼻咽部顶壁及侧壁，多属于低分化鳞癌，病灶可表现为结节型、溃疡型和黏膜下浸润型多种形态特征。鼻咽癌的发生与遗传、EB病毒及环境因素等有关。鼻咽部位置隐蔽，早期的症状可不典型，常见的症状有：早期鼻部有回吸涕中带血或擤鼻涕中带血，堵塞后鼻孔可引起鼻塞。肿瘤发生于咽隐窝，早期可压迫或阻塞咽鼓管咽口，引起患侧耳鸣、耳闭塞感及听力下降，导致分泌性中耳炎，颈部淋巴结肿大、颈部肿块，脑神经受累症状，如偏头痛、面部麻木、复视、上睑下垂、视力下降、软腭瘫痪、进食呛咳、声嘶、伸舌偏斜等。晚期鼻咽癌可出现远处转移，常见转移部位有骨、肺、肝，引起骨痛、胸痛、咳嗽、痰中带血、肝区疼痛等症。鼻咽癌对放射治疗敏感，且部位隐蔽，多以放疗作为首选治疗方案。

中医病因多见痰浊、火毒、气血凝滞，放疗可以有效杀灭或抑制癌细胞，但也容易导致不同程度的副作用，引起脏腑亏虚，功能失调。适当的膳食营养可以减轻放疗的副作用，缓解与改善全身症状，提高治疗效果，放疗后的患者多用以滋养肺胃、养阴生津等膳食辅助。

（一）宜用食材及中药

1. 蔬果类　鲜笋、萝卜、莲藕、西红柿、梨、西红柿、草莓、西瓜、猕猴桃等。

2. 肉类　鱼类、鸡肉、鸭肉、蛋类、鱼翅、海参、鱼肚等。

3. 中药类　地黄、沙参、石斛、玉竹、当归、山药、黄芪、阿胶等。

（二）推荐药膳

1. 生津饮

【组成】雪梨50 g，芦根30 g，天花粉、玄参各20 g，麦冬、生地黄、桔梗各15 g。

【制法】以上食材加水800 mL熬至500 mL温服。

【用法】代茶饮，每日可数次。

【功效】滋阴生津，凉血利咽。

【禁忌】无。

【方解】雪梨味性甘凉、微酸，有生津、润燥、清热、化痰之功效，适用于热病伤津口渴、心烦、咽喉肿痛，或肺热咳嗽、痰黄黏稠、咯血气促等症。现代医学研究表明雪梨含有丰富的果糖、葡萄糖、苹果酸、多种维生素及矿物质等营养成分。生梨化痰止咳，熟梨则更适于养阴补液，可用于阴津不足之口渴、心烦、咽喉肿痛。芦根、天花粉清热养阴，桔梗、玄参清热凉血、滋阴降火、解毒散结，麦冬、生地黄滋阴生津。本品适用于鼻咽癌津液亏损，口舌干燥者。

2. 地黄粥

【组成】 生地黄15 g，党参15 g，黄精10 g，白扁豆15 g，黄芪15 g，粳米100 g。

【制法】 所有食材加水800 mL熬至400 mL，去渣取水加粳米熬至300 mL。

【用法】 早、晚温热服用。

【功效】 滋阴清热，养阴生津。

【禁忌】 无。

【方解】 方中生地黄有清热凉血、养阴生津之功效。党参性平偏温，有补脾肺气、养血生津之功效。黄精有补气养阴、健脾、润肺益肾之功效。白扁豆性甘温，可健脾化湿。黄芪为补中益气之要药，可补气升阳、生津养血，适用于肺脾气虚、气血亏虚、内热消渴等症。生地黄、黄精滋阴养血，黄芪、党参益气生津，配白扁豆助以健脾化湿，可滋阴清热、养阴生津。鼻咽癌患者放疗时鼻咽周围正常组织也会受到高剂量照射，易于造成口腔黏膜损伤，出现口腔黏膜干燥、疼痛、水肿、皲裂等不良反应。研究表明，生地黄中的化学成分对细胞损伤具有保护作用，对于放疗后的养护可以起到良好的作用。党参中有多种糖、苷类成分，还有甾醇类、生物碱、三萜及多种无机元素和氨基酸，多糖是组成党参糖类物质的主要成分，亦是党参具有增强机体免疫力、延缓衰老、降血糖等多种作用的主要活性成分，有助于放疗后增强机体的免疫力。黄精中的黄精多糖具有延缓衰老、降糖、降脂、预防动脉粥样硬化、提高和改善记忆、抗肿瘤、调节免疫、抗炎、抗病毒等广泛的作用。黄芪含有多种活性成分，包括黄芪多糖、黄芪皂苷、黄芪黄酮类成分等成分，黄芪总黄酮具有免疫调节、抗损伤、抗突变、抗肿瘤、抑制动脉粥样硬化等活性。黄精、黄芪皆有利于鼻咽癌放疗后的损伤修复。本品用于鼻咽癌放疗后阴虚火旺见口腔干燥疼痛者。

3. 养阴生津糕（糕点）

【组成】 生黄芪15 g，北沙参15 g，麦冬15 g，石斛15 g，枸杞子15 g，生地黄30 g，怀山药30 g，生山楂15 g，炙甘草6 g，大枣4枚。

【制法】 诸药水煎浓缩过滤取汁配以面粉制成点心。

【用法】 口服，每日3块。

【功效】 养阴生津，滋补脾肺。

【禁忌】 无。

【方解】 方中怀山药、炙甘草、大枣补益脾肺；北沙参、麦冬、石斛、生地黄补气养阴，清火生津；五味子、生山楂、枸杞子味甘酸，酸甘化阴，诸药合用共奏清热养阴生津之功效，有滋阴润燥作用。鼻咽癌患者放疗可引起涎腺功能损伤，造成口干不适、吞咽困难、口腔感染、龋齿等不良反应。中医学认为放疗是一种具有"火热毒邪"为特点的射线作用于人体，可导致体内津液受损，伤阴耗气，进而炼津灼血，治宜益气清热，养阴生津。本方所用黄芪味甘，性微温，归脾、肺经，有益气摄血生津作用。相关研究证明，本品能增进末梢血液循环，改善局部营养状况，增强机体免疫功能的作用，适用于鼻咽癌放疗后气阴两虚见口腔干燥、吞咽困难者。

4.山药莲苡汤

【组成】 山药30 g，莲子（去心）30 g，薏苡仁30 g。

【制法】 加水800 mL熬制40～50分钟，加少许白砂糖。

【用法】 每日1剂，分2次温服。

【功效】 健脾益气，清心安神。

【禁忌】 无。

【方解】 山药性甘、平，归脾、肺、肾经，有益气养阴、补脾肺肾之功效。莲子有益心、补肾、健脾、止泻、固精和安神之效。薏苡仁性甘、淡，可健脾利水渗湿。三者相配可健脾益气、清心安神。现代研究表明，山药具有提高免疫功能、改善消化功能、降血糖、降血脂、抗氧化、延缓衰老、抗肿瘤、抗突变、促进肾脏再生修复、调节酸碱平衡等药理作用。山药多糖是山药发挥调节免疫作用的最主要有效成分。莲子中的水溶性多糖具有增强免疫、促进淋巴细胞转化的功能，其黄酮类物质和超氧化物歧化酶可有效清除人体内自由基，维持活性氧代谢平衡，延缓器官衰老。薏苡仁及其化学活性成分具有抗肿瘤、提高免疫力、降血糖等作用。薏苡仁抗肿瘤作用的机制主要包括抑制肿瘤血管的形成、促进细胞凋亡和抑制细胞增殖、对酶的抑制调节等方面。薏苡仁还具有温和的镇痛抗炎作用，薏苡素也称薏苡酰胺，是其镇痛活性成分，以及抗动脉血栓形成和抗凝血作用。三者均有利于鼻咽癌放疗后提高机体免疫力，促进机体的损伤修复。本品适用于各期鼻咽癌属脾虚者。

[参考文献]

［1］谷婷，柯增辉，杨欢，等.鱼腥草的药用价值研究进展［J］.吉林中医药，2021，41

（5）：694-696.

［2］潘磊庆，王海，屠康，等.荸荠英提取物抑菌活性及其应用研究［J］.食品工业科技，2011，32（5）：95-97.

［3］陈蕾，周倩.夏枯草现代研究进展述要［J］.海峡药学，2015，27（12）：9-12.

［4］赵德贵.既是佳肴又为药——鲤鱼的食疗保健作用［J］.养生月刊，2019，40（8）：691-693.

［5］齐欢欢，祖明艳，杨平仿.莲子食用价值研究进展［J］.植物科学学报，2020，38（5）：716-722.

［6］马艳春，胡建辉，吴文轩，等.黄芪化学成分及药理作用研究进展［J］.中医药学报，2022，50（4）：92-95.

疼痛科，是在现代麻醉学的基础上吸收了内、外、骨伤、神经、风湿免疫、肿瘤、康复、中医等临床各学科的理论和技术而逐步发展起来的一个新兴的一级临床科室。科室本着为慢性疼痛患者提供安全、简单、有效的治疗为目标，采用微创介入治疗为主的中西医结合综合治疗方法开展疼痛诊疗，诊疗疾病包括头痛、神经痛、颈腰椎相关疾病疼痛、骨关节痛、组织疼痛、癌性疼痛、痛经、慢性盆腔痛、无痛人工流产、不明原因的顽固性疼痛等病。辨证施治基础上，行电针、神经阻滞、神经与肌肉针刀松解、针刀镜、超激光照射、椎间盘消融、射频靶点热凝及脉冲治疗，并结合中药调理。中医在长期的临床实践中，通过对痛症的研究和治疗，提出了"气血运行学说"，其基本论点是"不通则痛""不荣则痛"。"不通则痛"最早出现在《黄帝内经》，之后医圣张仲景在其《金匮要略》中提出了"不荣则痛"，从此疼痛就有了"不通则痛"与"不荣则痛"之说。中医认为疼痛的产生取决于气血运行是否正常。阴阳失衡，气血运行受阻，"不通则痛"；气血运行虚弱无力，"不荣则痛"。"不通则痛"与"不荣则痛"是对实性疼痛与虚性疼痛机理的高度概括。治疗上利用"实则攻之""虚则补之"的基本治法，经过几千年的临床实践，就有了"通则不痛"与"荣则不痛"的说法。

167

第一节　带状疱疹性神经痛病

带状疱疹是由潜伏于感觉神经节的水痘-带状疱疹病毒经激活后（免疫功能低下时）所引起的皮损和神经损伤。大多数学者认为其可分为三个时期：急性期、亚急性期和慢性期。其中，亚急性期与带状疱疹后神经痛（慢性期疼痛）统称为带状疱疹性神经痛。带状疱疹性神经痛是神经病理性疼痛的一种，以痛觉过敏、自发痛、触诱发痛及疼痛持续发作为主要特征。中医学认为本病的发生多因情志内伤，肝经郁热，或饮食失节，脾失健运，湿浊内停，郁而化火，外感毒邪而发病。热毒郁阻少阳、厥阴两经，气血瘀阻，经脉不通而致疼痛，皮损消退而余毒未尽，气血瘀滞，不通则痛。

（一）宜用食材及中药

1. **蔬果类** 马齿苋、苦瓜、黄瓜、西瓜、西红柿、绿豆、芹菜、赤小豆、黑豆、莲子、薏苡仁、藕、冬瓜、山药、百合、栗子、桃、柚子、蜂蜜、茶等。

2. **肉类** 牡蛎、甲鱼、乌梢蛇等。

3. **中药类** 菊花、金银花、柴胡、大青叶、板蓝根、紫草、茯苓、车前子等。

（二）推荐药膳

龙子丹

【组成】 地龙8条，车前子250 g，香油、醋、面粉适量。

【制法】 将锅烧热，放入香油烧至八成热时，放入车前子炸至微有响爆声，以紫红色为度，研末。将地龙去土、焙干研成细末，将两味药混匀面糊加水、少量醋制成干丸。

【用法】 每次服0.3～0.5 g，临睡时盐水送服。

【功效】 通经止痛。适用于带状疱疹及其他各种神经痛。

【禁忌】 阳气虚损、脾胃虚弱、肾虚喘促、血虚不能濡养筋脉者不宜使用。

【方解】 地龙是我国重要的中药材之一，别名蚯蚓，最早的中药学专著《神农本草经》中收载的67种动物药中就有蚯蚓。地龙性寒，味咸，归肝、胃、肺、膀胱经。功效清热平肝、息风止痉、平喘、利尿、通络除痹。地龙长于通行经络，用于多种原因引起的经络阻滞，血脉不畅，肢节不利之证。本品主要含多种氨基酸、中性脂、络合脂及脱氢同工酶、酯化同工酶等，并含蚯蚓解热碱、蚯蚓素、蚯蚓毒素，尚含嘌呤类、胆碱及含氮物质等。地龙水浸剂及蚯蚓碱具有很好的解热作用，其热浸液、醇提液有镇静、抗惊厥作用，并能降压、抗心律失常、抗血栓、抗凝血及纤维蛋白溶解。地龙煎剂及提取物对多种细菌、病毒有抑制作用。有报道地龙用醋拌，电热恒温干燥箱干燥法炮制后，能增强通络止痛、解毒作用，又可矫味矫臭，并使其生物碱成盐而易于煎出。故本品可考虑醋制后用。车前子味甘、淡，性微寒，归肾、膀胱、肝、肺经，质滑降利，具有清热利水的功效。地龙与车前子联用清热利水，消神经水肿以缓解疼痛。香油属于性温、味甘辛的油类，功效和作用包括补虚、凉血止痛。中和地龙与车前子寒性，矫味矫臭，改善口感，利于疾病恢复。

第二节 头 痛

头痛病是指由于外感与内伤，致使脉络拘急或失养，清窍不利所引起的以头部疼痛为主要临床特征的疾病。患者自觉头部包括前额、额颞、顶枕等部位疼痛，为本病的证候特征。头痛既是一种常见病证，也是一个常见症状，可以发生于多种急慢性疾病过程中，有时亦是某些相关疾病加重或恶化的先兆。我国对头痛病认识很早，在殷商甲骨文就有"疾首"的记载，《黄帝内经》称本病为"脑风""首风"，《素问·风论》认为其病因乃外在风邪寒气犯于头脑而致。《素问·五脏生成》还提出"是以头痛巅疾，下虚上实"的病机。金元以后，对头痛病的认识日臻完善。《东垣十书》指出外感与内伤均可引起头痛，据病因和症状不同而有伤寒头痛、湿热头痛、偏头痛、真头痛、气虚头痛、血虚头痛、气血俱虚头痛、厥逆头痛等，还补充了太阴头痛和少阴头痛，从而为头痛分经用药创造了条件。《丹溪心法要诀》认为头痛多因痰与火。《普济方》认为："气血俱虚，风邪伤于阳经，入于脑中，则令人头痛。"明代《古今医统大全·头痛法分内外之因》对头痛病进行总结说："头痛自内而致者，气血痰饮、五脏气郁之病，东垣论气虚、血虚、痰厥头痛之类是也；自外而致者，风寒暑湿之病，仲景伤寒、东垣六经之类是也。"西医学中的偏头痛，还有国际上新分类的周期性偏头痛、紧张性头痛、丛集性头痛及慢性阵发性偏头痛等。

《医碥·头痛》记载头痛的治疗"须分内外虚实"，外感所致属实，治疗当以祛邪活络为主，视其邪气性质之不同，分别采用祛风、散寒、化湿、清热等法，外感以风为主，故强调风药的使用。内伤所致多虚，治疗以补虚为要，视其所虚，分别采用益气升清、滋阴养血、益肾填精，若因风阳上亢则治以息风潜阳，因痰瘀阻络又当化痰活血为法。虚实夹杂，扶正祛邪并举。

（一）宜用食材及中药

1. **蔬果类** 小米、荞麦面、黄豆、蚕豆、豌豆、雪菜、土豆、冬菜、冬菇、紫菜、桂圆、核桃、花生、芝麻、西瓜、桃子、樱桃、梨子、杨梅等。

2. 肉类　土鸡、乳鸽、鲫鱼、猪脑、猪脊骨、羊肉、牛肉等。

3. 中药类　天麻、川芎、益母草、菊花、白芷、薄荷、牛膝、甘草、丹参、党参、三七等。

（二）不宜用食材

少碰3C食物：奶酪起司（cheese）、巧克力（chocolate）、柑橘类水果（citrous fruit），以及富含酪胺酸的食物如腌渍沙丁鱼、鸡肝、西红柿、牛奶、乳酸饮料等。香肠、热狗、火腿、腊肉等腌熏肉类、加工肉品等含有亚硝酸盐的食品，以及含味精多的食品会引发偏头痛，日常生活中最好尽量少吃些。警惕代糖食品。

（三）推荐药膳

天麻核桃鱼

【组成】　去皮鲜天麻100 g，核桃仁30 g，川芎10 g，茯苓10 g，鲜鲤鱼1条约1 500 g，酱油5 mL，料酒10 mL，盐5 g，味精2 g，白砂糖5 g，胡椒粉2 g，香油10 g，葱姜各10 g，水豆粉10 g。

【制法】　将鲤鱼去鳞、鳃和内脏，洗净，装入盒内，将川芎、茯苓切成片，用第二次淘米水浸泡，再将去皮鲜天麻放入泡过川芎、茯苓等的淘米水中浸泡4小时左右，捞起沥干水分切片丝待用。将鲜天麻片丝、核桃仁放入鱼头和鱼腹内，鱼置盆内，然后放入葱、姜，加入适量清水后，上笼蒸30分钟左右。将鱼蒸好后，拣去葱、姜，另用酱油、料酒、水豆粉、清汤、白糖、盐、味精、胡椒粉、香油烧开勾芡，浇在鱼上即成。

【用法】　佐餐食用。适用于虚火头痛、眼黑肢麻、神经衰弱、高血压头昏、智力低下等症的辅助食疗。

【功效】　平肝息风，定惊止痛，行气活血，补脑益智。

【禁忌】　凡患者见津液衰少、血虚、阴虚等慎用。

【方解】　鲜天麻味甘，性平，归肝经，具有息风止痉、平抑肝阳、祛风通络的功效。主治肝风内动，惊痫抽搐，眩晕，头痛，肢体麻木，手足不遂，风湿痹痛等。《本草汇言》："主头风，头痛，头晕虚旋，癫痫强痉，四肢挛急，语言不顺，一切中风，风痰。"《用药法象》："疗大人风热头痛，小儿风痫惊悸，诸风麻痹不仁，风热语言不遂。"现代药理研究发现本品含天麻苷、天麻苷元、β-谷甾醇、胡萝卜苷、枸橼酸、单甲酯、棕榈酸、琥珀酸和蔗糖等；尚含天麻多糖、维生素A、多种氨基酸、微量生物碱，及多种微量元素，如铬、锰、铁、钴、镍、铜、锌等。其具有以下作用：① 镇痛作用。用天麻制出的天麻注射液，对三叉神经痛、血管神经性头痛、脑血管病头痛、中毒性多发性神经炎有明显的镇痛效果。② 镇静作用。临床用合成天麻素天麻苷治疗神经衰弱和神经衰弱综合征患者，有效率分别为89.44%和86.87%。且能抑制咖啡因所致的中枢兴奋作用，还有加强戊巴比妥钠的睡眠时间效应。③ 抗惊厥作用：天麻对面神经抽搐、肢体麻木、半身不遂、癫痫等的一定疗效。还有缓解平滑肌痉挛、心绞痛、胆绞痛的作用。④ 降低血压作用。天麻能治疗高血压。久服可平肝益气、利腰膝、强筋骨，还可增加外周及冠状动脉血流量，对心脏有保护作用。⑤ 明目、增智作用。天麻尚有明目和显著增强记忆力的作用。核桃仁与扁桃、腰果、榛子并称为世界著名的"四大干果"。被誉为"万岁子""长寿果"。中医认为核桃仁味甘、性温，归肾、肺、大肠经，可补肾、固精强腰、温肺定喘、润肠通便，主治肾虚喘嗽、腰痛脚弱、阳痿遗精、小便频数、石淋、大便燥结。明代李时珍著《本草纲目》记述，核桃仁有"补气养血，润燥化痰，益命门，处三焦，温肺润肠，治虚寒喘咳，腰脚重疼，心腹疝痛，血痢肠风"等功效。核桃仁是一种集蛋白质、脂肪、糖类、纤维素、维生素五大营养要素于一体的优良干果类食物，核桃仁中富含人脑必需的脂肪酸，且不含胆固醇，是优质无比的天然"脑黄金"。鲤鱼的蛋白质不但含量高，而且质量也佳，人体消化吸收率可达96%，并能供给人体必需的氨基酸、矿物质、维生素A和维生素D。鲤鱼的脂肪多为不饱和脂肪酸〔如二十碳五烯酸（EPA）和二十二碳六烯酸（DHA）组成〕，是人体必需的脂肪酸，有重要的生理作用。鲤鱼的钾元素含量较高，可防治低钾血症，增加肌肉强度，对人体健康十分有益。川芎味辛，性温，其功效是活血行气，祛风止痛，主治月经不调，闭经，痛经，产后瘀滞腹痛，风湿痹痛，跌打损伤，疮疡肿痛，感冒头痛，偏正头痛等。茯苓能健脾渗湿利尿，助天麻增强止痛疗效。

第三节　偏头痛

　　偏头痛是临床最常见的原发性头痛类型，临床以发作性中重度、搏动样头痛为主要表现，头痛多为偏侧，一般持续4～72小时，可伴有恶心、呕吐，光、声刺激或日常活动均可加重头痛，安静环境、休息可缓解头痛。偏头痛是一种常见的慢性神经血管性疾患，多起病于儿童和青春期，中青年期达发病高峰，女性多见，男女患者比例为 1 ∶ 2 ～ 1 ∶ 3，人群中患病率为 5% ～ 10%，常有遗传背景。

偏头痛归属于中医"头痛"范畴，其病位虽然在头，但与肝、脾、肾密切相关。风、火、痰、瘀、虚为致病之主要因素。邪阻脉络，清窍不利，精血不足，脑失所养，为头痛之基本病机。偏头痛往往反复发作，难以短期治愈，中医药治疗偏头痛能取得较好疗效。

（一）宜用食材及中药

1. 蔬果类　对于偏头痛患者来讲，进食平常的蔬果都没有问题，关键要避免进食加入了谷氨酸钠添加剂的蔬果和腌制后的蔬果，是因为上述制作加工后的蔬果会诱发和加重偏头痛。

2. 肉类　偏头痛患者可以吃肉，只是在烹饪工艺上，尽量少放味精、酱油等调味料，更加要避免腌熏的肉类如香肠、火腿等。

3. 中药类　当归、白芍、川芎、玫瑰花、菊花、天麻等，具体使用时还应该在专业中医师指导下进行配伍方可用药。

（二）推荐药膳

1. 桑菊川芎小米粥

【组成】　川芎、桑叶、白菊花各 9 g，小米 50 ～ 100 g（1 ～ 2 人份）。

【制法】　川芎、桑叶、白菊花 3 味药水煎取药汁，去药渣备用，将洗干净的小米放入砂锅中，加适量清水熬煮成粥，最后放入药汁，稍煮即可。

【用法】　喝粥，每周食用 1 ～ 2 次，随量服用。

【功效】　清肝泻火，祛风止痛，镇静安神。

【禁忌】　脾胃虚寒、大便溏薄者、高血压患者慎用。女性经期量多者慎用。忌与杏仁同食。

【方解】　本方选小米为君药，小米味甘、性微寒，归胃、肾、大肠经，有镇静安神、和中益胃之功。且小米富含丰富的镁元素，现代医学研究表明镁元素的补充能够有效预防成年患者偏头痛。另外，睡眠障碍是偏头痛的诱发因素之一，小米中含有丰富的色氨酸，可以在体内转化为 5-羟色胺，然后通过 N-乙酰转移酶和羟基吲哚-O-甲基转移酶转化为褪黑激素促进睡眠，且现代医学已经证明外源性褪黑激素还对偏头痛的治疗有显著的影响，因此，小米对于偏头痛的预防和治疗都有极大的价值。偏头痛属中医"头风"范畴，其中最常见的为肝阳上亢型，故选取川芎、桑叶、白菊花三者为臣药。其中川芎性味辛温，归肝、胆、心经，善于祛风活血止头痛，素有"诸经头痛之要药"之称。桑叶味苦、甘，性寒，归肝、肺经，具有疏散风热、清肺润燥、清肝明目、平抑肝阳、凉血止血之效。白菊花味辛、甘、苦，性微寒，可疏散风热、清热解毒、清肝明目、平抑肝阳。桑叶和菊花合用清肝泻火、平降肝阳之效更增。全方共奏清肝泻火、祛风止痛、镇静安神之效。

2. 香附金丝绣肝球

【组成】 香附6 g，当归3 g，川芎3 g，柴胡1 g，猪肝150 g，菠菜50 g，小米100 g，鸡蛋2只，咖喱粉0.5 g，咖喱汁。

【制法】 将香附、当归、川芎、柴胡煎汁去渣，将药汁加水与小米一同烧成小米饭；将猪肝洗净，除去筋膜，切成碎粒，加入菠菜末、咖喱汁调料，一起放在小米饭中拌和馅料；将鸡蛋液中加咖喱粉搅匀，淋入揩油的炒锅，加热烘成薄皮状的鸡蛋皮，待凉后切成细丝；将猪肝馅料用手挤成圆丸，沾裹上蛋皮丝，成为绣球，上笼蒸熟，装盘，原汁加鲜汤、勾流利芡，淋入葱油增香上光，浇在绣球上。另将小菜心白烧至熟后，围在绣球周围，即可。

【用法】 每周1次，随量服用。

【功效】 养血疏肝，活血止痛。尤其适宜月经相关性偏头痛患者。

【禁忌】 高血脂、高血压、冠心病、肥胖病、糖尿病及高尿酸、痛风等风湿免疫疾病患者不宜食用。

【方解】 月经相关性偏头痛在中医属"经行头痛"的范畴。《张氏医通》有"每遇经行辄头痛"的记载，指每于经行前后或正值经期，出现以头痛为主症的病证。中医认为女子以肝为本，以血为用，肝主疏泄、主藏血，肝气疏则经行通畅，若肝气郁结，则气滞血瘀，阻滞脑络，或气上逆，痹阻脑窍，或肝气虚弱，气血不足，清窍失养均导致偏头痛的发生，而经期女性，气血亏虚，会诱发或加重偏头痛的发生。猪肝味甘、苦，性温，归肝经，有补肝养血明目的作用，且猪肝中的维生素B_{12}，可滋养神经，有助改善睡眠质量，可降低睡眠障碍诱发偏头痛的风险，本方中选为君药。菠菜富含人体所需要的造血原料铁元素，并富含多种维生素，也有养血作用。现代研究表明，月经性偏头痛最主要的诱发因素被认为是雌激素撤退效应，而香附对雌激素受体具有双相活性，可作为激素替代物，且香附味辛，味苦、甘，性平，归肝经，有疏肝理气、调经止痛的功效。当归甘、辛、温，归心、肝、脾经，有补血活血、调经止痛、润燥滑肠的作用。川芎性味辛温，归肝、胆、心经，善于祛风活血止头痛，为"诸经头痛之要药"。当归、川芎二药伍用，气血兼顾、行气活血、散瘀止痛之效更强。三味臣药更助猪肝补血之效，且可活血止痛。佐以柴胡作为头痛引经药，柴胡味苦、辛，性微寒，归肝、胆经，可疏肝解郁，和解退热，升举阳气。诸药配伍共奏养血疏肝，活血止痛之效。

[参考文献]

[1] 越德贵.带状疱疹药膳11方［J］.东方药膳，2008（6）：8-9.

[2] 田明清，高崇荣.浅谈中西医结合对疼痛的认识［J］.疼痛，2002（3）：46-48.

[3] 唐黎，王吉桥，陈玉珍，等.鱼类脂类营养研究现状［J］.饲料工业，2010，31（18）：56-60.

[4] 吴景，郑先虎，匡友谊，等.镜鲤肌肉品质性状的微卫星标记分析［J］.水产学杂志，2013，26（6）：13-18.

第十六章 老年病科

老年病科作为一个新兴的学科，其研究和服务的对象主要是有着特殊的生理、病理、药理、心理和疾病谱的老年患者。人类随着年龄增长，衰老是指人的整体或局部随增龄而逐渐发生的退行性改变，是人体生命走向终结的持续退化过程。衰老具有累积性、普遍性、内生性、渐进性、危害性等特点，且衰老的过程不可逆转，但可以被延迟或减慢。进入老年时期人的心、脑、肾等脏器生理功能开始逐渐减退，导致人的免疫功能降低，目前老年人患病人数和发病率均逐年上升，因此，"老年病"的问题成为人们关注的焦点。老年性疾病是指在老年期发生或加重的疾病，可简称为老年病，具有持续进展、多病共存、起病隐匿、易发生并发症、易失能等特点。通常分为老年人"高发的疾病"和老年人"特有的疾病"，前者如冠心病、高血压病、慢性阻塞性肺疾病、高脂血症、脑血管病、糖尿病等，后者如阿尔茨海默病、帕金森病、老年衰弱、前列腺增生症、老年骨质疏松症、老年视力和听力障碍等。总之，老年病的特点是：多病共存、病因复杂、长期积累；起病缓慢、隐匿；生理与病理变化很难区分；变化迅速，发病方式独特；药物不良反应多；治疗难度大，预后差。据老年人的发病特点，并从上海市中医医院及科室的实际情况，针对老年共病患者，从老年共病"一人多症，多因一果"现象出发，结合传统中医视角和中药理论，从躯体功能、认知功能、心理功能及社会功能等整体层面要做到：建立老年共病患者功能评估和健康促进体系，探索老年共病治疗和早期综合预防措施；建立推广创新医疗服务模式；优化老年病诊疗方案和建立老年病适宜技术。以下就几种常见的老年病，推荐食疗药膳。

第一节　老年帕金森病

帕金森病（PD）是一种常见的神经系统变性疾病，老年人多见，平均发病年龄为60岁左右，40岁以下起病的青年帕金森病较少见。我国65岁以上人群PD的患病率大约是1.7%。大部分帕金森病患者为散发病例，仅有不到10%的患者有家族史。帕金森病最主要的病理改变是中脑黑质多巴胺能神经元的变性死亡，由此而引起纹状体多巴胺（DA）含量显著性减少而致病。导致这一病理改变的确切病因仍不清楚，遗传因素、环境因素、年龄老化、氧化应激等均可能参与PD多巴胺能神经元的变性死亡过程。

中医无帕金森病名，根据症状和体征，中医称之颤证。颤证又称颤振、震颤，是以头部或肢体摇动、颤抖为主要临床表现的一种病证。轻者仅有头部晃动或手足微颤，对患者工作和生活影响不大；重者头部或肢体颤抖摇动明显，甚至双手及下肢颤动不止，或可兼有动作僵硬，四肢拘急。本病以老年人发病较多。

（一）宜用食材及中药

1.蔬果类　西兰花、黄瓜、芹菜、草莓、香蕉、蚕豆等。

2.肉类　肉类均蛋白含量较高，老年帕金森病患者不宜食过量肉类。高蛋白饮食会影响左旋多巴在肠道的吸收和颅内的药物浓度，从而降低左旋多巴的疗效。适当增加豆类摄入，尽量不吃肥肉、荤油和动物内脏或少吃此类食物，饮食中过高的脂肪也会延迟左旋多巴药物的吸收，影响药效。

3.中药类　生地黄等。

（二）推荐药膳

葛根七味鳗

【组成】　河鳗200 g，葛根、宣木瓜各5 g，当归、丹参、牛膝、党参、白芍各2 g。

【制法】　将河鳗（不可用海鳗）杀死后，用沸水烫一下，使其体表黏液腥污可擦除，从头部取除内脏，洗净，切成圆形薄块，用葱姜酒、白胡椒、鱼露、盐拌渍5～6分钟后，平铺在盘中；再将葛根、宣木瓜、当归、丹参、牛膝、党参、白芍等七味药材均粉碎成细末，均匀撒在鳗块上，再淋上猪油，并把圣女果或红樱桃对剖后分饰在各鳗块上；蒸熟、上桌，是谓"清蒸"法之肴；将原汁滗出，加鲜汤和陈芹汁，勾流利芡，淋浇在出品上，则增色、润光、芹香、味鲜甜轻酸而微辣。

【用法】 每日分2次，吃鱼、饮汤，每周2次。

【功效】 养血祛风通络。

【禁忌】 出血性疾病（过敏性紫癜、维生素C缺乏症、血友病），对鱼类过敏者，皮肤病、痛风患者慎用。

【方解】 本品鳗鱼肉为君药，味甘性平，能补虚羸，祛风湿，杀虫。主治虚劳骨蒸，风湿痹痛。《日华子本草》："治劳，补不足，杀虫毒恶疮，暖腰膝，起阳，疗妇人产户疮虫痒。"《日用本草》："补五脏，治一切风疾，肠风下血。"《本草汇言》："鳗鲡鱼，消疳治瘵，杀诸虫之药也。如病痨瘵痔，及风湿脚气痹痛人常食之，渐渐获效。性虽有毒，以五味、葱、姜、椒、韭烹制得宜，食之又能补肾脏，壮虚羸。"现代研究发现，鳗鱼肉每百克含水分76 g，蛋白质14.5 g，脂肪8 g，钙166 mg，磷211 mg，铁1.8 mg，维生素A 3 000 U，维生素B_1 10 μg，维生素B_2 100 μg，烟酸6.0 mg，维生素C 15 mg。葛根、宣木瓜为臣，党参味甘性平，归脾、肺二经，能补中益气，健脾益肺，合党参味甘，性平，具有补中益气、止渴、健脾益肺，养血生津。当归和丹参补血活血，抗氧化和调节机体免疫功能。牛膝和白芍具有补肝肾、强筋骨之功效，且牛膝具有引血下行的功能。葛根、宣木瓜、党参健脾益肺，当归、丹参、牛膝、白芍活血通络，滋补肝肾。现代药理学也证明了以上诸药具有调节免疫、抗氧化、延缓衰老等作用，养血祛风通络之功。

第二节 老年糖尿病

老年糖尿病的年龄概念目前尚不统一，国内多采用1980年联合国提出的60岁以上者的糖尿病为老年糖尿病的划分，有些国家以65岁为分界线。老年糖尿病按其发病时间可分为老年期起病的糖尿病和青壮年起病而延续至老年期者。前者几乎均为2型糖尿病；后者多数为2型糖尿病，但也包括极少数1型糖尿病。人体逐渐衰老时，其总胰岛素量虽有一定水平，但其中胰岛素原相对增多。人类胰岛素原抑制肝葡萄糖生产作用的活性只有胰岛素的

1/10，在相同的基础状态下，年轻人的胰岛素原总分泌数和老年人相同，但在葡萄糖负荷后，血液循环中可测知的胰岛素原老年人为22%，而青年人只有15%，胰岛素原较多，也可能是老年人糖尿病增多的原因之一。因此，老年糖尿病，起病隐匿，易漏诊，但超重及肥胖者占多数。其餐后血糖已有升高，仅有一些非特异性症状如乏力、视力模糊、外阴瘙痒、阳痿等症状，也常常以并发症为首发症状，如高血压、脑血管病、视网膜病变和肾脏病等的表现。老年糖尿病患者易出现低血糖症状，可能与热量控制过低有关，会在病重卧床、活动量不足、优降糖或胰岛素用量过大时出现。此病患者常出现严重的并发症，以心血管及神经病变、泌尿系统感染、肾病、眼病为常见，而高渗性非酮症性糖尿病昏迷为严重急性并发症，多发生于原来轻症糖尿病或无糖尿病史者，病死率常高达50%左右。此病主要诱因为感染、胃肠功能紊乱、停用胰岛素，或在对症治疗时补充过多葡萄糖、应用糖皮质激素等药物所致。目前我国已成为全球糖尿病患者人数最多的国家。据最新数据显示，中国糖尿病患者人数已达1.14亿，约占全球糖尿病患者总数的1/3，其中2型糖尿病患者占93%～95%。研究者指出，降低血糖并不是糖尿病治疗的唯一目的，在有效控制血糖的同时，预防和减少低血糖风险或诱发的心血管等并发症，改善患者生活质量，延长患者生命才是最终目标。糖尿病分为1型糖尿病和2型糖尿病，2型糖尿病占到了糖尿病患者群体的90%以上，又名成人发病型糖尿病。患者体内产生胰岛素的能力并非完全丧失，有的患者体内胰岛素甚至产生过多，但胰岛素的作用效果较差，因此患者体内的胰岛素是一种相对缺乏，可以通过某些口服药物刺激体内胰岛素的分泌。

中医没有血糖的概念，当然也没有糖尿病的概念。中医所说的消渴症只是对一类具有相同症状的疾病的笼统分类，古文献提及的消渴症有可能是糖尿病引起的，也有可能不是。所以消渴症不能与糖尿病等同。现如今，控制糖尿病的首选方法是西医药物降糖或胰岛素治疗，这是具有很多循证医学证据的，也帮助了非常多的患者改善生活质量。

（一）宜用食材及中药

1. 蔬果类　洋葱、苦瓜、黄瓜等。

2. 肉类　糖尿病患者需合理控制总能量，这是糖尿病营养治疗的主要原则，以能维持或略低于理想体重为宜。蛋白质一定要占到每日总能量的1/3以上；每日脂肪摄入量不能超过30%；三餐分配要合理。糖尿病患者蛋白质的摄入，一般宜以下肉类蛋白为佳：① 鱼类：鱼肉脂肪含量极低，是糖尿病患者首选之肉，鱼肉主要营养成分EPA，它可以帮助人体降低胆固醇以及三酰甘油的含量，促进体内饱和脂肪酸的新陈代谢，从而起到降低血液黏稠度、降低患心血管疾病的风险。② 鸡肉：从营养学角度来分析，鸡肉蛋白质的含量比例较高，种类多，而且消化率高，很容易被人体吸收利用，有增强体力、强壮身体的作用。③ 鸭肉：蛋白质含量比畜肉含量高得多，脂肪含量适中且分布较均匀。所以相对来说也是比较不错的。其所含B族维生素和维生素E较其他肉类多，能有效抵抗脚气病、神经炎和多种炎症。④ 兔肉：据现代营养学分析，兔肉含蛋白质达21.5%，高于猪肉、牛肉、鸡肉、羊肉，脂肪含量仅为3.8%，低于猪肉、羊肉、牛肉，其胆固醇含量也低于其他所有肉类，所以比较适合于糖尿病患者。⑤ 猪、牛、羊等畜肉类，其属于红肉，富含蛋白质、各种矿物质等。不过脂肪的含量相对较高，需要适量食用，每日25 g为宜，宜吃精瘦肉，不吃或尽量少吃肥肉和五花肉等脂肪多的肉类。

3. 中药类　生地黄、知母、黄精、黄芪等。

（二）推荐药膳

怀山麦冬四色卷

【组成】　鸽肉100 g，鸡肉50 g，红肉肠100 g，怀山药150 g，玉竹20 g，麦冬15 g，菠菜75 g，熟咸蛋黄2只。

【制法】　取鸽肉、鸡肉斩茸，将怀山药、玉竹、麦冬打粉拌入，和葱、姜、盐、鸡精搅和成淮麦鸽肉馅；另将菠菜洗净，用沸水焯烫，使碧绿柔软，即用冷水浸凉（夏天用冰水）予以定色，再斩碎为绿馅；另将熟咸蛋黄捏碎好黄馅；取大张的紫菜皮，涂上鸡蛋液，把红肉肠和上述三色馅包裹成四色卷；再用鸡蛋拌淀粉为糊浆，将四色卷包裹全卷，入大油锅里炸至外金黄香脆、里鲜咸软嫩。切片上桌飨客。

【用法】　每周食用2～3次。

【功效】　补气血，滋肾养阴。对脾胃虚弱而有热的糖尿病及胃虚有疗效。

【禁忌】　脾胃便溏及外感发热慎用。

【方解】　本方以鸽肉为君，鸽肉味咸性平，归肝、肾二经，能滋肾益气，祛风解毒，《本经逢原》记载"久患虚羸者，食之有益"。现代研究表明，鸽肉易消化易吸收，含有丰富的营养物质，粗蛋白含量为67.8%，粗脂肪含量为38.8%，其中不饱和脂肪酸含量在65.12%～65.22%，油酸含量特别高，占脂肪酸总量的39.93%，矿物质及微量元素也高于一般动物性食物。动物实验证明：鸽酶解液能增强小鼠的巨噬细胞吞噬功能，提高小鼠免疫器官指数；能显著延长小鼠的常压耐缺氧时间，增强小鼠抗疲劳能力；对小鼠由环磷酰胺引起的白细胞、红细胞、血红蛋白、血小板降低具有拮抗作用。鸡肉味甘，性温，归脾、胃经，可温中益气、补虚填精、健脾胃。怀山药，为薯蓣的干燥根茎，味甘、性平，归脾、肺、肾经，功效健脾，补肺，固肾，益精，补脾养胃，生津益肺，补肾涩精，用于脾虚食少、肺虚喘咳、肾虚遗精、虚热消渴等症。麦冬具有养阴生津、润肺清心的功效。而玉竹有养阴润燥、降血压、降血糖、降血脂的功效。菠菜甘、平，归肝、胃、大肠、小肠经，功效解热毒，通血脉，利肠胃。主治头痛，目眩，目赤，夜盲症，消渴。本品有补肝、润肺、壮肾、益气、清心补血的功效。

第三节　阿尔茨海默病

阿尔茨海默病（老年性痴呆，AD）是一种起病隐匿的进行性发展的神经系统退行性疾病。临床上以记忆障碍、失语、失用、失认、视空间技能损害、执行功能障碍以及人格和行为改变等全面性痴呆表现为特征，病因迄今未明。65岁以前发病者，称早老性痴呆；65岁以后发病者称老年性痴呆。该病可能是一组异质性疾病，在多种因素（包括生物和社会心理因素）的作用下才发病。从目前研究来看，该病的可能因素和假说多达30余种，如家族史、性别、头部外伤、低教育水平、甲状腺病、母育龄过高或过低、病毒感染等。下列因素与该病发病有关：① 家族史。② 如甲状腺疾病、免疫系统疾病、癫痫等，曾被作为该病的危险因素研究。③ 伴有意识障碍的头部外伤，此类脑外伤作为该病危险因素已有较多报道。临床和流行病学研究提示严重脑外伤可能是某些该病的病因之一。该病起病缓慢或隐匿，患者及家人常说不清何时起病。多见于70岁以上（男性平均73岁，女性为75岁）老人，少数患者在躯体疾病、骨折或精神受到刺激后症状迅速明朗化。女性较男性多（女男比例为3：1）。该病主要表现为认知功能下降、精神症状和行为障碍、日常生活能力的逐渐下降。如果有以下表现，即可确诊AD：既有临床又有组织病理（脑活检或尸检）的证据，与NIA-Reagan要求的AD尸检确诊标准一致，两方面的标准必须同时满足；既有临床又有遗传学（1号、14号或21号染色体的突变）的AD诊断证据，两方面的标准必须同时满足。

中医无阿尔茨海默病的病名，AD相当于中医的老年健忘，该病系老年人脑力衰弱，记忆力减退，遇事善忘的一种病证。《黄帝内经》称本病为"善忘""喜忘"，认为本病与肾和气血失调所致。如《灵枢·本神》指出："肾盛怒而不止则伤志，志伤则喜忘其前言。"《素问·调经论》言："血并于下，气并于上，乱而善忘。"《诸病源候论·多忘候》称本病为"多忘"，曰"多忘者，心虚也，心主血脉而藏于神"。强调本病与心相关。自宋代《圣济总录》中称"健忘"后，病名沿用至今。《严氏济生方》云："夫健忘者，常常喜忘是也。盖脾主意与思，心亦主思，思虑过度，意舍不精，神官不职，使人健忘。"《三因极一病证方论·健忘证治》曰"脾主意与思，意者记所往事，思则兼心之所为也……今脾受病则意舍不清，心神不宁，使人健忘，尽心力思量不来者是也"。提出健忘是思虑伤及心脾所致。元代朱丹溪进一步提出本病与痰相关。《丹溪心法·健忘》指出："健忘，精神短少者多，亦有痰者。"至明清时期，对本病的认识渐趋深化。《类证治裁·健忘》指出："健忘者，陡然忘之，尽力思索不来也。夫人之神宅于心，心之精依于肾，而脑为元神之府，精髓之海，实记性所凭也。"清代王清任《医林改错·脑髓说》曰："高年无记性者，脑髓渐空。"明确指出了记忆与脑的关系。汪昂《医方集解·补养之剂》言："人之精与志，皆藏于肾，肾精不足则志气衰，不能上通于心，故迷惑善忘也。"强调了本病与肾虚相关。《血证论》指出："心有瘀血，亦令健忘。"强调健忘与血瘀相关。

（一）宜用食材及中药

1. 蔬果类　羽衣甘蓝、西兰花、胡萝卜、橙子、蓝莓、葡萄、豆类等。
2. 肉类　鲑鱼、沙丁鱼、鳟鱼、金枪鱼、鲭鱼、鸡等。
3. 中药类　黄精、远志等。

（二）推荐药膳

百银怀杞花胶汤

【组成】　百合、怀山药各30 g，枸杞子15 g，银耳50 g，红枣3枚，生姜3片，黄花胶100 g，猪瘦肉250 g。

【制法】　先将黄花胶泡发，洗净，切大块；猪瘦肉洗净，切小块；银耳泡发，去除硬梗，洗净拆散；红枣劈开，去核；生姜洗净，切片。所有食材一齐置于炖盅内，加入清水2000 mL、白酒少许，隔水炖2小时，盐调味即可。

【用法】　吃肉及汤，每周食用2次。

【功效】　滋补肝肾，益精养血，宁心安神。

【禁忌】　外感发热等。

【方解】　银耳性味甘淡平，长于滋补生津、润肺养胃。怀山药性味甘平，善能补脾益肺、养胃生津、补肾涩精。枸杞子性味甘平，功擅滋补肝肾、益精明目、润肺、止渴。以上三味搭配性味甘平，功擅补肝肾、养血润燥、养颜美容、延缓衰老，素有"海洋人参"美誉的花胶，和性味甘咸微寒，功擅补中益气、补肾滋阴、养血润燥的猪瘦肉。少佐姜、枣以调和脾胃。诸物合烹，汤性平和滋润，有良好的补脾益气、养胃生津、滋补肝肾、益精养血、宁心安神等作用。适宜老年脾胃虚弱者服食，尤宜于健忘、头晕目眩、心悸失眠、腰膝酸软等症的辅助治疗。

第四节　老年慢性心力衰竭

慢性心力衰竭是各种严重心脏疾病终末阶段的临床综合征，其致残率及病死率高，生存率低。慢性心力衰竭患者常伴有不同程度的营养不良，营养不良是心力衰竭反复发作及久治不愈的重要原因之一，且增加慢性心力衰竭的发病率和病死率，因此加强饮食干预，帮助患者建立正常的饮食习惯，改善营养状态是心力衰竭（以下简称"心衰"）防治中的一项重要内容。有研究表明合理的饮食干预在临床应用中患者的接受力、执行力高，且能有效督促患者自觉减少钠盐和控制液体摄入。

慢性心力衰竭是各种原因导致的心脏结构和功能的异常改变，心室收缩和（或）舒张功能障碍，最终导致泵衰竭而引起的一系列复杂临床综合征，是多种心血管疾病的严重和终末阶段。其典型的临床表现是不同程度的劳力性呼吸困难，活动能力下降和液体潴留，因其较高的患病率、发病率和病死率，给人们的生存带来了巨大的威胁。我国成人慢性心力衰竭的主要病因是冠心病、高血压、瓣膜病和扩张型心肌病，其中，冠心病所致的心肌缺血、心肌梗死等病已成为慢性心力衰竭的最主要原因。近20年，心室重构在慢性心衰发生发展的机制中的作用得到高度重视。心衰的药物治疗策略从过去以增加心肌收缩力为主的治疗模式，转变为目前以抑制神经内分泌激素异常、阻止心肌重塑为主的生物学治疗模式。慢性心衰的治疗目标不仅仅是缓解症状，更重要的是防止和延缓心肌重塑的进展，避免心功能的进一步恶化，降低心力衰竭的住院率及病死率。

中医古籍中无"心力衰竭"一词，历代中医文献亦无统一称谓，"心衰"二字最早见于西晋王叔和《脉经·脾胃部》"心衰则伏"，后又见于唐代孙思邈的《备急千金要方·脾脏脉论》，宋代《圣济总录·心脏门》亦有"心衰则健忘……惊悸恍惚"的记载。而心衰症状却早有记载，《黄帝内经》载"心胀者，烦心，短气，卧不安""心痹者，脉不通，烦则心下鼓，暴上气而喘"，此时"心胀"和"心痹"就其症状而言可属现代的"心力衰竭"。《金匮要略》曰"心水者，其身重而少气，不得卧，烦而躁，其人阴肿"，其中"心水"亦类似于现代医学的心衰。《慢性心力衰竭中医诊疗专家共识》进一步将慢性心力衰竭的中医证候进行简化，提出本病的中医基本证候特征可用气虚血瘀统驭，在此基础上可有阴虚、阳虚的转化，常兼见痰饮。综上所述，心衰的病机可分为虚实两端，虚者责之心气虚、心阳虚，其中以气虚为本，实者责之瘀血、水饮。

（一）宜用食材及中药

1. 蔬果类　洋葱、苋菜、橙子等。
2. 肉类　老年慢性心力衰竭患者需要适当的限制热能和蛋白质摄入。一般来说，对蛋白质的摄入量不必控制过严，每日每千克体重1 g，每日50～70 g，但当心力衰竭严重时，则宜减少蛋白质的供给，每日每千克体重0.8 g。蛋白质的特殊动力学作用可能增加心脏额外的能量要求和增加机体的代谢率，故应给予不同程度的控制。慢性心力衰竭患者蛋白质的摄入，可参照前述老年糖尿病的宜用肉类。
3. 中药类　人参、丹参、黄芪等。

（二）推荐药膳

参芪兰花鸡茸
【组成】　鸡胶120 g，党参3 g，黄芪3 g，山药3 g，陈皮2 g。

【制法】 将党参等四味中药粉碎成细末，混入一半鸡胶，搅打均匀，做底料；将底料放入瓷匙中，用另一半鸡胶盖在底料上，装饰好兰花图案，蒸熟；将蒸熟的食材褪出，放在平盘中，用高汤、鲜咸味勾芡，淋入精制油上光，浇在蛋面上，即可。

【用法】 每周食用2～3次。

【功效】 益气健脾养血。

【禁忌】 无。

【方解】 鸡肉含有丰富的必需氨基酸、儿童必需氨基酸、支链氨基酸和条件必需氨基酸，必需氨基酸营养价值高，其蛋白质种类多，而且消化率高，很容易被人体吸收利用，有增强体力、强壮身体的作用，另外含有对人体生长发育有重要作用的磷脂类，是中国人膳食结构中脂肪和磷脂的重要来源之一。党参味甘，性平，有补中益气、止渴、健脾益肺、养血生津功效。《本草从新》："补中益气，和脾胃，除烦渴。"黄芪味甘，性微温，归脾、肺经，益气固表。山药性甘温，归肾、脾胃经，健脾，补肺，固肾，益精，《药性论》："补五劳七伤，去冷风，止腰痛，镇心神，补心气不足，患人体虚羸，加而用之。"《日华子本草》："助五脏，强筋骨，长志安神，主泄精健忘。"鸡肉味甘，性微温。能温中补脾，益气养血，补肾益精。

184

[参考文献]

［1］王飞.中医老年病学［M］.北京：中国中医药出版社，2017.

［2］袁枚.随园食单［M］.张万新，注译.北京：中信出版集团，2018.

［3］何清湖，潘远根.中医药膳学［M］.北京：中国中医药出版社，1997.

［4］徐凤艳.阿尔茨海默病的营养干预［J］.沈阳医学院学报，2013，15（3）：157-159，162.

［5］王者悦.中国药膳大辞典［M］.辽宁：大连出版社，1992.

［6］忽思慧.饮膳正要［M］.北京：中国中医药出版社，2009.

第十七章 > 妇科

中医妇科学是运用中医学基础理论和方法，认识和研究女性的解剖、生理、病因病机、诊治规律，以防治妇女特有疾病的一门临床学科。基于女性不同年龄段经、带、胎、产的生理特点，中医药发挥辨证论治的优势，深入了解疾病的特征，其特色治疗方法在长期的医疗实践中已得到证实。在妇科疾病的诊疗过程中，逐步形成了重视肾、心、肝、脾、天癸、胞宫、胞脉、胞络、冲脉、气血等的协调，以调补脏腑阴阳气血、冲任督带，调养胞宫为主线，最终达到阴平阳秘的方法。针对妇科疾病的主要病机，包括脏腑功能失调、气血失常、冲任损伤等，形成了不同的治法，比如滋肾补肾、疏肝养肝、补益气血、活血化瘀、温经散寒、固摄奇经等内治法。同时根据辨证的结果，运用不同治法，对于一些常见的妇科疾病，如痛经、产后乳汁不足以及一些妇科杂病，药膳也有一定的发挥空间，恰如其分的食疗也能够达到保健预防的效果。以下便是几种常见的妇科疾病，针对不同证型推荐的食疗药膳。

第一节 痛 经

痛经是指妇女正值经期或经行前后，出现周期性小腹疼痛，或痛引腰骶，甚则剧痛昏厥者，亦称"经行腹痛"，分为原发性和继发性。其主要病机为冲任、胞宫气血阻滞，"不通则痛"，或冲任胞宫失于濡养，"不荣则痛"。治疗以调理冲任、胞宫气血为主，或行气，或活血，或散寒，或清热，或补虚，或泻实。中医药治疗痛经有一定优势和良好效果，尤其是功能性痛经。痛经患者经期切记注意保暖，适当休息，多饮温水，勿食生冷。

（一）宜用食材及中药

1. 蔬果类　香蕉、苹果、榴梿、荔枝、桑椹、葡萄、山楂、红枣、桂圆、裙带菜、胡萝卜、菠菜、松蘑等。

2. 肉类　螃蟹、田螺不宜食过量。常见宜食肉类：鸡肉、鱼肉、牛肉、羊肉、鲈鱼、黄鱼等。

3. 中药类　益母草、当归、丹参、艾叶、党参、肉桂、月季花、红花、泽兰等。

（二）推荐药膳

1. 双花薏苡仁糕

【组成】　月季花9g，玫瑰花9g，薏苡粉100g，糯米粉100g，香菜叶适量。

【制法】　将月季花、玫瑰花切碎，放适量沸水冲泡并勾厚芡，使成红花香馅；将薏苡仁粉碎成粉，掺入糯米粉，加好鲜咸味调料和沸水，使成面团，铺平在平盘里，抹平整之，再抹上一层红花馅，再抹上薏苡面团，抹平、贴绿色香菜叶增色；再蒸熟后、切块装瓷盘，上桌。出品花香扑面，糯软可口。再附述两方剂的功效。

【用法】　可每日食用。

【功效】　活血祛瘀，理气止痛。

【禁忌】　平素经血量多者慎用。

【方解】　月季花、玫瑰花同属蔷薇科植物，性甘、温，都归肝经，能疏肝解郁，活血止痛调经。现代研究表明月季花有抗氧化、抗菌、抗病毒、调节人体免疫等作用。《本草纲目拾遗》曾提到玫瑰花可"和血，行血，理气"，现代药理研究表明其有显著的防治心脑血管疾病的作用，还有抗氧化、抑菌、抗肿瘤作用。月季与玫瑰配伍，共奏活血祛瘀、理气止痛之功效。薏苡仁能健脾渗湿，除痹止泻，清热排脓。此糕点适合经前或经期小腹胀痛拒按，经血量少，行而不畅，血色紫暗有块，血块排出痛暂减，乳房胀痛，胸闷不舒的气滞血瘀证患者。

2. 生薏苡木耳粥

【组成】　生薏苡仁60g，黑木耳6g，大米60g，盐5g，味精2g，香油3g（2～3人份）。

【制法】 将生薏苡仁洗净捣碎，黑木耳、大米淘洗，一起放入煲内。加适量的水，共煮为粥。粥熟后调入盐、味精、香油，温热食之。

【用法】 吃薏苡仁、木耳，喝粥，每周食用2～3次，月经来潮前连服5～7日。

【功效】 清热利湿，化瘀止痛。

【禁忌】 薏苡仁性凉，虚寒体质之人不宜长期过多食用，可适量服用但不超过1周。

【方解】 本方以生薏苡仁为君，其性凉，味甘、淡，归属脾、胃、肺经。《名医别录》曰："除筋骨邪气不仁，利肠胃，消水肿，令人能食。"黑木耳性平，味甘，归脾、大肠、肺、肝经。现代药理学研究，薏苡仁含有脂肪酸及酯类、多糖、黄酮、三萜、生物碱等多种化合物，有抗肿瘤、镇痛抗炎、调节糖脂代谢、增强免疫、降血压、抗氧化等功效。黑木耳能有效预防缺铁性贫血、血栓、动脉硬化、冠心病等疾病。全方合用，共奏清热利湿、化瘀止痛之功效。此方适合经前或经期小腹疼痛或胀痛不适，有灼热感，或痛连腰骶，或平时小腹疼痛，经前加剧；经血量多或经期长，色暗红，质稠或夹较多黏液；平素常带下量多，色黄质稠有臭味；或伴有低热起伏，小便黄赤的湿热瘀阻证患者。

3. 肉桂女贞子粥

【组成】 肉桂末2 g，女贞子10 g，大米100 g（1～2人份）。

【制法】 女贞子水煎取汁。将女贞子的汁放入大米煮成粥。最后放入肉桂末调匀服用。

【用法】 吃女贞子，喝粥，每周食用2～3次，月经来潮前连服3～5日。

【功效】 补肾填精，养血止痛。

【禁忌】 如有口渴、咽干舌燥、咽喉肿痛、鼻子出血等热性症状及各种急性炎症时，均不宜服用；有慢性肝病，还有痔疮，容易上火，出血性疾病的人群都禁忌服用。

【方解】 本方女贞子为君，其性平，味甘、苦，归肝、肾二经，《本草备要》曰其"益肝肾，安五脏，强腰膝，明耳目，乌须发，祛风湿，除百病"，有滋阴益寿、补益肝肾、清热明目、乌须黑发等功效。女贞子的化学成分包含萜类、黄酮类、多糖、微量元素等，具有抗肿瘤、保肝、延缓衰老等药理作用。肉桂散寒止痛、温经通脉，它抗溃疡、抗腹泻和利胆作用为其温中散寒治疗脘腹冷痛提供了药理学依据。加入少量肉桂末寓以"善补阴者，必于阳中求阴，则阴得阳升而泉源不竭"。三者合用，全方共奏补肾填精、养血止痛之功效。此方适合经期或经后小腹绵绵作痛，经行量少，色红无块，腰膝酸软，头晕耳鸣的肝肾亏虚证患者。

4. 归参烧鸡卷

【组成】 当归15 g，党参15 g，母鸡1 500 g，水发黄花菜50 g，豆腐衣2张。

【制法】 将当归、党参塞入净膛母鸡内，煮熟；将母鸡肉拆除骨刺，撕碎成丝，加水发黄花菜（也撕丝）一起拌和成馅，用豆腐衣（肉）包裹成卷；用精制油炸脆至香，加入咖喱复合味和鸡汤为卤汁烧透入味；可热吃，也可凉后食用。

【用法】 每周食用2～3次。

【功效】 气血双补，通经止痛。

【禁忌】 湿重腹胀不宜食用。

【方解】 本方以母鸡为君，性温，味甘，可补气补血。当归归属于心、肝、肺三经，为妇科调经要药。当归具有活血的作用，即抗血栓、抗凝血，其有机酸中的阿魏酸可抑制血小板聚集和血栓形成。当归含有兴奋和抑制子宫平滑肌的两种成分，进而能缓解患者经期腹部疼痛。党参味甘，性平，归脾、肺二经，现代药理学研究党参含有生物碱类、聚炔类、苷类等成分，具有促进造血功能、抗缺氧、抗应激、抗疲劳、增强机体免疫力等多种药理作用。黄花菜味甘，性平，能养血平肝，利尿消肿。新鲜黄花菜有小毒不可使用。《云南中草药选》记载："黄花菜可以镇静，利尿，消肿。其主治头昏，心悸，小便不利，水肿，尿路感染，乳汁分泌不足，关节肿痛。"上海名医王翘楚先生用黄花菜治疗失眠疗效亦佳。全方共奏气血双补、通经止痛之功效。此方适合经后一两日或经期小腹隐隐作痛，或小腹及阴部空坠，喜揉按，月经量少，色淡质薄，或神疲乏力，或面色不华，或纳少便溏的气血虚弱证患者。

5. 三七生姜蒸鹌鹑

【组成】 鹌鹑1只，三七粉1～2 g，生姜30 g，肉桂10 g，陈皮10 g，盐、味精少许。

【制法】 将鹌鹑去毛及肠杂，洗净切块。用生姜、肉桂、陈皮、三七粉同置瓷碗中，加入少许盐。上锅隔水蒸熟，调入味精即成。

【用法】 吃鹌鹑，每周食用2～3次。

【功效】 温经活血，化瘀止痛。

海派药膳

【禁忌】 平素经血量多者慎用；三七为活血化瘀第一圣药，月经期间服用此药膳如发现月经量过大过多，宜经前、经后食用。

【方解】 本方以鹌鹑为君，味甘，性平，可补中益气、清热利湿。三七性味甘微苦温，归肝、胃经，有化瘀止血、活血定痛之功效。现代研究表明三七中有许多主要有效成分，如三七皂苷、三七素、黄酮等，具有补血、止血、活血化瘀、抗血小板聚集、保护心脑血管、降血压、降血脂、抗炎等作用。生姜味辛，性微温，归肺、脾、胃三经。生姜药食同源，是家庭常用的调味蔬菜，也是中国传统医药最著名的药材之一。生姜具有杀菌解毒、抗炎、降血脂、抗氧化、抑制肿瘤等保健功能。肉桂性味甘、辛热，归脾、肾、心、肝经，有补火助阳、散寒止痛、温经通脉之功效，其辛行温通力强，温经通脉功胜，善于治疗冲任虚寒、寒凝血滞的痛经病。肉桂温经通脉，陈皮行气化痰，与三七粉、生姜、鹌鹑配伍，全方共奏温经活血、化瘀止痛之功效。此方适合经行小腹冷痛，得热则舒，经量少，色紫暗有块，伴形寒肢冷、小便清长的寒湿凝滞证患者。

第二节 产后乳汁不足

产后乳汁不足是指产后哺乳期内，产妇乳汁甚少或全无，不够喂养婴儿者。中医认为主要病机一为化源不足，二为瘀滞不行。治疗以调理气血，通络下乳为主。产后乳汁少大部分产妇可以通过食疗增加乳汁分泌，或通过专业手法进行催乳，同时产妇要注意休息和保持良好心情。

（一）宜用食材及中药

1. 蔬果类　木瓜、桃子、樱桃、猕猴桃、荔枝、香蕉、葡萄、黄花菜、海带、莲藕、莴笋、茭白、丝瓜、黄豆芽等。

2. 肉类　猪蹄、猪瘦肉、鲫鱼、鸡、排骨、猪肚、牛肉等，煲汤效果更佳。

3. 中药类　黄芪、当归、川芎、丝瓜络、路路通、冬瓜仁等。

（二）推荐药膳

1. 瓜蒌蜂蜜粥

【组成】 瓜蒌12 g，青皮6 g，漏芦9 g，大米50 g，蜂蜜适量。

【制法】 将瓜蒌、青皮、漏芦用水洗净，备用。将以上中药入锅，加适量清水，置火上先用旺火烧至汤沸，再转用小火煎10分钟后，去药渣留汁。大米放入锅中淘洗干净，加适量净水置火上煮粥如常法。待粥熟兑入药汁，淋入蜂蜜，用勺按一个方向搅匀即成。

【用法】 每日早、晚各食1次，连服数日。

【功效】 理气通乳。

【禁忌】 糖尿病患者不宜食用。

【方解】《景岳全书·妇人规》云："妇人乳汁，乃冲任气血所化，故下则为经，上则为乳。"故气血虚弱，乳汁化源不足，无乳可下，首当补益气血，使乳汁生化有源。方中大米、蜂蜜补中益气，使乳汁生化有源；青皮疏肝行气；瓜蒌宽胸散结以通乳；漏芦可下乳通经脉。《神农本草经》言其主治"皮肤热毒，恶疮疽痔，湿痹，下乳汁"。药理研究表明漏芦的提取物在抗氧化和延缓衰老、降血脂和抗动脉粥样硬化、保肝及抗肿瘤等方面，普遍具有良好的活性。全方共奏疏肝通乳之效。

2. 清蒸鲫鱼

【组成】 鲫鱼1条（约250 g），水发冬菇片25 g，春笋片50 g，香菜25 g。

【制法】 将鲫鱼去肠肚、整理洗净，折去尾尖，提着鱼尾，放入沸水锅中略烫（去黏液和腥味）。冬菇片、春笋片洗净，香菜去根洗净切成一寸长的小段待用。鲫鱼放汤盘中，将春笋片、冬菇片排在鱼身上，加入盐、白糖、葱姜片及适量清汤，上笼隔水蒸熟。蒸熟后取出汤盘，把香油淋入盘中，撒上香菜即可食用。

【用法】 每日食1～2次，连食数日。

【功效】 补气通乳。

【禁忌】 竹笋有碍消化，患有胃肠疾病则不宜多食，且竹笋含有草酸盐需经高温烹调后食用；香菜又称为芫荽，辛香发散，体虚或有痤疮、发热者不宜食用，且有特殊气味，不喜者可去之。

【方解】《备急千金要方》中列下乳方21首，其中有鲫鱼、猪蹄等食疗方。鲫鱼性微温，味甘，归脾、胃、大肠经，具有健脾利湿、和中开胃、通络下乳、消肿利尿的功效。鲫鱼富含水溶性蛋白质、蛋白酶、脂肪、糖类、烟酸、维生素、硫胺素、核黄素、烟酸，以及钙、磷、铁等成分。鲫鱼食用部分每百克含水分85 g，蛋白质13 g，脂肪1.1 g，碳水化合物0.1 g，以及钙

54 mg、磷203 mg等多种微量元素。一味鲫鱼就有通乳之功，配以各种配菜改善口感。

3. 桔梗桂花粥

【组成】 桔梗6 g，通草3 g，香附9 g，桂花少许，冰糖适量，大米50 g。

【制法】 将桔梗、通草、香附、桂花用水洗净，备用。锅中加适量水，加入药材，置火上煮十分钟左右，去药渣留汁。大米淘洗干净，入锅加适量净水煮粥如常法。粥熟后兑入药汁，撒入冰糖、桂花搅匀即可。

【用法】 每日早、晚各食1次，连服数日。

【功效】 疏肝理气通乳。

【禁忌】 糖尿病患者不宜食用。

【方解】 方中大米、冰糖补中益气，使乳汁生化有源；香附疏肝解郁；通草具有清热利湿、下乳通窍之功，《本草纲目》言其"通气上达而下乳汁"。现代实验证明通草提取液明显提高泌乳量，且相比于西医治疗催乳，其引起的不良反应少。此外，通草在治疗产后缺乳方面有独到之处。《圣济总录》记载"桔梗汤治疗产后乳汁不下"。本品疏肝解郁，宣通乳络，力较缓和，适用于乳少、乳汁不畅症轻者。

4. 芪归猪蹄汤

【组成】 猪蹄1只，黄芪9 g，当归9 g，清水适量（1～2人份）。

【制法】 猪蹄去毛，整理洗净，入沸水锅中烫一下，捞入砂煲中，加入清汤待用。砂煲上火，倒入酱油，加入盐、葱段炖至八分熟，放入黄芪、当归煮熟即可。

【用法】 吃猪蹄喝汤，每日1次。

【功效】 补虚通乳。

【禁忌】 本方无明显禁忌证。

【方解】 本方猪蹄为君，补血通乳。陶弘景《名医别录》谓其能"洗伤挞，诸败疮，下乳汁"。苏颂《图经本草》谓其能"滑肌肤，去寒热"。李时珍《本草纲目》云："煮羹，通乳脉。"黄芪味甘，性微温，归脾、肺经，有补气健脾、益卫固表之效，《本草纲目》中称为"补气之最"。现代药理表明黄芪具有增强机体免疫及造血功能、改善机体代谢、强心、抗病毒性心肌炎、延缓衰老、抗疲劳、保肝等功效。当归其性辛温，味甘，归心、肝、脾经，善于补血养血。《景岳全书·本草正》："当归，其味甘而重，故专能补血；其气轻而辛，故又能行血。补中有动，行中有补，诚血中之气药，亦血中之圣药也。"现代药理研究表明当归具有补血、改善造血功能、抗抑郁、抗炎、抗肿瘤、增强心脑血管、保肝等功效。此药膳寓当归补血汤之意，共奏补气养血通乳之功。

第三节　围绝经期综合征

围绝经期综合征是指妇女到了绝经期前后出现一系列躯体及精神心理症状，如烦躁易怒，心悸失眠，眩晕耳鸣，潮热面红，烘热汗出，情志不宁，面浮肢肿，健忘头痛，腰背酸楚等，尤其以烦躁、易激惹为常见症状的疾患。该病不仅影响妇女的身心健康，而且还影响工作、家庭生活与人际关系，且发生高血压、冠心病、骨质疏松的危险性也增大。中医认为围绝经期患者以肾虚为本，肾阴阳失调必然影响到肝、心、脾等脏腑，其中以肝为多见，如肝旺肾虚、肝肾阴虚、肾虚肝郁、心肝火旺等。中医药以滋阴清热、补肾疏肝、理气健脾为主，能明显改善临床症状，还具有调整神经系统、内分泌系统、循环系统的综合作用，且副作用极少，常可取得理想的效果。围绝经期是每位女性都必须经历的生命阶段，不要排斥它，要相信通过提前预防及适当的调理，每个人都可以顺利地度过这一特殊的阶段。

（一）宜用食材及中药

1. 蔬果类　苹果、梨、香蕉、橘子、鲜枣以及菠菜、西兰花、西红柿、胡萝卜等。

2. 肉类　牛肉、猪肉、鲈鱼、鸡、鸭、虾等。

3. 中药类　山药、黄精、西洋参、枸杞子、灵芝、生地黄、红枣、麦冬、五味子、当归等。

（二）推荐药膳

1. 甘麦饮

【组成】　淮小麦30 g，炙甘草10 g，红枣（去核）10枚。

【制法】　将小麦、去核红枣、炙甘草用水洗净。将去核的红枣、小麦、炙甘草依次加入锅内，加入适量清水（净水800 mL熬至400 mL左右），如喜欢甜食可加入红糖或冰糖适量。大火烧开后转小火继续煮15分钟。

【用法】 过滤掉渣滓即可饮用。每日早、晚各服1次，每次200 mL；或代茶频服。

【功效】 养心健脾安神，止汗除烦。

【禁忌】 舌苔厚腻、体内有痰者、水肿不宜服药。

【方解】 此饮改编自妇人脏躁基础方"甘麦大枣汤"，出自《金匮要略·妇人杂病脉证并治》，"妇人脏躁，喜悲伤欲哭，象如神灵所作，数欠伸，甘麦大枣汤主之"。临床研究表明甘麦大枣汤对围绝经期失眠女性的日间功能、睡眠效率、睡眠时间、睡眠质量评分，显著改善其睡眠质量。相关药理研究也表明甘麦大枣汤可以通过对抑郁小鼠的海马 SIRT1-ERK1/2 信号通路，或通过调控肠道菌群等机制起到改善抑郁症状的作用。本病病位在"肝""心"两脏，《素问·藏气法时论》"肝苦急，急食甘以缓之"，《灵枢·五味》"心病者，宜食麦"。《金匮要略论注》："小麦能和肝阴之客热，而养心液，且有消烦利溲止汗之功，故以为君。甘草泻心火而和胃，故以为臣。大枣调胃，而利其上壅之燥，故以为佐。"方中以淮小麦为君，取其甘凉之性，养肝补心，除烦安神。甘草补养心气，和中缓急为臣。红枣益气和中，润燥缓急为佐。甘麦饮中选用炙甘草性偏温，可益气补中，具有调理阴阳、气血双补的功效。甘草中甘草素有助于平衡女性体内雌激素含量，现代医学研究表明炙甘草有抗抑郁、改善免疫功能、调节心律失常、抗肿瘤、抗炎等功效。故本药膳适用于心阴不足、肝气失和的围绝经期综合征女性，伴有潮热出汗、烦躁失眠、忧郁易怒、头晕心悸。

2. 雪花枸杞赛螃蟹

【组成】 河鱼肉75 g，竹笋25 g，枸杞子75 g，可生食鸡蛋2只，熟咸蛋黄2只，空蟹壳1个。

【制法】 将空蟹壳洗净备用。将蒸熟的河鱼肉去刺撕碎，熟咸蛋黄也撕碎。将竹笋洗净焯水去涩，与枸杞子分别切成碎粒。将鸡蛋分两色软抄后，即将前四种食材一起倒入锅内，加入烹调用蟹味汁，勾入糊芡，烹成"赛螃蟹"，作为馅料。将馅料放入空蟹壳中。另用方竹筷手工连续搅打，或者用打蛋器搅打，使蛋清变成雪花般的泡沫，将雪花沫盖在馅料表面，并镶贴上彩色的花卉图案，即可。

【用法】 每周食用2～3次。

【功效】 补益肝肾，养阴清热。

【禁忌】 患有泌尿系统结石、胃溃疡、十二指肠溃疡、胃出血的患者不宜多吃竹笋。

【方解】 上海海派菜中有"赛螃蟹"这道"以假乱真"的菜，即使用鱼肉蒸熟撕碎（替代蟹肉）或者将鸡蛋分开为蛋白、蛋黄，通过"软炒"的烹调方法，特别是调入"蟹味复合型调料"，使之成为"不是蟹肉但滋味、口感能类似蟹肉的效果"，所以美称"赛螃蟹"。本肴又加入了熟咸蛋黄撕碎，色、形均酷似蟹黄，而且有蟹黄酥糯的口感。河鱼肉含有叶酸、维生素 B_2、维生素 B_{12}、维生素 A、铁、钙、磷等营养物质，善能滋补脾胃、利水下气。上海使用的河鱼多为青鱼、草鱼、花鲢鱼、白鲢鱼、白鱼，俗称"青草花鲢白"。经常吃鱼还能养肝补血、泽肤养发。鱼的脂肪含量较低，且多为不饱和脂肪酸，是滋补的佳品。枸杞子性甘、平，归肝、肾经，具有滋补肝肾之功效。《本草经集注》记载，"补益精气，强盛阴道"。常食枸杞子有延缓衰老，增强免疫力，保肝，抗肿瘤等作用。竹笋是一种高蛋白、低脂肪、富纤维的食品。我国食用竹笋历史悠久，中医认为竹笋味甘性寒，可滋阴益气、清热祛痰、消食去烦。药理学发现竹笋中的竹笋多糖具有调节免疫、抗肿瘤等作用，竹笋中的黄酮类化合物具有抗氧化、延缓衰老的作用。三者一起烹炒，可起到补益肝肾、养阴清热、调节免疫的功效。故本药膳适用于肝肾阴虚之围绝经期综合征女性，伴烘热汗出、烦躁易怒或忧郁健忘等症。

3. 枸杞蒸鸡

【组成】 仔母鸡1只（重约1 500 g），枸杞子15 g，胡椒粉3 g，黄酒15 mL，生姜、葱白、味精、盐等适量（2～3人份）。

【制法】 将仔母鸡去毛、爪及内脏，洗净，放沸水锅中氽透，捞出放凉水内冲洗干净，控水。生姜切片，葱切段备用。仔母鸡腹朝上，枸杞子从剖开处装入腹内，摆上姜片、葱段注入清汤，加入盐、黄酒、胡椒粉，用湿棉纸封口。上笼用旺火蒸约2小时，拣去姜片、葱段，调入味精即成。

【用法】 食用鸡和枸杞子，每周1次。

【功效】 补益肝肾。

【禁忌】 伤食、外感者不宜。

【方解】 枸杞子有补益肝肾之功。仔母鸡性味甘温，归脾、胃经，口感鲜嫩的同时，又有温中益气、补益健脾、滋五脏、益精髓之功。《黄帝内经》云："五畜为益。"鸡作为五畜之一，在补养的同时，又不必担心发胖，

海派药膳

因为鸡肉的热量极低。枸杞子蒸鸡的做法较为天然,既可以最大限度地保留食材的营养,又有肉嫩无油的口感,达到补益肝肾、健脾益气的功效。故本药膳适用于围绝经期综合征伴腰膝酸软、头晕耳鸣、视物昏花、精神萎靡者。

4.二仙香荽烤羊排

【组成】 羊排250 g,仙茅15 g,淫羊藿15 g,生姜15 g,炸蒜瓣、葱、香菜叶适量。

【制法】 将羊排洗净,与纱布包(仙茅、淫羊藿、炸蒜瓣、生姜、葱、香菜叶)、黄酒,一同煮至断生。再将羊排以凉风晾致表面略干,用港式烧味汁涂满在羊排上,再吹干,然后入烤炉中烧烤,直至色金红、外香脆、里鲜软,五蔬与四酱,郁香盈厅,毫无羊臊味。

【用法】 羊肉烂熟后入佐料即食。冬季每周1次。

【功效】 补肾壮阳。

【禁忌】 五心烦热、咳嗽咽痛等阴虚火旺者慎用。

【方解】 本药膳取二仙汤之意,二仙汤出自《中医方剂临床手册》,是20世纪50年代张伯讷教授创制的经方,是治疗围绝经期综合征的代表方之一,具有温肾阳、补肾精、泻相火、调冲任之功效。仙茅可以温肝补肾、强筋健骨、温暖腰膝。淫羊藿(仙灵脾)可以补肾壮阳,强筋健骨。二者为补肾助阳名方二仙汤的主药,能够起到温肾阳、补肾精的作用。中医认为羊肉温而不燥,养血益气,温中暖肾。从现代营养学角度来说,羊肉富含优质蛋白质,其蛋白质含量和消化利用率较之猪肉要更高,胆固醇的含量也较低。羊肉中还富含B族维生素、铁和肉碱等营养物质。此外,羊属于反刍动物,它体内特有的共轭亚油酸成分,有益于人体蛋白质合成,能增强血管的舒张能力,具有清除血管垃圾、平稳血压的作用。二仙汤与羊肉同炖,共同达到温补肝肾,壮阳益气的功效。故本药膳适用于肾阳虚之围绝经期综合征女性,伴面色晦暗、面浮肿胀、形寒肢冷、腰膝酸软等症。

5.灵芝大枣粥

【组成】 大米100 g,灵芝6 g,大枣10枚,花生仁10 g,白糖适量(2～3人份)。

【制法】 灵芝切碎,水煮取汁。放入大枣、花生仁、大米煨煮成稠粥,放入适量白糖调味后即可食用。

【用法】 每日1餐。

【功效】 养心安神，养血益气。

【禁忌】 患者手术前后1周，或大出血的患者，不宜食用；糖尿病患者不宜食用。

【方解】 灵芝是国内外久负盛名的中药。药理研究表明，灵芝具有免疫调节、抗肿瘤、抗病毒、延缓衰老、抗疲劳、降血糖、降血压、消炎和镇静催眠等作用。大枣有良好的滋补作用，《神农本草经》把它列为药中上品，谓其"安中养脾，助十二经……补少气、少津液、身中不足……久服轻身长年"。配合健脾之大米，共同达到养心安神，养血益气之功。故本药膳适用于气血不足之围绝经期综合征，伴心神不宁、心烦失眠、神疲乏力、体质虚弱等症。

第四节　盆腔炎性疾病

盆腔炎性疾病是指女性上生殖道的一组感染性疾病，主要包括子宫内膜炎、输卵管炎、输卵管卵巢脓肿、盆腔腹膜炎。临床表现主要以下腹痛、阴道分泌物增多为主，重者有恶寒、高热、头痛、食欲不佳、恶心呕吐等症。盆腔炎性疾病未能得到及时、彻底治疗，发展为盆腔炎性疾病后遗症，以致迁延难愈，反复发作，同时导致不孕、异位妊娠、慢性盆腔痛，严重影响女性的生殖健康及身心健康。中医药治疗盆腔炎性疾病有一定优势和良好临床疗效，盆腔炎性疾病急性期辅以中医治疗可以提高临床疗效，减少后遗症发生；对于盆腔炎性疾病后遗症以中医药治疗为主，内外结合，扶正祛邪，可降低复发率。同时需要加强锻炼，增强体质，生活养生调摄，扶正祛邪，促进康复，减少复发。

（一）宜用食材及中药

1. 蔬果类　猕猴桃、雪梨、山楂、苹果、橙子、苦瓜、丝瓜、萝卜、芹菜、菠菜、冬瓜等。

2. 肉类　鱼肉、鸡肉、牛肉、精瘦肉、鸭肉等。

3. 中药类　蒲公英、野菊花、金银花、玉米须、杭白菊、红花、薏苡仁、芡实、白茯苓、陈皮等。

（二）推荐药膳

1. 薏苡仁黄芩酒

【组成】 薏苡仁50 g，怀牛膝、生地黄各30 g，黄芩、当归、川芎、吴茱萸各20 g，枳壳15 g，白酒2 500 mL。

【制作】 将以上药材共捣粗末，装入纱布袋，扎紧。置于净器中，入白酒浸泡，封口，置阴凉干燥处，7日后开取，过滤去渣备用。

【用法】 每日2次，每次30 mL，饭前服用。

【功效】 清热活血止痛，祛湿止带通淋。

【禁忌】 寒湿体质者不宜。

【方解】 本药酒以薏苡仁为君，薏苡仁性味甘淡、微寒，归脾、肺、肾经，有"生泻熟补"之别，此处取生薏苡仁有利湿健脾、清热排脓、除痹止痛之效。现代药理研究证实薏苡仁中的薏苡素、β-谷甾醇等具有镇痛消炎止血的作用。薏苡仁酯和薏苡仁多糖能显著促进健康人末梢血单核细胞产生抗体，促进淋巴细胞转化，增强体液免疫和细胞免疫。怀牛膝归肝、肾经，具有逐瘀通经、补肝肾、强筋骨、利尿通淋、引血下行的功能。生地黄归心、肝、肾经，具有清热凉血、养阴、生津的功效。两者共为臣药，清热除湿通淋。佐以黄芩、当归、川芎、吴茱萸活血通淋，引血下行。本药酒有清热消炎、活血止痛、祛湿止带之功效，用于治疗盆腔炎之湿热蕴结引起的腰酸腹痛、带下量多色黄等症。

2. 丹参红花陈皮饮

【组成】 丹参10 g，红花5 g，陈皮5 g。

【制作】 丹参、红花、陈皮洗净备用。先将丹参、陈皮放入锅中，加适量水，大火煮开，转小火煮5分钟即可关火。再放入红花，加盖闷5分钟，倒入杯内，代茶饮用。

【用法】 代茶饮。

【功效】 活血止痛，理气解郁。

【禁忌】 气虚、阴虚体质者不宜。

【方解】 《妇人明理论》云："一味丹参散，功同四物汤。"本茶饮以丹参为君药，性味苦、微寒，归心、肝经，具有活血祛瘀、通经止痛、清心除烦、凉血消痈之功效。现代药理学丹参的药用成分为丹参酮ⅡA、丹参素及丹酚B，其药理功效有扩张冠状动脉、改善心肌缺血状况、降低血压、安神静心、降血糖和抗菌等，另外还有抗凝、抗菌消炎、抗肿瘤、抗氧化作用。红花性味辛温，归心、肝经，有活血通经、去瘀止痛之功效，现代药理表明红花主要有效成分为黄酮类，有镇痛、镇静及消炎的作用。佐以陈皮理气健脾。《本草纲目》中记载陈皮"苦能泄能燥，辛能散，温能和，其治百病，总是取其理气燥湿之功"。丹参红花陈皮饮制作简单，有活血调经解郁之功效，常服能达气血调和，寓"通则不痛"之意，消除盆腔炎性疾病引起的慢性腹痛之苦恼。故本药膳适合盆腔炎性疾病女性，伴有少腹胀痛或刺痛，经前乳房胀痛，经期血块多，舌质暗或有瘀点等气滞血瘀型者。

3. 生地木棉花瘦肉汤

【组成】 瘦肉300 g，生地黄、木棉花各10 g，青皮6 g，盐6 g（1～2人份）。

【制作】 瘦肉洗净，切件，氽水。生地黄洗净，切片。木棉花、青皮均洗净。锅置火上，加水烧沸，放入瘦肉、生地黄慢炖1小时。放入木棉花、青皮再炖半小时，调入盐即可食用。

【用法】 吃肉喝汤，连续1～2周。

【功效】 清热利湿消炎，兼养血补虚。

【禁忌】 舌苔淡、脾胃虚寒者不宜。

【方解】 本方以生地黄、木棉花君药，生地黄性凉，味甘苦，归心、肝、肾经，具有滋阴补肾、养血补血、凉血的功效。《本草汇言》言："生地黄，治手足心热及心热，能益肾水而治血，脉洪实者宜此。若脉虚，则宜熟地黄。地黄假借火力蒸，故能补肾中元气。"现代药理表明地黄的化学成分以苷类为主，其中又以环烯醚萜苷类为主，具有降血糖、抗凝、消炎的作用。木棉花性凉，味甘、淡，归大肠经，有清热利湿、解毒的作用，药理学表明木棉花的化学成分主要有挥发油类、黄酮类、苯丙素类等，具有抗炎抗菌、抗肿瘤、抗氧化、降血糖、保肝等多种功效。瘦肉中蛋白质含量非常高，瘦肉可以为人体的新陈代谢提供人体必需的氨基酸，并且可以促进铁元素的吸收，可以促进血红蛋白的生成，改善缺铁性贫血。瘦肉中还含有大量的维生素B_1、维生素B_2，可以有效地营养神经，起到缓解失眠多梦的作用。《黄帝内经》曰："正气存内，邪不可干，邪之所凑，其气必虚。"盆腔炎性疾病病程往往较长，缠绵难愈，久病多虚，治疗需扶正祛邪。此药膳能清热利湿以祛邪，养血补虚以扶正。

4.莲子茅根炖乌鸡

【组成】 萹蓄、土茯苓、白茅根各15 g，红花8 g，莲子50 g，乌鸡肉200 g，盐适量（1～2人份）。

【制作】 将莲子、萹蓄、土茯苓、白茅根、红花洗净备用。乌鸡肉洗净，切小块，入沸水中余烫，去血水。把全部用料一起放入炖盅内，加适量开水，炖盅加盖，小火隔水炖3小时，加盐调味即可。

【用法】 吃鸡肉喝汤，每周2次。

【功效】 清热利湿消炎，兼补肾益精。

【禁忌】 寒湿脾虚者不宜。

【方解】 本方以萹蓄、土茯苓、白茅根为君药。萹蓄味苦，性微寒，归膀胱经，有通经利尿、清热解毒功效。白茅根味甘苦，性寒，归肺、胃、小肠经，有凉血止血、清热解毒的功效。土茯苓味甘、淡，性平，有解毒、除湿、通利关节之功效。三药合同用有较强的清热解毒，除湿止痛之效。土茯苓中总黄酮含量高，具有明显的抗炎、镇痛及抗疲劳效果。萹蓄中含有黄酮类化合物、苯丙素类化合物、酚酸类化合物等多种化学成分，其中黄酮类化合物是萹蓄的主要化学成分，还具有利尿、止泻、驱虫、抑菌、消炎、抗氧化、降压及保肝等药理功效。乌鸡肉营养价值高，乌鸡中所含的铁元素比普通的鸡要高出很多，是一种良好的补血食材。乌鸡中所含有的维生素E、钙元素以及磷元素，可以促进骨骼的生长发育，防止骨质疏松，有良好的补肾益精作用。此药膳有清热利湿消炎以祛邪，补肾益精以扶正之效。

5.佛门金银水晶卷

【组成】 冬瓜100 g，金银花20 g，西兰花50 g。

【制作】 将西兰花焯致色碧，切成细条，与金银花拌和、加陈芹汁调和成鲜咸微甜的内馅。将冬瓜切成薄片，包裹"金银碧绿花"成卷，蒸熟后便透明如水晶。然后，滗出原汁，勾流利芡，加入麻油，淋浇在水晶卷上。

【功效】 化湿止带，消炎止痛。

【用法】 每2～3日服用1次。

【禁忌】 脾胃虚弱、便溏者禁用。

【方解】 本方以金银花和冬瓜共为君药，具有加强清热解毒、利湿消炎的功效。金银花性寒，味甘，归肺、心、胃经，具有清热解毒、抗炎、补虚疗风的功效，主治温病发热、热毒血痢、痈疽疔毒。现代研究证明金银花含有绿原酸、木樨草素苷等药理活性成分，对溶血性链球菌、金黄葡萄球菌等多种致病菌及上呼吸道感染致病病毒等有较强的抑制力，另外还可增强免疫力、消炎、护肝、抗肿瘤、解热、止血（凝血）、抑制肠道吸收胆固醇等，其临床用途非常广泛。冬瓜有清热利湿排脓的功效，现代药理学研究发现具有降血脂、润肤美容、免疫促进、抑制胰蛋白酶、保健、延缓衰老作用。

第五节　多囊卵巢综合征

多囊卵巢综合征是一种生殖功能障碍与糖代谢异常的内分泌紊乱综合征，是最常见的妇科内分泌疾病之一，在临床上以雄激素过高的临床或生化表现、持续无排卵、卵巢多囊改变为特征，常伴有胰岛素抵抗和肥胖。临床主要表现为无排卵型异常子宫出血，月经稀发或闭经、不孕、多毛、痤疮、肥胖和卵巢多囊性变。伴有糖代谢异常，与胰岛素抵抗、中心性肥胖、2型糖尿病、血脂异常和心血管疾病有关，从而增加心血管疾病、代谢性疾病、心理性疾病、肿瘤性疾病和生殖功能异常等疾病的风险。多囊卵巢综合征的治疗以调整月经周期、治疗高雄激素与胰岛素抵抗，以及有生育要求者的促排卵治疗为主，兼以生活方式调整。饮食控制、运动和行为干预是多囊卵巢综合征患者首选的基础治疗，所以健康饮食和合理养生是多囊卵巢综合征患者长期的治疗方案。此病西医认为是不可治愈，中医认为以肾虚为多囊卵巢综合征发病基础，涉及肝、脾、肾三脏，故同时又可兼有痰湿、血瘀、肝郁等证，表现为月经后期、月经量少、闭经、不孕等，中医药辨证论治及养生药膳能有效改善糖脂代谢紊乱，调经助孕，因此不少患者求助于中医药。

（一）宜用食材及中药

1. 蔬果类　西梅、青瓜、西瓜、椰子、橙子、柚子、生菜、芦笋、番茄、西葫芦等。

2. 肉类　鱼肉、鸡肉、牛肉、精瘦肉、虾等。

3. 中药类　荷叶、山楂、决明子、白茯苓、薏苡仁、益母草、红花、当归、陈皮等。

（二）推荐药膳

1. 薏苡仁燕麦粥

【组成】 薏苡仁50 g，燕麦60 g，赤小豆50 g，小米30 g（2人份）。

【制法】 将薏苡仁、赤小豆、燕麦、小米洗净，置于清水中浸泡4小时，捞出备用。将上述食材放入锅内，加清水800 mL，大火煮开后转小火熬煮2小时，出锅前可加入适量冰糖或红糖。

【用法】 喝粥，可每日服用。

【功效】 健脾养胃，除湿降脂。

【禁忌】 大便溏泻者慎用。

【方解】 方中薏苡仁、赤小豆均为常见的药食两用食材，两者相伍共奏健脾除湿之效。现代药理表明，薏苡仁所含的脂肪酸及酯类能有效调节糖脂代谢，具有降血脂、血糖的作用，其内含的部分甾醇能提高促排卵活性，还能调节肠道菌群、增强免疫细胞活性、降血压等。赤小豆的营养价值较高，其蛋白质含量为17.5%～23.3%，脂肪含量大概为5%，且含有多种矿物质和维生素，利于减肥、通便等。燕麦作为粗粮保健食品，其热量低，含有丰富的蛋白质、抗氧化物，可平稳血糖、促进肠胃蠕动、改善血液循环、增强机体免疫力。小米乃五谷之首，味甘、咸，性凉，归肾、脾、胃经。《本草纲目》有言："煮粥食益丹田，补虚损，开肠胃。"现代药理研究表明其含钾较高而含钠较低，较适用于高血压、高血糖、肥胖人群。此药膳适用于形体肥胖，月经迟至甚或闭经，肢倦神疲，白带量多者。

2. 陈皮山楂荷叶饮

【组成】 陈皮6 g，干山楂9 g，荷叶15 g。

【制法】 将陈皮、干山楂、荷叶洗净后放入锅内，加清水800 mL，大火煮开后转小火继续煮10分钟，过滤掉渣滓即可饮用。

【用法】 作茶饮，可每日服用。

【功效】 健脾除湿，化浊降脂。

【禁忌】 大便溏薄，脾胃虚弱者不宜；胃脘部嘈杂不适，反酸烧心，胃酸分泌过多者不宜食用山楂。

【方解】 陈皮始载于《神农本草经》，被列为上品，"主胸中瘕热，逆气，利水谷，久服去臭下气通神"。其味苦、辛，性温，具有理气健脾、燥湿化痰的功效。现代药理发现陈皮挥发油可促进胃液分泌，有助于消化。橙皮苷能显著降低小鼠血清总胆固醇、三酰甘油、低密度脂蛋白水平，提高高密度脂蛋白值，从而发挥良好的降血脂功效。现代研究表明山楂含有大量的有机酸、黄酮、三萜类化合物及多种微量元素。其作用为：促进蛋白质及脂肪的消化；通过抗炎及抑制氧化应激，从而保护肝功能；能扩张血管、增加冠状动脉血流量、改善心脏活力、降低血压和利胆。《证治要诀》记载："荷叶服之，令人瘦劣。"现代研究证实荷叶具有降脂减肥、抗氧化及衰老、抗炎、镇静安神、缓解疲劳的功效。陈皮山楂荷叶饮有健脾降脂之效，长期服用可以改善代谢功能。本方适用于多囊卵巢综合征之脾虚痰湿证，伴形体虚胖，月经延后或数月不至，面部痤疮，脘腹痞闷，体倦怠动者。

3. 当归枸杞鸽肉汤

【组成】 鸽肉250 g，当归15 g，枸杞子10 g，姜3片，盐、料酒适量。

【制法】 将鸽肉、当归、枸杞子洗净，鸽肉切块备用。锅中放入500 mL清水，下入鸽肉，焯出血水后，捞出备用。将余烫过的鸽肉、当归、枸杞子、姜片放入炖锅内，加入清水900 mL，适量盐和料酒。大火烧开后转小火继续煮50分钟即可食用。

【用法】 食用鸽肉，喝汤，可每周服用1～2次。

【功效】 健脾补肾，益气和血。

【禁忌】 口苦烦渴、口舌生疮、咽痛等体内有热者不宜；舌苔厚腻，湿盛中满者不宜。

【方解】 本方以鸽肉为君，鸽肉味咸、温平，能祛风解毒、滋肾益气补血。现代研究表明家鸽酶解液能提高机体免疫及抗疲劳功能。当归、枸杞子两药为臣，其中当归素有"十方九归"之称，当归性甘、辛、温，归肝、心、脾经，具有补血活血、调经止痛，润肠通便等功效，药理研究发现其主要有效成分为挥发油、多糖、氨基酸、有机酸和黄酮等有机物。其中当归多糖能提高造血功能，延缓衰老，改善胰岛功能衰退，降低血糖；当归挥发油还具有降血脂的作用。枸杞子味甘、性平，归肝、肾经，有补益肝肾、明目功效，具有抗氧化、延缓衰老、保护神经、保肝明目等功效。本品适用于多囊卵巢综合征之肾虚证，伴有婚久不孕，月经迟至或闭经，腰酸，畏寒乏力，面色晦暗者。

4. 茯苓豆腐羹

【组成】 茯苓30 g，北豆腐500 g，松仁30 g，胡萝卜25 g，鲜香菇30 g，鸡蛋清40 g，盐、料酒、淀粉适量（1～2人份）。

【制法】 北豆腐洗净挤压除水，切成小方块；鲜香菇、胡萝卜洗净，切成薄片；鸡蛋清打至泡沫状；茯苓打粉备用。将北豆腐均匀裹上茯苓粉，再外裹一层鸡蛋清。将北豆腐块平摆于餐盘上，放上香菇、胡萝卜、松仁，入蒸锅内用大火蒸10分钟。将蒸出的豆腐汤汁倒回炒锅内煮开，放入盐、料酒适量，以少量淀粉勾芡，淋在豆腐上即成。

【用法】 食用豆腐，每周可服用1～2次。

【功效】 健脾化湿，降脂降糖。

【禁忌】 口干、手足心热等阴虚火旺者不宜食用；患有痛风、泌尿系统结石、肾功能不全等疾病者不宜多食豆腐；服用四环素药物期间，不宜食用豆腐。

【方解】 本方以茯苓和豆腐为君。茯苓在《神农本草经》中被列为上品，有"中宫上药""除湿圣药""上品仙药"等美称，素有"四时神药"之美誉。茯苓味甘、淡，性平，归心、肺、脾、肾经，具有补脑健身、健脾和胃、利水渗湿、宁心安神的功效，被誉为中药"八珍"之一。《本草纲目》记载："茯苓气味淡而渗，其性上行，生津液，开腠理，滋水源而下降，利小便。"现代医学研究证实茯苓含有多聚糖类、三萜类及麦角甾醇、多种酶等物质，茯苓中的多糖类物质含量很高，具有调节免疫功能的作用，能有效抑制多种细菌，可降低胃酸，对消化道溃疡有预防效果，并能明显降低对肝的损伤。茯苓又有利尿作用，能增加尿中钾、钠、氯等的排出。豆腐富含植物蛋白，碳水化合物成分较低，较适用于糖尿病患者、肥胖者以及妇女保健美容食用。胡萝卜中富含胡萝卜苷，具有抗血小板聚集、抗氧化、降糖、神经保护的作用，常食有健脾化湿，降脂降糖改善代谢功能，既健康又美味。

5. 坤草月季鸡汤

【组成】 益母草（坤草）15 g，月季花6 g，鸡肉400 g，鲜香菇100 g，冰糖10 g，黄酒、盐适量（2～3人份）。

【制法】 将益母草洗净，放入碗内，加入黄酒和冰糖，上蒸锅蒸1小时后取出，用纱布过滤，留汁备用。鸡肉、鲜香菇洗净切块，月季花洗净备用。锅中放入500 mL清水，下入鸡肉，焯出血水后，捞出备用。将余烫过的鸡肉、香菇放入砂锅内，加入清水800 mL，适量盐和黄酒，大火煮开后，用小火煨40分钟。最后放入月季花、益母草汁，小火再煮10分钟即可。

【用法】 食用鸡肉，喝汤，每周可服用1～2次。

【功效】 健脾疏肝养血。

【禁忌】 口腔糜烂、皮肤疖肿、大便秘结者不宜食用；痛风患者不宜喝鸡汤；月季花用量不宜过大，多服久服可引起腹痛腹泻。

【方解】 本方以鸡肉为君药，鸡肉的脂肪含量低但蛋白质含量高，且含有很多氨基酸和维生素及多种人体所需的微量元素，还含有能降低胆固醇的不饱和脂肪酸，也是磷、铁、铜与锌等矿物质的良好来源，是营养又健康的佳品。益母草、月季花两药均为妇科常用药，具有活血调经、疏肝理气之效。现代药理研究表明益母草所含的萜类物质可扩张血瘀模型微血管、抑制血小板聚集、降低血黏度并增加器官血流量。益母草碱可直接下调位于炎症细胞表面的 Toll 样受体 4（TLR-4）的活化，进而降低多种炎症介质表达。月季花的主要成分包括黄酮、黄酮苷、酚酸类化合物，以及芳香油、鞣质和色素等物质，在抗肿瘤、抗真菌、抗病毒、抗氧化、延缓衰老等方面展现了良好的生物活性。本汤适用于多囊卵巢综合征之气滞血瘀证，伴月经延后量少甚则经闭不孕，经前乳房胀痛，面额痤疮，多毛，情绪烦躁者。

第六节 卵 巢 早 衰

卵巢早衰是40岁之前出现闭经、促性腺激素水平升高（卵泡刺激素>40 U/L）和雌激素水平降低，并伴有不同程度的围绝经期症状。此病表现为月经改变（月经周期缩短、周期不规律，月经量少、月经稀发或者闭经等）、生育力减低（不孕、受孕困难、易早期流产、反复流产、反复胚胎种植失败等）、围绝经期综合征（潮热、盗汗、失眠、心悸等）。其发病原因主要是年龄、家族遗传、自身免疫、社会心理、盆腔卵巢手术、放化疗等因素。大多数患者被诊断为卵巢早衰时，常常感到"震惊、困惑、像被判了死刑"，严重影响患者的健康和生活。目前主要的治疗方法是激素补充治疗和辅助生殖技术等，可以改善症状和排卵情况，却不能从根本上恢复卵巢功能。卵巢早衰的预防和治疗是一个长期管理过程：一方面，鼓励广大女性养成健康的生活方式，从病因预防入手，预防卵巢早衰的发生；另一方面，对于已经发生卵巢早衰者，除药物治疗以外，还要调整好心态，平衡膳食，适当锻炼，延缓疾病进展。中医认为卵巢早衰以肾虚为本，兼有肝郁、血瘀等症，除运用中药辨证施治外，中医药膳在卵巢早衰治疗中也发挥了积极作用。药膳同时兼顾药物治疗和营养补充，口感大大提升，而且简单容易操作，患者更容易接受。

（一）宜用食材及中药

1. 蔬果类　石榴、苹果、香蕉、橙子、哈密瓜、樱桃、胡萝卜、西瓜、菠菜、芹菜、洋葱、黑木耳、花生、各类豆制品等。

2. 肉类　猪瘦肉、羊肉、乌鸡、鸽子、牛奶、牛肉、鱼肉、虾等。

3. 中药类　葛根、黑芝麻、红枣、桂圆肉、芡实、枸杞子、核桃仁、百合等。

（二）推荐药膳

1. 生地葛根乌鸡汤

【组成】　生地黄10 g，葛根10 g，鸡肉500 g，生姜2片，黄酒、盐适量。

【制法】　将生地黄、葛根洗净，加入清水1 000 mL浸泡1小时，大火煮开后小火慢煎20分钟，用纱布过滤，留汁备用。鸡肉洗净切块，锅中放入500 mL清水，下入鸡肉，焯出血水后，捞出备用。将余烫过的鸡肉放入砂锅内，加入上述准备好的汁水，大火煮开后，用小火煨40分钟。最后放入适量盐、生姜、黄酒，小火再煮10分钟即可。

【用法】　食用鸡肉，喝汤，每周可服用1～2次。

【功效】　滋肾填精，养阴生津。

【禁忌】　孕妇、虚寒体质及与雌激素有关的肿瘤等患者慎用。

【方解】　生地黄和葛根是我国传统药食两用食物，两者中均富含多种氨基酸，还含有人体需要的多种矿质元素，其中以钾、镁、钙含量较为丰富。《神农本草经》中记载葛根"解肌退热，升阳透疹，生津止泻"，生地黄"清热凉血，养阴生津"。二者合用，滋肾填精，养阴生津。现代药理学研究显示葛根能增加围绝经期雌性实验大鼠子宫重量及卵巢颗粒细胞中雌激素的分泌和改变卵巢形态的作用，具有类雌激素样作用，可以防治绝经后骨质疏松。另外，生地黄和葛根都有治疗心血管疾病、调节血糖和血脂、抗肿瘤等作用，临床应用广泛。该药膳主要用于潮热出汗，五心烦热，头晕耳鸣，失眠多梦，口咽干燥等肾阴亏虚之证。

2. 羊肉炖栗子

【组成】 羊肉60 g，栗子18 g，枸杞子15 g。

【制法】 羊肉洗净切块，锅中放入500 mL清水，下入羊肉，焯出血水后，捞出备用。栗子去壳，枸杞子洗净备用。羊肉放入炖锅中，加水2 000 mL，用大火煮沸后，再用小火煮至半熟时，加入栗子、枸杞子再煎20分钟，羊肉熟烂后，加入适量调料，调味即可。

【用法】 食用羊肉和栗子，喝汤，每周可服用1～2次。

【功效】 温补肾阳。

【禁忌】 发热、孕妇、阳盛体质等慎用。

【方解】 中医认为羊肉性热，具有补肾阳、益精血的功效，是冬季滋补的佳品。羊肉营养丰富，其富含优质蛋白质、矿物质磷、铁以及维生素B、维生素A等营养素。栗子中含有人体必需的蛋白质、碳水化合物、脂肪和其他微量元素，是人们理想的食物来源。其同时具有养胃健脾、补肾强筋、活血止血之功效，因而又具有较高的医疗保健价值。该药膳主要用于畏寒肢冷、腰膝酸软、性欲淡漠、夜尿频数等肾阳不足之证。

3. 燕窝枸杞桂花羹

【组成】 燕窝10 g，枸杞子5 g，红枣5枚，冰糖5 g，桂花少许。

【制法】 将燕窝温水浸泡2小时，清洗干净后备用。枸杞子、桂花清洗干净，红枣洗净后去核。燕窝、红枣置入碗中，加入清水400 mL，隔水蒸120分钟。出锅前放入冰糖、枸杞子和桂花，关火，焖10分即可。

【用法】 每周可服用1～2次。

【功效】 养肝血，填肾精，补肺阴。

【禁忌】 高血压、感冒发热、腹泻等慎用。

【方解】 根据历史记载，燕窝大约在唐代被引入我国，元代贾铭所著《饮食须知》记载"燕窝，味甘性平"。中医认为燕窝有养肺阴，化痰止嗽，调理虚劳等功效。《红楼梦》中多处提到燕窝，作药补、食补之用。传统医学认为燕窝能补充营养、提高免疫力、增强人体新陈代谢，目前已有的科学研究结果显示，燕窝具有抗流感病毒、促进人体细胞分裂及强心作用。枸杞子滋补肝肾、益精明目；红枣补中益气、养血安神。现代药理学表明枸杞子和大枣都具有抗氧化、延缓衰老、抗肿瘤、抗疲劳、防辐射、护肝、免疫调节等作用。三者合用，用于头晕、心悸、面色欠华、倦怠乏力等气血亏虚之证。

[参考文献]

[1] 魏辉.妇科疾病食疗药膳 [M].北京：中国医药科技出版社，2018.

[2] 谢普.药膳·汤膳·粥膳 [M].北京：中医古籍出版社，2017.

[3] 贾倩男.《产褥期妇女食养药膳技术指南》的研制 [D].天津：天津中医药大学，2021.

[4] 司秀蕊，晁彦娜.中华药膳防治妇科疾病 [M].北京：科学技术文献出版社，2000.

[5] 聂宏，蒋希.中医食疗药膳学 [M].西安：西安交通大学出版社，2017.

[6] 蒋红涛，宋伟.活学活用中华药膳 [M].武汉：湖北科学技术出版社，2018.

[7] 樊岚岚.名医药膳大全 [M].杭州：浙江科学技术出版社，2015.

[8] 李臻，赖富饶，吴晖.葛根的营养成分分析 [J].现代食品科技，2011，27（8）：1010-1011，1019.

[9] 陈金鹏，张克霞，刘毅，等.地黄化学成分和药理作用的研究进展 [J].中草药，2021，52（6）：1772-1784.

[10] 于俊龙，孙玉明，詹秀琴.葛根素治疗绝经后骨质疏松症 [J].吉林中医药，2015，35（8）：806-809.

[11] 徐兆景.葛根素药理作用机制探讨及临床应用 [J].中国现代药物应用，2016，10（8）：256-257.

[12] 羊肉的营养价值 [J].甘肃畜牧兽医，2017，47（4）：73.

[13] 秦婧，张增一.从科学的视角看燕窝：解构还是建构 [J].自然辨证法研究，2015，31（4）：88-92.

[14] 朱星宇，郭东起.红枣关键功能成分及其生物活性的研究进展 [J].食品研究与开发，2021，42（8）：197-201.

[15] 汪明金，龙玲.枸杞多糖的提取、纯化、结构鉴定及药理作用研究进展 [J].食品与发酵科技，2022，58（1）：131-135，146.

第十八章 儿科

儿科是全面研究小儿从胎儿期至青春期生长发育、疾病防治以及保健的综合医学科学。儿科常见病主要包括：呼吸系统疾病如感冒、咳嗽、肺炎、哮喘、反复呼吸道感染等；消化系统疾病如腹痛、腹泻、厌食等；内分泌疾病如性早熟、矮小症等；神经系统疾病如多发性抽动症、注意力缺陷多动障碍、癫痫等；泌尿系统疾病如水肿、尿血、遗尿等；感染性疾病如手足口病、疱疹性咽峡炎、幼儿急疹、水痘、流行性腮腺炎等。小儿在形体结构、生理功能，以及病因、病理、疾病种类、病情演变等方面，都与成人有着明显不同，历代医家对小儿生理、病理、病因特点论述较多，归纳而言，小儿生理特点主要为脏腑娇嫩、形气未充；生机蓬勃，发育迅速。病理特点主要为发病容易，传变迅速；脏气清灵，易趋复。病因以外感、食伤、先天因素居多。中医治疗大法基本与成人一致，治疗原则要及时、正确和审慎、方药力求精简、注意顾护脾胃、重视先证而治、不可乱投补益。

小儿在生长发育过程中，器官组织的结构和生理功能尚不完善与成熟，其中肺、脾两脏尤为突出，小儿肺脏娇嫩，脾常不足，感邪之后，更易于发病，临床上肺系及脾系疾病为儿科发病率排名前两位的疾病，故合理的饮食调整、食疗膳食的应用能纠正机体内部的失衡，有利于疾病的康复和痊愈。饮食疗法要根据小儿特点，因质制宜，因时而变，辨证施用，同时注意饮食宜忌等。其中小儿常用的饮食种类有粥、汤、饮、汁、羹、露、茶、糕、饼、膏、糖等，其中尤以粥类用途最广。本篇主要介绍小儿感冒、小儿咳嗽、小儿哮喘、小儿厌食、小儿腹痛五种疾病的膳食调理。

第一节 小儿感冒

感冒是以发热、恶寒、鼻塞、流涕、咳嗽为主要临床表现的肺系外感疾病。俗称"伤风"。相当于西医学的急性上呼吸道感染。中医认为小儿感冒的发生以感受风邪为主，常夹杂寒、热、暑、湿、燥邪及时邪疫毒而致病。肺主皮毛，司腠理开阖，开窍于鼻，外邪自口鼻或皮毛而入，客于肺卫，致表卫调节失司，卫阳受遏，肺气失宣，从而出现感冒症状；又因小儿脾常不足，感邪之后，肺病及脾，脾运失司，乳食停滞，阻滞中焦，则腹胀纳呆，甚或吐泻，故小儿感冒后饮食宜清淡，可以多吃清粥、米汤、面汤等半流质。可多饮温开水或鲜果汁。不宜多食高蛋白食物，不宜饱食，不宜多吃甜食。

（一）宜用食材及中药

1. 蔬果类　苹果、橙子、萝卜、青菜、白菜、西瓜、荸荠、梨、藕等。
2. 肉类　鸭肉、猪肉。
3. 中药类　桑叶、杭菊花、淡竹叶、芦根、苏薄荷、紫苏叶、广藿香等。

（二）推荐药膳

1. 桑菊薄竹饮

【组成】　亳桑叶10 g，淡竹叶15 g，杭菊花10 g，芦根10 g，苏薄荷6 g。

【制法】　将以上五味药洗净，放入茶壶内，用水浸泡10分钟。

【用法】　代茶饮，每日1剂，连饮3日。

【功效】　疏风清热。

【禁忌】　风寒感冒者，如见恶寒，发热，无汗，鼻流清涕，喷嚏，咳嗽，口不渴，咽不痛等；暑湿感冒者，如发热，无汗或汗出热不解，头晕、头痛，鼻塞，身重困倦，胸闷，呕恶，口渴心烦，食欲不振，或有呕吐、泄泻，小便短黄等，均不宜服用。

【方解】　本方中亳桑叶味苦、甘，性寒，为君药，具有疏散风热、清肺润燥、清肝明目之功。杭菊花味甘、微苦，性凉为臣药，具有疏风清热、明目解毒之效。两药相配甘凉轻清，疏散上焦风热。现代药理学研究表明，亳桑叶、杭菊花具有抗炎、抗病毒的疗效。苏薄荷味辛，性凉，有散风热、清头目、利咽的功效。《本草纲目》云："薄荷，辛能发散，凉能清利，专于消风散热。"其有效成分薄荷醇具有抑菌、抗炎效果。淡竹叶味甘、淡，性寒，可清心除烦。芦根味甘，性寒，具有清热泻火、生津止渴之功效。苏薄荷、淡竹叶、芦根共为佐药，加强疏风清热的功效。全方共奏疏散风热、清热解毒的疗效。

2. 姜糖苏叶饮

【组成】 生姜3 g，紫苏叶3 g（鲜品用10 g），红糖10 g。

【制法】 将生姜洗净切成丝，紫苏叶洗净后切细，同放入茶杯内，加入滚开水冲泡，冲泡后盖紧杯盖，10分钟后滤取药汁（去药滓），并加入红糖溶化搅匀，趁温热服用。

【用法】 每次15～30 mL，每日3次。服用1～2日。

【功效】 祛风散寒，发汗解表，行气宽中。

【禁忌】 热盛及阴虚内热者忌服。

【方解】 本方以生姜为君，其味辛，性温，归肺、脾、胃经，具有解表散寒、温中止呕的功效。《名医别录》曰："生姜味辛，微温。"主治伤寒头痛、鼻塞、咳逆上气，止呕吐。又，生姜，微温，辛，归五脏。去痰，下气，止呕吐，除风邪寒热。现代药理学研究表明，生姜所含姜辣素、姜烯酚和姜酮等酚类成分，具有杀菌解毒、抗炎的作用。紫苏为臣，其味辛、性温，归肺、脾经，可解表散寒、行气和胃。《景岳全书》云其："味辛，气温。气味香窜者佳，用此者，用其温散。解肌发汗，祛风寒甚捷；开胃下食，治胀满亦佳。"现代研究表明，紫苏叶的有效成分紫苏醛具有抗炎作用。佐以红糖健脾暖胃，祛风散寒。诸药合用，共奏祛风散寒解表、行气宽中之功。

第二节 小 儿 咳 嗽

小儿咳嗽是小儿常见的肺系疾病，咳以声言，嗽以痰名，有声有痰谓之咳嗽。咳嗽可分为外感与内伤咳嗽，由于小儿肺常不足，卫外不固，容易感受外邪引起发病，因此临床上以外感咳嗽多见。本病相当于西医学中的气管炎、支气管炎。中医理论认为，饮食调护在治疗疾病过程中有着较重要的作用：若患儿饮食多肉、奶制品等肥甘厚味食物，则可产生内热，导致痰热互结，从而出现痰多黏稠，不易咳出；若食酸性食物，则因酸性收敛导致外邪宣透不利从而加重病情或使咳嗽难愈；而甜味食物则易生痰湿；煎炸之品易助热，生痰，导致邪气热化；寒凉食物易致肺气闭塞，损伤脾胃，聚湿生痰，加重症状；鱼虾海鲜等腥味食物则可刺激呼吸道，加重咳嗽症情。故建议清淡饮食，不宜食用肥甘厚味，还应忌酸甜、煎炸及寒凉、鱼虾海鲜等发物。

（一）宜用食材及中药

1. 蔬果类　枇杷、冬瓜、苦瓜、丝瓜、莲藕、梨、百合、萝卜、银耳、大白菜等。

2. 肉类　猪头、鸭肉、猪肺等。

3. 中药类　莱菔子、广陈皮、半夏、桔梗、浙贝母、杏仁、桑叶、桑白皮等。

（二）推荐药膳

1. 秋梨白藕汁

【组成】　秋梨500 g，白藕500 g。

【制法】　将秋梨洗净，去皮、心，再取白藕去节洗净。将两者切碎，捣烂，用洁净纱布绞挤取汁。

【用法】　代茶饮服用，不拘时间和次数，连续服用5～7日。

【功效】　清热润肺，化痰止咳。

【禁忌】　脾虚便溏者，如面黄肌瘦、食欲不振、消化不良、大便溏泄、腹胀；寒性咳嗽者，如咳嗽、咳痰稀薄色白，咳声低短促，气喘，形寒肢冷，口不渴等。均不宜服用。

【方解】　本方中秋梨味酸甜，性寒凉，能生津、止渴、润肺。《神农本草经疏》："梨，能润肺消痰，降火除热，故苏恭主热嗽，止渴，贴汤火伤。" 现代研究表明，梨所含的配糖体及鞣酸等成分，能祛痰止咳。白藕性凉，味甘，具有清热生津的功效。两药相配，具有清热润肺、化痰止咳功效，可用于治疗肺热型咳嗽。由于梨与藕属于可药食两用食物且口味较佳，因此更易被患儿接受。

2. 杏仁茶

【组成】　甜杏仁6～10 g，白糖适量。

【制法】　将甜杏仁切碎后加水200 mL，小火煎至80 mL，加入少量白糖调味。

【用法】 每日1剂，分数次服完。连续服用3～5日。

【功效】 润肺化痰止咳。

【禁忌】 阴虚咳嗽者，如干咳无痰，或痰少而黏，不易咯出，口渴咽干，午后潮热或手足心热等；泄痢便溏者；婴儿。均不宜服用。

【方解】 本方中甜杏仁味甘，性平，归肺、大肠二经。其甘平质润，润肺补虚，化痰止咳，无宣散之力，药性较为缓和。《四川中药志》记载其"能润肺宽胃，祛痰止咳。治虚劳咳嗽气喘，心腹逆闷，尤以治干性、虚性之咳嗽最宜"。甜杏仁味微甜，多用于食用，再加入少许白糖搭配，味道更易受患儿喜爱。

第三节 小 儿 哮 喘

小儿哮喘是一种以反复发作，喘息气促，喉间痰鸣，呼气延长，严重者不能平卧，甚至呼吸困难，口唇紫绀为主要特征的肺系慢性疾病。包括现代医学所称的喘息型支气管炎和支气管哮喘，常在凌晨或夜间发作或加剧。小儿"脾常不足""肺常不足""肾常虚"，内易饮食所伤，外易感受外邪，可致肺不能布散津液、脾不能运化精微、肾不能蒸化水液，以致津液凝聚成痰伏藏于肺，成为病的"夙根"。如遇天气变化、饮食不当、情志失调、劳累等诱因，均可引其发作。由于哮喘患儿的气道呈高反应性，对各种过敏原、冷空气、物理性、化学性刺激等超出一般人的高度敏感，一旦接触到过敏原或刺激即可发作。因此饮食宜清淡、均衡，粗细搭配适当，荤素配伍合理，少食海鱼、虾、蟹、腥膻发物及含致敏物质的食物。清代沈金鳌《沈氏尊生书》指出："（哮喘）大都感于童稚之时，客犯盐醋，渗透气脘，一遇风寒，便窒塞道路，气息喘促。"哮喘患儿应切忌吃得过咸，少食食醋等酸性食物。

（一）宜用食材及中药

1. 蔬果类 银耳、雪梨、萝卜、木耳、大枣、草莓、菠菜、芹菜、油菜、香菇、蘑菇等。

2. 肉类 乳鸽、鸡、羊、牛等动物肝脏、猪腰、猪肺等。

3. 中药类 党参、黄芪、桑白皮、芦根、云茯苓、广陈皮、百合、怀山药、浙贝母、干姜、薏苡仁、山楂等。

（二）推荐药膳

1. 桑白皮粥

【组成】 桑白皮 9 g，芦根 9 g，山楂 9 g，浙贝母 9 g，粳米 120 g。

【制法】 将芦根洗净切碎，与桑白皮、山楂、浙贝母一同置于纱布包中，置于砂锅中浸泡 30 分钟，煎煮 20～25 分钟去渣，留取药汁备用。将粳米洗净、入锅，留取的药汁与粳米同煮至熟成粥，即可服用。

【用法】 每日 2 次，连服半个月。

【功效】 宣肺清热，化痰止哮。

【禁忌】 畏寒喜暖，大便溏泄者慎用。

【方解】 本方以桑白皮为君药，桑白皮味甘，性寒，归肺经，具有泻肺平喘、利水消肿的功效。《本草便读》记载："桑白皮泻肺火之有余，降逆消痰嗽可愈。性甘寒，而无毒。疏邪利水胀能松。"现代药理研究表明，桑白皮（亳桑皮）具有抗炎镇痛、镇咳平喘、抗病毒、抗氧化、抗过敏、免疫调节等多种药敏作用。浙贝母，味苦，性寒，归肺、心经，具有清热化痰、散结解毒的功效。《本草正·象贝母》记载，"最降痰气，善开郁结，止疼痛，消胀满，清肝火，明耳目……解热毒，杀诸虫及疗喉痹"。其有效成分为浙贝母碱与去氢浙贝母碱，具有良好的镇咳排痰、抗菌消炎的功效。芦根味甘，性寒，具有清热泻火、生津止渴、除烦等功效。现代药理研究表明，芦根具有抗菌和保肝的作用，与浙贝母共为臣药。山楂、粳米共为佐药，增健脾开胃，养阴生津之功效。全方共奏宣肺清热，化痰止哮的疗效。

2. 干姜茯苓粥

【组成】 川干姜 3 g，云茯苓 9 g，广陈皮 9 g，北山楂 9 g，炙甘草 6 g，粳米 100 g。

【制法】 将药材（川干姜、云茯苓、广陈皮、北山楂、炙甘草）用纱布包好，置于砂锅中浸泡 30 分钟，煎煮 20～25 分钟去渣，留取药汁备用。将粳米洗净、入锅，留取的药汁与粳米同煮成粥，即可服用。

【用法】 每日 2 次，连服半个月。

【功效】 温肺散寒，豁痰利窍。

【禁忌】 身热汗出，口干咽红，大便秘结者慎用。

【方解】 本方以川干姜为君药，其味辛，性热，归肺、脾、胃、肾、心经，具有温中散寒、温肺化饮的功效。《神农本草经》记载"干姜，味辛，温。主胸满，咳逆上气，温中止血，出汗"。现代药理研究表明，川干姜具有抗炎、抗氧化等作用。云茯苓味甘、淡，性平，归肺、脾、心、肾经，具有利水渗湿、健脾宁心的功效。广陈皮味苦、辛，性温，归肺、脾经，具有理气健脾、燥湿化痰的功效，与云茯苓合用，加强理气化痰之效，共为臣药。北山楂、粳米共为佐药，增健脾开胃，养阴生津之功效。炙甘草益气清热、祛痰止咳、调和诸药，为佐使药。全方共奏温肺散寒，豁痰利窍的疗效。

第四节 小儿厌食

　　小儿厌食是指小儿较长时间见食不贪，食欲不振，甚则拒食的一种常见的病证。中医理论认为，小儿厌食的病因是平素饮食不节，或喂养不当，以及长时期偏食挑食，导致脾胃不和，受纳运化失健。随着生活水平的不断提高，较多年轻家长缺乏足够的育儿常识：片面追求高蛋白、高营养、高脂肪食物，使其超出了小儿的脾胃运化能力；或者溺爱孩子，投其所好，任其过食肥甘厚味以及生冷食物，导致脾胃功能受损。清代中医经典《医宗金鉴》云："夫乳与食，小儿资以养生者也……乳贵有时，食贵有节，可免积滞之患。若父母过爱，乳食无度，则宿滞不消而疾成矣。"故厌食的患儿需饮食适度有节制，定时定量，选择易于消化和富有营养的食物，不要过食生冷煎炸及油腻不消化食物。《素问·藏气法时论》云"五谷为养，五果为助，五畜为益，五菜为充，气味合而服之，以补精益气"，可见均衡食用五谷杂粮、果蔬、肉类等富含营养的食物有助于孩子的健康成长。

（一）宜用食材及中药

　　1. 蔬果类　山楂、蓝莓、苹果、番茄、橙子、大枣、萝卜、黄瓜等。
　　2. 肉类　鱼、虾、鸡肉、鸭肉等。
　　3. 中药类　广陈皮、云茯苓、浙白术、怀山药、建莲子、莱菔子、山楂、鸡内金、谷芽、麦芽、神曲、白扁豆、乌梅等。

（二）推荐药膳

　　1. 鸡内金粥
【组成】　鸡内金10 g，粳米50 g，白糖适量。

【制法】 将鸡内金研为细末备用。取粳米淘净，粳米、白糖放入锅内加清水适量煮粥，待沸后调入鸡内金粉，煮至粥成服用。

【用法】 每日早、晚温服。服用3～5日。

【功效】 消食化积，健运脾胃。

【禁忌】 脾虚无积滞者，如不思乳食，面色少华，肢倦乏力，形体偏瘦，慎用。

【方解】 本方以鸡内金为君，其性味甘、平，归脾、胃、小肠、膀胱经，有健胃消食之功，可治一切饮食积滞，为健胃消食之良药。近代名医张锡纯在《医学衷中参西录》中说"鸡内金，鸡之脾胃也""为健脾胃之妙品，脾胃健壮，益能运化药力以消积也""其性甚和平，兼有以脾胃补脾胃之妙""特立奇功，迥非他药所能及也"。现代研究表明，鸡内金主要含有蛋白质、多糖、氨基酸等营养物质，可刺激肠道运动，改善肠道功能。《本草经疏》："粳米即人所常食米，为五谷之长，人相赖以为命者也。"粳米药性平和，味道甘甜，主归脾、胃、肺经，具有补气生津、健脾止泻的功效。现代研究表明粳米具有人体所需的多种营养成分，既有食用价值又有药用价值。小儿脾常不足，常食鸡内金粥，可健运脾胃，消食化积。

2. 山楂糕

【组成】 北山楂30 g，粳米100 g，白糖适量。

【制法】 将北山楂、粳米研细，加白糖及适量凉开水拌匀，抖散在打了油的方盒内，隔水用大火蒸至熟，取出切成小块。

【用法】 随时服用。

【功效】 消食化积，健运脾胃。

【禁忌】 胃酸分泌过多者、病后体虚者、脾胃虚弱者慎用。

【方解】 本方中北山楂味甘，性微温酸，归脾、胃、肝经，具有消食健胃之功效。《日用本草》中言山楂"化食积，行结气，健胃宽膈，消血痞气块"。现代药理学表明山楂富含维生素C、维生素B_2、胡萝卜素及多种有机酸，能增加胃消化酶的分泌，增强酶的活性。其含有胃蛋白酶激动剂，能使蛋白酶活性增强；还含有淀粉酶，能增强胰脂肪酶活性，达到消食开胃、增进食欲的作用。粳米味甘、苦，性平，归脾、胃、心、肺经，具有健脾和胃、补中益气的功效。周岩在《本草思辨录》卷二谓："粳米……为土之正味，不似他物之甘，独有所偏。粳米平调五脏，补益中气……"北山楂、粳米相配，共奏消食化积、运脾养胃之效。本方用于厌食症的治疗，消积而不伤正气，补中气而不滞胃，味道可口，宜于小儿食用。

第五节 小 儿 腹 痛

小儿腹痛指胃脘以下、脐之两旁及耻骨以上部位的疼痛，可分为功能性腹痛与器质性腹痛两种。功能性腹痛占小儿腹痛总数的 50%～70%，包括肠系膜淋巴结炎引起的腹痛。《幼幼集成》曰："夫腹痛之证，因邪正交攻与脏气相击而作也。"小儿"脾常不足"，生理上存在对营养需求量大而相对脾胃功能不足的内在矛盾；加之小儿乳食不知自节，冷热饥饱无度，脾胃最易受损，故饮食不节、喂养不当是小儿脾胃病的首因，此为乳食积滞，故饮食多为消食导滞之品。小儿脏腑娇嫩，形气未充，寒温不知自调，若因衣被单薄，腹部受寒；或过食生冷寒凉之品，邪客胃肠，导致寒邪凝滞，气机不畅，经络不通，不通则痛，此为寒邪侵袭，故饮食多为温养脾胃，行气止痛之品。小儿腹痛忌食腌制品、肥肉、辛辣刺激之品，多食"细、软、嫩、烂"等易消化吸收的食物。

（一）宜用食材及中药

1. 蔬果类　西红柿、萝卜、橘子、苹果、香菇、青菜、木瓜、樱桃、石榴、桑椹、无花果、木耳等。

2. 肉类　羊、牛、猪肚、鸡胗、鸡、鱼、牛肚等。

3. 中药类　黄芪、白术、薏苡仁、陈皮、枳实、茯苓、党参、怀山药、芡实、莲子、砂仁、麦冬、五味、百合、白芍、枣仁、生姜、麦芽、北山楂、鸡内金、谷芽、粳米、大枣等。

（二）推荐药膳

1. 牛肚三仙酿香菇

【组成】　牛肚 250 g，水发大香菇 7 个，上浆鸡肉粒 50 g，山药 75 g，川枳实 6 g，焦山楂 9 g，焦神曲 9 g，焦麦芽 9 g。

【制法】　牛肚洗净，将药材（川枳实、焦山楂、焦神曲、焦麦芽）用纱布包好，置于砂锅中，锅中加入适量水，放入牛肚后大火煮沸，然后转小火继续煮约 1 小时，煮至牛肚酥熟，取出，切成碎粒。将牛肚粒放入熟山药泥中，再加入香菇粒、上浆鸡肉粒、沙咖汁一起搅拌成馅料，酿镶在香菇的褶面上，蒸熟，滗出原味卤汁，再加高汤勾流利芡，加入麻油淋浇在主料上，增香、增色、增味。

【用法】 每日1剂。

【功效】 健脾行气，消食导滞。适用于脘腹疼痛拒按，不思乳食，反酸，大便臭秽的乳食积滞腹痛儿童。

【禁忌】 腹痛绵绵，喜温喜按，大便稀溏者慎用。

【方解】 本方以牛肚为君药，其味甘，性平，归脾、胃经，具有健脾益气、补虚养血的功效。《本草纲目》言其"补中益气，解毒，养脾胃"，《本草蒙筌》言其"健脾胃，免饮积食伤"。研究表明，牛肚富含蛋白质、钙、磷、铁、维生素B_2等营养成分，具有促进胃黏膜修复及助消化的作用。川枳实为臣药，其味苦、辛、酸，性微寒，归脾、胃经，具有破气消积、化痰散痞的功效。《汤液本草》曰"若除痞，非枳实不可"，《本经逢原》曰："枳实性沉兼能入肝脾血分，而消食积痰气瘀血，有冲墙倒壁之喻……"现代药理研究表明，枳实具有改善胃肠功能、抗氧化、抗炎、抗肿瘤等功效。焦山楂、焦神曲、焦麦芽，合称"焦三仙"，具有消食导滞、健运脾胃功效。焦山楂善于治疗肉类或油腻过多所致的食滞；焦神曲善于消化米面食物；焦麦芽善于消化淀粉类食物，三药合用，能明显地增强消化功能，共为佐药。全方共奏健脾行气，消食导滞的疗效。

2. 生姜陈皮鲫鱼羹

【组成】 鲫鱼250 g，生姜9 g，广陈皮6 g，胡椒1 g，杭白芍9 g，生甘草6 g。

【制法】 鲫鱼去鳞、鳃、内脏，洗净。将药材（生姜、广陈皮、胡椒、杭白芍、生甘草）用纱布包好，填入鱼肚，置锅内，加水适量，小火煨熟，加盐少许。

【用法】 饮汤食鱼，每日2次。

【功效】 温中散寒，理气止痛。

【禁忌】 腹痛胀满，烦躁口渴，大便秘结者慎用。

【方解】 本方以生姜为君，其味辛，性微温，归脾、胃、肺经，具有解表散寒，温中止呕的功效。《备急千金要方》曰"姜为呕家圣药，盖辛以散之，呕乃气逆不散，此药行阳而散气也"。《医学衷中参西录》曰"其辛散之力，善开痰理气，止呕吐，逐除一切外感不正之气"。现代药理研究表明，生姜具有健脾、促进食欲、抗氧化、抗菌、止呕、抗肿瘤等作用。鲫鱼味甘，性平，归胃、肾经，具有益气健脾、温胃进食的功效，《医林纂要》记载"（鲫鱼）和胃健脾，去湿杀疳，治疮消肿"。广陈皮味苦、辛，性温，归脾、肺经，具有理气健脾、燥湿化痰的功效。现代药理研究表明，陈皮具有抑制胃部平滑肌、促进消化液分泌、利胆等作用，与鲫鱼合用，增强温中理气健脾之功效，共为臣药。胡椒味辛，性热，归胃、大肠经，具有温中散气、开胃止痛之效；杭白芍味苦、酸，性微寒，归肝、脾经，具有平肝止痛、养血敛阴之效。《本草纲目》曰"白芍益脾，能于土中泻木"，两者共为佐药。生甘草与杭白芍同用，缓急止痛，又酸甘化阴，制理气药辛香刚燥之性，以防耗气伤阴，为佐使药。全方共奏温中散寒、理气止痛之效。

[参考文献]

［1］杨永玉，曾光尧，谭健兵，等.桑叶化学成分研究［J］.中南药学，2011，9（2）：92-95.

［2］谢占芳，张倩倩，朱凌佳，等.菊花化学成分及药理活性研究进展［J］.河南大学学报（医学版），2015，34（4）：290-300.

［3］杨倩.薄荷挥发油的化学型分析及抑菌、抗炎活性研究［D］.镇江：江苏大学，2018.

［4］杨慧，马培，林明宝，等.紫苏叶化学成分、抗炎作用及其作用机制研究进展［J］.中国药理学与毒理学杂志，2017，31（3）：279-286.

［5］朱诗平，冯伟峰，沈英森.沈英森教授治疗小儿咳嗽的学术思想［J］.云南中医学院学报，2017，40（4）：95-97.

［6］王玲波，徐文东.苦杏仁与甜杏仁的鉴别研究［J］.黑龙江医药，2014，27（2）：278-280.

［7］蒋海生，王佳丽.桑白皮的药理作用及临床应用研究进展［J］.中药与临床，2021，12（2）：79-82.

［8］赵金凯，杜伟锋，应泽茜，等.浙贝母的现代研究进展［J］.时珍国医国药，2019，30（1）：177-180.

［9］孙淑玲.中药芦根的药理作用及临床应用［J］.中西医结合心血管病电子杂志，2016，4（36）：165.

［10］李玲玲，崔璨，王政，等.姜的制用源流［J］.中医学报，2018，33（8）：1480-1485.

［11］王鹏飞，高慧敏，邹忠梅，等.药食两用中药鸡内金的研究概况［J］.中国药学杂志，2017，52（7）：535-538.

［12］曲中原，冯晓敏，邹翔，等.枳实研究进展［J］.食品与药品，2017，19（6）：455-459.

［13］王昌亚.对陈皮药理作用的探讨［J］.临床医药文献电子杂志，2020，7（15）：135.

第十八章　儿科

第十九章 　皮肤科

皮肤是人体最大的器官，总重量占体重的5%～15%，总面积为 1.5～2 m²，厚度因人或因部位而异，为0.5～4 mm。皮肤覆盖全身，它使体内各种组织和器官免受物理性、机械性、化学性和病原微生物的侵袭。

皮肤科属于外科，主要治疗各种皮肤病，常见皮肤病有银屑病、疱疹、各类酒渣鼻、脓疱疮、化脓菌感染、瘢痕疙瘩、痤疮、毛囊炎、斑秃脱发、男科炎症、白发、汗疱疹、白癜风、湿疹、手足癣、皮肤瘙痒、脱毛、黄褐斑等。皮肤科的治疗特点是外用药物，有不同的剂型，如溶液、糊剂、粉剂、洗剂、软膏乳剂和酊剂等。不同的剂型，有不同的作用和适应证。

中医皮肤科则在西医治疗的基础上，增加了中医特色的辨证分型，针对各个患者，做到一人一方。同时使用各种中医的特色外治方法，在治疗各种皮肤疾病的过程中，取得了较为满意的疗效。

第一节　痤　疮

痤疮也称为粉刺、青春痘，面部痤疮就是俗称的脸上长青春痘，这是一种常见的皮肤病，一般多见于青少年。痤疮的发生主要与皮脂分泌过多、毛囊皮脂腺导管堵塞、细菌感染和炎症反应等因素密切相关。进入青春期后人体内雄激素特别是睾酮的水平迅速升高，促进皮脂腺发育并产生大量皮脂。若油脂不能及时排出而堵塞毛孔，则使厌氧菌痤疮丙酸杆菌大量增殖破坏表皮细胞而引发炎症反应。西医一般根据痤疮分级进行治疗。轻度痤疮一般采用维A酸乳膏或凝胶。其中过氧苯甲酰凝胶可以杀灭痤疮丙酸杆菌且没有抗药性。中度痤疮要配合口服抗生素。重度的则要口服异维A酸。中医则根据患者的情况进行辨证论治，通过中医中药对疾病进行深层调理，清除体内湿、热、火、炎、毒，阻断痤疮发病根源。

（一）宜用食材及中药

1. 蔬果类 胡萝卜、茄子、冬瓜、莴笋、绿豆、冬瓜、莲子、苦瓜等。应多食用丰富维生素C的水果，如苹果、香蕉、梨、葡萄、柚子、猕猴桃等。

2. 肉类 痤疮的患者可以吃肉，因为肉中含有优质蛋白，尤其是瘦肉，可以补充人体所必需的氨基酸，以及微量元素等。但是不要吃一些辛辣刺激性的食物和油炸类的食物。

3. 中药类 清热解毒类的中药皆可使用，如金银花、薄荷、栀子、生薏苡仁、绿豆衣、稽豆衣、赤小豆、土茯苓、野菊花等。

（二）推荐药膳

1. 凉拌夏枯草

【组成】 新鲜夏枯草200 g。

【制法】 将新鲜夏枯草茎叶择洗干净，焯水，捞出后用清水洗过，沥干水，切段装盘，加入盐、味精、酱油、麻油，拌匀即可食用。

【用法】 凉拌生食，每周食用1～2次。

【功效】 清肝火，散郁结，消炎止痛。

【禁忌】 胃寒泄泻者慎用。

【方解】 本方选用新鲜夏枯草。夏枯草，又名夏枯球、夏枯花、枯草穗，为唇形科植物夏枯草的带花果穗，因"此草夏至后即干枯"，故名夏枯草。夏枯草药食俱佳，《本草衍义》言"夏枯草……初生嫩叶时作菜食之"，《食物本草》言"夏枯草，味辛苦，寒，无毒……嫩苗渝过，浸去苦味，油盐拌之，以作菹茹，极佳美"。夏枯草性味苦、辛、寒，归肝、胆经，有清肝火、散郁结、清肝明目之功。本品既能苦寒清热，又能辛散开郁，有良好的清热散结之功。《本草图解》言其"苦辛微寒，独入厥阴，消瘰疬，散结气，止目珠痛。此草补养厥阴血脉，又能疏通结气"。药理研究表明，夏枯草全草含三萜皂苷，其苷元是齐墩果酸。其还含有游离的齐墩果酸、熊果酸、芸香苷丝桃苷、顺咖啡酸、反咖啡酸、鞣质、挥发油、少量生物碱及水溶性盐类（主要为氯化钾）。花穗中含飞燕草素和矢车菊素的花色苷、d-樟脑、d-小茴茴香酮等。本品煎剂还对十多种细菌均有较强的抑制作用。故对囊肿型痤疮等皮肤感染性疾病有较好的作用。

2. 绿豆蒲公英汤

【组成】 蒲公英50 g，绿豆50 g，蜂蜜若干。

【制法】 蒲公英50 g，水煎取汁500 mL，加入绿豆50 g，煮熬调入蜂蜜若干。

【用法】 每日分2～3次饮汤，每周食用1～2次。

【功效】 清热解毒，消肿散结，消炎凉血。

【禁忌】 胃寒泄泻者慎用。

【方解】 本方选用蒲公英和绿豆共用。蒲公英，别名黄花地丁、婆婆丁、黄花苗等，为菊科多年生草本植物，其性味甘，苦、寒，具有清热解毒、消痈散结、消炎、凉血、利尿、利胆、轻泻、健胃、防癌等多种功能。鲜嫩蒲公英全草的可食部分约为84%，而每百克可食部分含蛋白质4.8 g，脂肪1.1 g，糖类5.0 g，粗纤维2.1 g，钙216.0 mg，磷93.0 mg，铁10.2 mg，胡萝卜素7.35 mg，维生素B_1 0.03 mg，维生素B_2 0.39 mg，维生素C 47.0 mg，烟酸1.9 mg。《本草纲目》云："蒲公英嫩苗可食，生食治感染性疾病尤佳。"由此可见，蒲公英可以炒熟吃，也可作凉拌菜。当然，还可与其他菜肴和佐料配伍，烹饪成各种色香味俱佳的食疗佳品。李时珍的《本草纲目》曰"解食毒、散滞气、清热毒、化食毒、消恶肿、结核、疔肿""乌须发、壮筋骨"。绿豆，又名青小豆，古名茶豆、植豆，为豆科草本植物绿豆的成熟种子。绿豆性味甘、寒，归心、胃经，内服有清热解暑、利尿消肿、润喉止渴、明目降压的作用。绿豆蛋白质的含量几乎是粳米的3倍，多种维生素、钙、磷、铁等无机盐都比粳米多。绿豆是一种营养价值很高的食用豆类，据分析，每百克绿豆含蛋白质22.1 g（比禾谷类作物高1～3倍），脂肪0.8 g，碳水化合物59 g，钙49 mg（是鸡肉的7倍），磷268 mg，铁3.2 mg（是鸡肉的4倍），胡萝卜素0.22 g，硫胺素0.53 mg，核黄素0.12 mg，烟酸1.8 mg。其蛋白质主要为球蛋白类，其中富含蛋氨酸、色氨酸、赖氨酸、亮氨酸、苏氨酸的完全蛋白质。这些物质都是每日人体所需要补充的营养成分。因其营养丰富，具有一定的药用价值。绿豆还具有抗菌、抑菌、降血脂、抗肿瘤、解毒作用。

第二节　荨麻疹

荨麻疹俗称风疹块，是皮肤、黏膜小血管扩张及渗透性增加而出现的一种局限性水肿反应，通常在2～24小时消退，但反复发生新的皮疹。病程迁延数日至数月。临床上较为常见。荨麻疹的病因非常复杂，约3/4的患者找不到原因，特别是慢性荨麻疹。常见原因主要有：食物及食物添加剂；吸入物；感染因素；药物因素；物理因素如机械刺激、冷热、日光等；昆虫叮咬；精神因素和内分泌改变；遗传因素等。基本损害为皮肤出现风团。常先有皮肤瘙痒，随即出现风团，呈鲜红色或苍白色、皮肤色，少数患者有水肿性红斑。风团的大小和形态不一，发作时间不定。风团逐渐蔓延，融合成片，由于真皮乳头水肿，因此可见表皮毛囊口向下凹陷。风团持续数分钟至数小时，少数可延长至数日后消退，不留痕迹。皮疹反复成批发生，以傍晚发作者多见。风团常泛发，亦可局限。有时合并血管性水肿，偶尔风团表面形成大疱。部分患者可伴有恶心、呕吐、头痛、头胀、腹痛、腹泻，严重患者还可有胸闷、不适、面色苍白、心率加快、脉搏细弱、血压下降、呼吸短促等全身症状。此疾病于短期内痊愈者，称为急性荨麻疹。若反复发作达每周至少2次并连续6周以上者称为慢性荨麻疹。中医认为荨麻疹系因营卫不和，郁于腠里，发于肌表所致。感于露风或饮食不适，情志不遂，而致卫气闭敛，内遏营血，营郁不得外发，郁而生热，而愈欲外发，卫欲闭而营欲外发，闭而不秘，发而不透，郁于腠理。轻而浅者，则皮肤隐现疹点而痒。

（一）宜用食材及中药

1. 蔬果类　黄瓜、油菜、胡萝卜、芹菜等。多食用富含维生素C的水果，维生素C有抗过敏的作用，主要包括柠檬、杧果、猕猴桃等。

2. 肉类　荨麻疹患者若对肉类食物不过敏，可以吃的肉有很多，比如牛肉、鸭肉、鸡肉、鹅肉、羊肉、猪瘦肉、火鸡肉等。这些肉类含有丰富的蛋白质、微量元素以及矿物质，食用后可以增强体质，提高机体的抵抗力和免疫力。荨麻疹患者应避免吃海鲜以及辛辣刺激的食物，避免接触过敏原，以避免不适症状加重。

3. 中药类　泽兰、白芍等。

（二）推荐药膳

1. 桑叶薄荷饮

【组成】　桑叶10 g，薄荷5 g。

【制法】　桑叶、薄荷，共同入锅，加水500 mL，水煮并滤其液。置入杯中代茶饮。

【用法】 每日代茶饮，每周3～4次。

【功效】 祛风清热，凉血透疹。

【禁忌】 胃肠寒凉者慎用。

【方解】 本方选用桑叶和薄荷共煮取汁代茶饮。桑叶为桑科植物桑的叶，味苦甘，性寒，归肺、肝经，有祛风清热、凉血明目功效，治风温发热，头痛，目赤，口渴，肺热咳嗽，风痹，瘾疹，下肢象皮肿。桑叶在古书籍中又称神仙叶，世界最早的药书《神农本草经》记载桑叶"除寒热、出汗"。据现代研究，桑叶干物含粗蛋白质25%～45%，碳水化合物20%～25%，粗脂肪5%，以及丰富的钾、钙和维生素C、维生素B$_1$、维生素B$_2$、维生素A等，还有各种微量元素铜、锌、硼、锰等物质。桑叶中含有蜕皮固酮，羽扁豆酮以及芸香苷、桑苷等许多氨基酸、维生素、绿原酸、叶酸、延胡索酸、内消旋肌酸、植物雌激素等人体所需物质。桑叶还具有抗菌、抗氧化、延缓衰老、消炎止痒的作用。薄荷又称鱼香草，是一种生长在低地、路边、河滩、湖边以及园地等处可以药食兼用的野菜。薄荷的茎叶入药，辛、凉、气香，归肺、肝经，有疏散风热、清热解表、祛风消肿、利咽止痛之功效，常用于风热感冒、风热头痛、目赤疼痛、咽喉肿痛、麻疹疹透不畅等症。薄荷的地上部分均含挥发油，油中主要成分是薄荷醇（薄荷脑），相对含量在80%左右；其次是薄荷酮，在10%左右。除此之外，尚有乙酸薄荷酯、胡薄荷酮、异薄荷酮、柠檬烯等10余种单萜类化合物，具有抗病毒、祛痰、镇痛抗炎、解痉、兴奋中枢神经、杀菌等药理作用。

2. 葛根菊花紫菜卷

【组成】 葛根10g，菊花6g，紫菜2张，鸡蛋液，白芝麻或面包渣，粳米，果珍香汁。

【制法】 将葛根、菊花粉碎成末，与粳米一同煮成饭，再拌入果珍香汁。待冷却后，把葛根菊花饭切成条状，用紫菜包卷起来，两头沾上鸡蛋液，再粘贴白芝麻或面包渣，用五六成热的油炸致外脆、里香软，装盘上桌。

【用法】 每周2～3次。

【功效】 解肌透疹，清热解毒。

【禁忌】 无。

【方解】 本方选用葛根及菊花共用。葛根系豆科植物野葛的干燥根，又称粉葛、葛藤、野葛等，始载于东汉末年的《神农本草经》。葛根甘辛性凉，清扬升散，而有发汗解表、解肌退热之功，可用于治疗外感表证，能发散表邪，解肌退热，常用于治疗表邪外束，疹出不畅。现代研究表明葛根尚含有大量的淀粉及少量蛋白质、纤维素等。葛根中淀粉含量较高，干物质含量可达35%～40%，新鲜葛根中淀粉含量为20%左右。葛根经水磨加工成的葛粉，其淀粉含量更高，经水磨澄清后的葛粉组成为：淀粉76.114%、蛋白质0.108%、纤维素0.136%、灰分0.122%和水1.915%。葛根中还含有13种氨基酸，其中8种是人体必需氨基酸以及丰富的矿物元素铁、锌、钙、磷、钾、锌、锰等微量元素，有清心明目、清热化痰、降低血压、抗癌防癌等功效。菊花为菊科植物菊的干燥头状花序，其性凉，味甘、苦，具有平肝、明目、散风、清热、解毒消肿之功效，《神农本草经》将菊花列为上品。菊花在中国有着悠久的历史，关于菊花的效用，《证类本草》记载"主风头眩肿痛，目欲脱，泪出，皮肤死肌，恶风，湿痹……久服利血气，轻身，耐老延年"。菊花具有平肝明目、散风清热的作用，同时具有一定的抑菌作用，尤其对乙型链球菌、大肠埃希菌、铜绿假单胞菌、人型结核菌及流感病毒有抑制作用。另外，菊苷有降血压作用，故对冠心病、高血压等具有一定的治疗作用。

第三节　玫瑰痤疮

玫瑰痤疮是一种慢性皮肤综合征，表现为面中部突起部位不同症状和体征的组合，可呈特征性反复缓解与加重。临床主要表现为面中部固定性红斑、皮脂腺肥大增生表现、潮红、丘疹脓疱、毛细血管扩张、眼部表现伴或不伴灼热、刺痛、干燥或瘙痒等主观症状。玫瑰痤疮病因复杂，可能是在一定遗传基础上，由多种因素诱导的以天然免疫异常、血管舒缩功能异常为主的慢性炎症。通常发生于中青年女性，日晒后可加重，给患者带来明显的躯体不适和精神压力。本病女性多于男性。目前根据患者的症状将玫瑰痤疮分为红斑毛细血管扩张型、丘疹脓疱型、肥大增生型和眼型。其中红斑毛细血管扩张型最为常见。此病的症状在不同的患者，同一患者的不同病程阶段表现的轻重程度不一，患者可以存在型特征的偏移和共存，同时各型可以互相转化。

（一）宜用食材及中药

1. 蔬果类　一般蔬菜都可以食用，可以多吃些豆芽、土豆、黄瓜、西红柿、芹菜等蔬菜，注意不要吃辣椒、葱姜蒜等辛辣的食物。大多数水果都可以吃，但含糖量高的水果，如榴梿、桂圆、蜜枣、葡萄、甜瓜、荔枝、冬枣、香蕉、黄桃等，及光敏性水果，如杧果、榴梿、菠萝等，玫瑰痤疮患者尽量少吃。

2. 肉类　一般的肉类皆可食用。但应注意避免摄入肥腻的肉类、油炸类食品或者动物的肝脏。

3. 中药类　常用的中药包括牡丹皮、生地黄以及茯苓等药物，常用的外用药物有金银花、野菊花、黄柏或地榆炭等，达到清热凉血、解毒活血、化瘀祛湿的效果。

（二）推荐药膳

1. 丹参银花粥

【组成】　丹参10 g，金银花10 g。

【制法】　丹参、金银花，洗净，丹参切片，两者共同入锅，加清水适量，加大米100 g煮粥即成。

【用法】　每日1～2次。顿服，每周2～3次。

【功效】　清热除烦，凉血化瘀，疏散风热。

【禁忌】　无。

【方解】　本方选用金银花及丹参煎煮成粥。丹参味苦，性微寒，归心、肝经，其功能为祛瘀止痛、活血通经、清心除烦。丹参最早见于《神农本草经》，书中载其味苦，性微寒，有活血、祛瘀、凉血之功。《本草便读》中谓其性平和，活血力强。现代药理学分析研究证实，丹参中主要活性成分为酚酸和二萜醌类化合物，主要机制在于它能够改善微循环、抑制血小板凝集、降低血液黏稠度。其中的丹参酮还有消炎作用，其机制主要是抑制抗原淋巴细胞和巨噬细胞产生的 IFN-γ 和 IL-2。金银花味甘，性寒，归肺、心、胃经，又名忍冬花，其功效为清热解毒、疏散风热、凉血、止痢。金银花为多年生半常绿缠绕灌木，花初开时为白色，数日后变为黄色，且黄白相间，由此得名。《本草拾遗》谓："主热毒、血痢、水痢，浓煎服之。"金银花善清热毒，有透营转气之效。金银花的现代药理研究表明其主要成分为绿原酸、异绿原酸、咖啡酸等有机酸类，除此之外尚含有挥发油及黄酮类化合物。有研究表明，金银花提取物具有类激素样的抗炎作用。金银花中的绿原酸和咖啡酸还有抗血小板聚集的作用。乾隆年间，《延寿丹方》则以金银花有滋润皮肤、返老还童的描述，清代慈禧太后更是把它作为养颜美容的保健品。

2. 月季丹皮饮

【组成】 牡丹皮 10 g，月季花 10 g。

【制法】 牡丹皮、月季花，洗净，水煮并滤其液。置入杯中代茶饮。

【用法】 每日代茶饮，每周 3～4 次。

【功效】 清热凉血，活血化瘀，疏肝解郁，消肿解毒。

【禁忌】 无。

【方解】 本方选用月季花及牡丹皮煎汤代茶饮。牡丹皮味苦、辛，性微寒，归心、肝、肾经，其功效清热凉血，活血化瘀。《本草纲目》曰："和血，生血，凉血，治血中伏火，除烦热。"牡丹皮苦寒而入心肝血分，善清营血之实热，又善清透阴分之伏热。现代药理研究表明，牡丹皮的化学成分主要有丹皮酚类、芍药苷类、萜类、鞣质、氨基酸以及挥发油。丹皮酚是目前研究最多的有效成分，多组实验均表明其具有明确的抗菌、抗炎作用。牡丹皮活血化瘀作用主要与其抗血小板聚集功能有关，其机制主要是牡丹皮中的有效成分丹皮酚、芍药苷和氧化芍药苷能阻断纤维蛋白酶原活性从而起到活血化瘀作用。月季花味甘、淡、微苦，性平，归肝经，其功能为活血调经、疏肝解郁、消肿解毒。《本草纲目》谓之："活血，消肿，敷毒。"月季花中主要含有黄酮类和酚酸类化合物，现代研究表明，其有改善血液循环，降低胆固醇、激活免疫、抗炎、抗病毒等作用。

第四节 黄褐斑

黄褐斑影响面部美观，这主要是面部黑变病的一种症状，是发生在颜面的色素沉着斑。本病发生率女性多于男性，面部黄褐斑形成的原因主要是内分泌失调、精神压力大、体内缺少维生素或外用化学药物刺激引起。黄褐斑的形成是由于组织细胞间的微细循环受淤阻，细胞溶解死亡，黑色素增多形成色斑沉着造成的。脸部的表皮层最薄，毛细血管最丰富，也最易形成色素沉着，色素沉着部位主要在表皮基底层。黑色素颗粒明显增多，较为严重者真皮层的噬黑素细胞内也有较多黑色素，与正常相比，色素细胞的数目，黑色素形成以及黑色素颗粒的活性都有不同的增长。中医将面部黄褐斑的病因病机概括为以下几个方面：精血不足，不能上荣于面；或气血痰瘀积滞皮下，色素沉着而致；或肝郁气滞，郁久化热，灼伤阴血，致使颜面气血失和而发病；或脾虚生湿，湿热蕴结，上蒸于面所致；也有人认为与冲任有关，冲任起于胞宫，最终上行至面部，肝郁血滞伤冲任，气血不能上荣于面，故致本病。

（一）宜用食材及中药

1. 蔬果类　可多吃含维生素C的蔬菜，比如西红柿、白萝卜、辣椒、瓜类、绿叶菜等。这些均有助于淡化黄褐斑。还有一些水果也含有很多的维生素C，比如橘子、猕猴桃、枣等，此类水果也可多吃。维生素C可以很好地抑制黑色素的形成，可减少面部的黄褐斑。同时丰富的维生素A对淡化黄褐斑也有效果。富含维生素A的蔬菜如土豆、卷心菜等。

2. 肉类　应减少辛辣及油炸类食品的摄入。

3. 中药类　宜使用滋阴补肾、调和气血、活血化瘀的药物，如疏肝活血汤、桃红四物汤等，常用药物如当归、川芎、桃仁、红花、北沙参等。

（二）推荐药膳

1. 双花饮

【组成】　牡丹花5 g，红花3 g。

【制法】　牡丹花5 g，红花3 g，置入杯中，取沸水100 mL冲泡饮用。加入一勺蜂蜜口味更佳。

【用法】　每日代茶饮，每周3～4次。

【功效】　活血祛瘀，除斑美容。

【禁忌】　女性生理期及有出血倾向者禁用。

【方解】　本方选用牡丹花及红花冲泡代茶饮。红花，又名草红花、红蓝花，为菊科一年生草本植物红花的筒状花。鲜品、干品均可入肴、入药用。中医认为其味辛，性温，归心、肝经，具有活血活络通经、祛瘀美容的功效。现代药理研究表明：红花含有红花黄色素及红花苷；还含脂肪油称红花油，是棕榈酸、硬脂酸、亚麻酸、亚油酸、油酸、花生酸等的甘油酯类。牡丹花在我国的栽培已有1 500多年的历史，每逢花季，芳姿艳质，超逸万卉，清香宜人，素有"国色天香"的美誉。牡丹花不仅是一种名贵的观赏花卉，同样是美味佳品及良药。我国食用牡丹花的历史悠久。据记载，牡丹花的食用始于宋代，至明清时代已有了较为完善的原料配方和制作方法。明代《遵生八笺》上曾记有"牡丹新落花瓣亦可煎食"。用鲜牡丹花制作点心，不必添加香精、色素等物质，其天然色泽、自然香味备受人们的青睐。以鲜牡丹花发酵液和浸渍液加适量蔗糖、蜂蜜及柠檬酸，经特殊工艺制作而成的牡丹花饮料，畅销于市。具有美容、安神、养血、调经、降压功效的牡丹花茶，受到中老年人特别是妇女的欢迎，成为日常的保健饮品。牡丹花不仅供食用，还有很高的药用价值，《本草纲目》载："牡丹惟取红白单瓣者入药，其千叶异品，皆人巧所致，气味不纯，不可用。"就是说红、白单瓣牡丹花才可入药。其性平、味苦淡、无毒，据测定，牡丹花含有紫云英苷、牡丹花升苷、蹄纹天竺苷、氨基酸、多种维生素、糖类、黄酮类以及微量元素等成分，具有滋阴美容、化湿逐水、活血散瘀、调经的功效。

2. 当归桃仁饼

【组成】 桃仁20 g，当归20 g，面粉200 g，麻油30 g。

【制法】 桃仁及当归充分晒干后，研成极细粉与面粉充分拌匀，加沸水100 mL揉透后冷却，擀成长方形薄皮子，涂上麻油，卷成圆筒形，用刀切成每段30 g，擀成圆饼，在平底锅上烤熟即可。

【用法】 每次2块，每日1～2次，温开水送服。

【功效】 理气活血，化瘀消斑。

【禁忌】 女性生理期及有出血倾向者禁用。

【方解】 本方选用当归及桃仁制饼口服。当归味甘辛，性温，作用趋向能上能下，可攻可补，具有补血活血、调经美容、祛瘀生新之功能。现代医学研究证明，当归富含挥发油、棕榈酸、β-谷甾醇、蔗糖、烟酸、叶酸、亚叶酸、氨基酸、生物碱、维生素B$_{12}$、维生素E，以及钾、钙、镁、锌、硒等矿物质。其临床主要用途有：① 补血养肝，治疗肝血虚所致的头晕目花、四肢乏力、月经后期或量少色淡等症。② 和血调经，治疗经血不调、痛经等病症。近年来医药学家研究发现，当归还有以下功效：抗缺氧作用；调节机体免疫功能，抗癌作用；美容护肤作用；补血活血作用；抗动脉硬化作用；抑菌作用。桃仁为蔷薇科植物桃或山桃的干燥成熟种子，味苦、甘、平，归心、肝、大肠经，有活血祛瘀、通便美容之功效，用于黄褐斑、癥瘕痞块等症。药用始载于《神农本草经》。桃仁含有多种营养成分和生物活性物质，是临床疗效显著的天然药物。其水煎剂及提取物还有一定的抗菌镇痛、抗过敏、抗肿瘤等作用。

第五节　白　　发

引起头发变白的原因很多：营养不良，如缺乏蛋白质、维生素以及某些微量元素（如铜）等，都会使头发变白；某些慢性消耗性疾病如结核病等，此类疾病会造成营养缺乏，头发也比一般人的要白得早些；一些长期发热的患者，头发会黄脆甚至变白脱落；有的内分泌疾病，如脑垂体或甲状腺疾患，可影响色素细胞产生色素颗粒的能力而导致头发过早变白；有些年轻人在短时间内，头发大量变白，则与过度焦虑、悲伤等严重精神创伤或精神过度疲劳有关。一般认为白发的病因在于毛球中黑素细胞酪氨酸酶活性进行性丧失，使毛干中的色素逐渐消失。灰发的情况是黑色素细胞数量正常，但胞质中有大的空泡，黑素小体所含的色素减少；而白发的情况是黑素细胞减少或缺乏。现代医学认为，正常情况下，人体头发毛乳头内有丰富的血管，为毛乳头、毛球部提供充足的营养，黑色素颗粒便顺利合成。各种不良刺激造成供应毛发营养的血管发生痉挛，使毛乳头、毛球部的色素细胞分泌黑色素的功能发生障碍，影响黑色素颗粒的形成和运送。当黑色素颗粒在毛乳头、毛球部的形成发生障碍，或虽然形成但因某种因素，不能运送到毛发中去，从而使毛发髓质、皮质部分的黑色素颗粒减少、消失，就会出现白发。中医理论认为，头发与肝、肾有密切关系，肾藏精，肝主血，其华在发，肝肾虚则精血不足，毛囊得不到充足的营养，合成黑色素能力减弱，出现白发。反之，肝肾强健，上荣于头，则毛发浓密乌黑。中医认为"发为血之余"，头发的生长源于气血的濡养。气血旺，则头发生长正常。气血衰，则不能上荣头部而致头发变白。病因则无外乎三大方面：血热偏盛、情志烦劳、精虚血弱。

（一）宜用食材及中药

1. 蔬果类　常食胡萝卜、菠菜、紫萝卜头、紫色包心菜、香菇、黑木耳等。其中主食可常食紫珠米、黑豆、赤豆、青豆、红菱、黑芝麻、核桃等。在水果方面，建议多食用猕猴桃、桑椹、樱桃等。

2. 肉类　应吃富含铁和铜的肉类，如动物肝脏、猪肾、虾和螃蟹等。

3. 中药类　宜使用滋阴补肾乌发的药物，如疏侧柏叶、女贞子、墨旱莲、补骨脂、制何首乌、枸杞子等。

（二）推荐药膳

1. 黑芝麻黄精粥

【组成】　黄精20 g，黑芝麻20 g，粳米60 g。

【制法】　将适量黑芝麻淘洗干净，晒干炒熟研末，与适量黄精洗净切块。同粳米60 g煮粥。

【用法】　食粥适量，每日早、晚食之，每周食用2～3次。

【功效】　补肝肾，益精血，润肠燥。

【禁忌】　中寒泄泻，痰湿痞满气滞者慎用。

【方解】　本方以黄精和黑芝麻共用，其中黄精是药用植物，具有补脾、润肺生津的作用。黄精性味甘甜，食用爽口。其肉质根状茎肥厚，含有大量淀粉、糖分、脂肪、蛋白质、胡萝卜素、维生素和多种其他营养成分，生食、炖服既能充饥，又有健身之用，可令人气力倍增、肌肉充盈、骨髓坚强，对身体十分有益。黄精历来被视为中老年人理想的益寿驻颜珍品，素有"仙人粮食"的美称。唐代著名诗人杜甫曾对黄精"益寿延年、长生不老"的功效吟诗赞美："扫除白发黄精在，君看他年冰雪容。"李时珍在《本草纲目》中记载黄精可"补中益气，除风湿，安五脏。久服轻身延年不饥"。《神农本草经》也把黄精列为上品。黑芝麻味甘，性平，归肝、肾、大肠经，补肝肾，益精血，润肠燥，用于精血亏虚，头昏眼花，耳鸣耳聋，须发早白，病后脱发，肠燥便秘。黑芝麻始载于《神农本草经》，原名胡麻，列为上品。黑芝麻是对头发有益的食物。此外，其富含脂肪和蛋白质，还有很多维生素和微量元素，是养生极佳的食物，的确利于头发的健康生长，适宜肝肾不足所致的眩晕、眼花、视物不清、腰酸腿软、耳鸣耳聋、头发枯落、发须早白之人食用。

2. 桑椹枸杞茶

【组成】　桑椹10 g，枸杞子10 g。

【制法】　将适量紫红熟透的鲜桑椹和枸杞子洗净晒干，加入适量开水冲泡。每日代茶饮。

【用法】　代茶饮用，每周2～3次。

【功效】　补血乌发，益肾养阴，明目延缓衰老。

【禁忌】　无。

【方解】　本方以桑椹和枸杞子共用，其中桑椹即桑树的果实，是一种极富营养价值和保健功能的水果。味酸、甘。《本草纲目》记载："（桑椹）单食，止消渴、利五脏关节，通血气，久服不饥，安魂镇神，令人聪明、变白、不老。"《药典》记载桑椹的功效为"补血滋阴……用于眩晕耳鸣、心悸失眠、须发早白、津伤口渴、内热消渴、血虚便秘"。桑椹含有丰富的果糖、果酸、果胶、天然色素，以及维生素C、维生素B_1、维生素B_2等多种维生素、人体必需的16种氨基酸及铁、钙、锌、硒、锰等多种微量元素，具有补血、益肾、明目、乌发、延缓衰老、降血压、预防慢性肝炎、治疗失眠和神经衰弱等多种医疗保健功能。枸杞子，味甘性平，有补肾、滋阴、养肝、明目、益气等功效。枸杞素有"宝树""药树"的美称，嫩茎和叶作蔬菜，而以枸杞果实（枸杞子）入药。尤其是枸杞子营养丰富，每百克鲜枸杞子含蛋白质4 g、碳水化合物19.3 g、脂肪0.8 g，热量为100 kcal。枸杞子含有18种氨基酸，其中8种氨基酸是人体必需氨基酸。矿物质除含有钙、磷、铁等外，还含有一定数量的有机锗。其含维生素也较全面和丰富，包括维生素B_1、维生素B_2、烟酸和胡萝卜素等。历代医家治疗肝血不足、肾阴亏虚之病，常常使用枸杞子。现代科学研究认为枸杞子可以降低胆固醇、兴奋大脑神经、增强免疫功能、防治癌症、延缓衰老和美容，对人体健康起极其有益的作用。

[参考文献]

［1］李娜，邵国泉，王文建，等.夏枯草药理作用研究进展［J］.赤峰学院学报（自然科学版），2019，35（12）：26-27.

［2］赖玲林，彭小芳，冷恩念，等.中药桑叶药理作用的研究进展［J］.安徽医药，2016，20（12）：2210-2214.

［3］徐佳馨，王继锋，颜娓娓，等.薄荷的药理作用及临床应用［J］.食品与药品，2019，21（1）：81-84.

［4］史晨旭，杜佳蓉，吴威，等.葛根化学成分及药理作用研究进展［J］.中国现代中药，2021，23（12）：2177-2195.

［5］蔡琳，付田田.菊花的药理临床应用探讨［J］.黑龙江科学，2020，11（8）：26-27.

［6］徐怡，陈途，陈明.丹参的化学成分及其药理作用研究进展［J］.海峡药学，2021，

33（5）：45-48.

［7］马丽.金银花的药理作用研究［J］.光明中医，2020，35（20）：3308-3310.

［8］刘祎.月季花的药理作用研究进展［J］.中国处方药，2018，16（1）：11-12.

［9］李馨蕊，刘娟，彭成，等.红花化学成分及药理活性研究进展［J］.成都中医药大学学报，2021，44（1）：102-112.

［10］赵静，夏晓培.当归的化学成分及药理作用研究现状［J］.临床合理用药杂志，2020，13（6）：172-174.

［11］陈晨，马雯芳.桑葚化学成分与药理作用研究进展［J］.心理月刊，2020，15（8）：232-233.

［12］王莎莎，张钊，陈乃宏.枸杞子主要活性成分及药理作用研究进展［J］.神经药理学报，2018，8（6）：53.

233

肛肠科疾病是指发生于肛门、直肠、结肠部位的疾病，如痔、肛裂、肛周脓肿、肛瘘、肛隐窝炎、脱肛、肠息肉、炎症性肠病、便秘、肛门失禁等。中医认为肛肠病致病因素多为风、湿、燥、热、气虚、血虚、血瘀等。《证治要诀·肠风脏毒》："血清而色鲜者，为肠风。"《见闻录》"色如烟尘者，湿也"，指湿热秽浊，热伤络脉，可致下血如烟尘。《丹溪心法》亦云"痔者，皆因脏腑本虚，外伤风湿，内蕴热毒"，提示肛肠疾病，多热与湿结，蕴阻肛门而致。《疮疡经验全书·痔漏图说》"妇人产育过多，力尽血枯，气虚下陷，及小儿久痢，皆能使肛门突出"，说明气虚所致中气下陷亦可使内痔、直肠脱出而不纳。上述致病因素可单独致病，也可多因素同时存在，如风多夹热、湿热相兼。病程中，有虚证，有实证，有的则为虚实夹杂。因此，中医学多以祛风、清热、利湿、补虚为主论治。肛肠病多以湿热下注而致，上海多湿，湿易碍脾，故药膳大多有清热利湿、健脾益气之效。以下就几种常见的肛肠疾病，推荐食疗药膳。

第一节　肛隐窝炎

肛隐窝炎是指肛隐窝和肛瓣的急、慢性炎症性疾病，又称肛窦炎，常并发肛乳头炎、肛乳头肥大。其特点为肛门部坠胀疼痛不适和肛门潮湿有分泌物。本病可发生于任何年龄，青壮年是主要的发病人群，女性发病率高于男性。肛隐窝炎是肛周化脓性疾病的重要诱因。中医病机多因饮食不节，过食醇酒厚味，辛辣炙煿；或虫积骚扰，湿热内生，下注肛门；或因肠燥便秘，破损染毒；或因郁热邪毒灼伤津液，阴津亏损而成。西医认为本病与肛门解剖特点有关，肛隐窝的结构呈漏斗状，底在下部，开口朝上，不利于局部的引流，且粪渣易积存于此，积存的粪便易污染造成细菌侵入肛隐窝而引起肛隐窝炎。

（一）宜用食材及中药

1. 蔬果类　多食粗粮、豆类等清淡易消化且营养丰富的食物，如冬瓜、丝瓜、绿豆、胡萝卜、西红柿、香蕉、苹果、梨、杏、西瓜等，以及高纤维素的食物，如红薯、玉米、芹菜等。

2. 肉类　多食含有丰富蛋白质的食物，如黄鳝、瘦肉、柴鱼、鸡蛋、牛肉等。

3. 中药类　马齿苋、槐角、野菊花、金银花、知母、川芎等。

（二）推荐药膳

凉拌芹苋

【组成】　新鲜芹菜 300 g，新鲜马齿苋 300 g。

【制法】　新鲜芹菜、马齿苋洗净，切段，开水烫过，加麻油少许与调味品拌食。

【用法】　作正餐饮食，每日 1～2 次，分顿服食。

【功效】　清热解毒，凉血止血。

【禁忌】　脾胃虚寒患者不宜服用。

【方解】　方中马齿苋清热解毒、凉血止血，芹菜清热平肝、利湿通淋，辅助增强清热凉血之功。现代药理学研究表明，马齿苋作为一种药食两用食物，主要含有生物碱类、萜类、香豆素类、黄酮类、有机酸类、挥发油及多糖等化学成分，具有抗炎、镇痛、抑菌、降血脂、降血糖、抗肿瘤、抗氧化、延缓衰老、增强免疫等作用。芹菜中富含一种芹菜素，它是一种黄酮类化合物，具有多种药理作用，包括抗炎、抗痉挛、抗细菌感染、治疗皮肤疾病、抗肿瘤侵袭和转移、保护肝功能、预防骨质疏松、防辐射损伤、抗动脉硬化和脑血等。芹菜富含丰富的膳食纤维，可促进肠道蠕动，改善便秘。肛隐窝炎多因湿热内生而致，马齿苋性寒味酸，芹菜性凉味甘，两药归肝、大肠经，合用共奏清热利湿之功效。

第二节　痔　疮

痔疮是直肠末端黏膜下和肛管皮肤下的直肠静脉丛发生扩大、曲张所形成的柔软的静脉团。男女老幼皆可得病，其中20岁以上的成年人占大多数。具体病因包括饮食不节、房事不慎、外感六淫、久坐久立、负重远行、久泻久痢久咳、便秘、妊娠等。痔疮一般分为内痔、外痔和混合痔。内痔发病特点是便血、坠胀、肿块脱出。外痔发病特点是自觉肛门坠胀、疼痛、有异物感。中医学认为本病多与湿、热、瘀有关，使得局部气血运行不畅，筋脉阻滞，日久瘀结不散所致。混合痔是指内、外痔静脉丛曲张，相互沟通吻合，使内痔部分和外痔部分形成一整体者，兼有内痔、外痔的双重症状。

（一）宜用食材及中药

1. 蔬果类　竹笋、茄子、芹菜、菠菜、无花果、香蕉、西瓜、草莓、苹果等。

2. 肉类　猪大肠、黄鳝、猪血等。

3. 中药类　生地、槐花、槐角、马齿苋、蒲公英、赤芍、牡丹皮、乌梅、火麻仁、墨旱莲等。

（二）推荐药膳

甜蜜母子粥

【组成】　粳米100 g，干槐花50 g，槐角15 g，冰糖适量。

【制法】　用粳米煮粥，至五成熟时倒入干槐花与槐角，粥煮至黏稠加冰糖适量调味即可。如出血量多时，可加配侧柏叶。

【用法】　可空腹进食，每日1～2次，分顿服食。

【功效】　清热润肠通便，凉血止血。

【禁忌】　糖尿病患者应减用冰糖。

【方解】　槐花为豆科落叶乔木槐树的花蕾，其性苦、微寒，归肝经、大肠经，有凉血止血之功，适用于血热出血，尤善治便血、尿血。如《本草纲目》所言："疗吐血、衄血、崩中漏下。"药理研究表明，槐花含有芸香苷、芦丁、槐花米素及鞣质等有效成分，能降低毛细血管脆性，增加毛细血管抵抗力，降低毛细血管通透性，缩短出血时间而有助于止血，槐花经炒炭后止血作用更明显。槐角，为槐树的果实，其性苦、寒，归肝、胃、大肠经，有凉血止血、止痛消肿、败毒抗癌之功。药理研究表明，槐角含有槐实苷、芦丁、槐酚及油酸等有效成分，有抗肿瘤活性作用，还能促进血液凝固，减低血管通透性，增强毛细血管抵抗力等功效。槐花、槐角合用配伍粳米以凉血止血、泄热润肠通便。

第三节 肛 裂

肛裂是指肛管皮肤全层裂开，并形成慢性溃疡的一种疾病，是肛门直肠疾病中的一种慢性病、常见病，好发于20～30岁的青壮年。肛裂好发于肛门前后正中，男性多见于后正中，女性多见于前正中。临床以周期性肛门疼痛、大便带血、便秘为特点。对经久不愈、非手术治疗无效的肛裂可采用手术治疗。根据病程不同，肛裂分为两大类，即新鲜肛裂（早期肛裂）和陈旧性肛裂。中医认为，本病多为过食辛辣、炙煿之品，实热内生，热结肠腑；或久病体弱，阴血亏虚，津液不足，肠失濡润，粪便秘结，排便努挣，擦破肛门皮肤，复染邪毒，长久不愈所致。当以清热通腑，润肠通便为治。

（一）宜用食材及中药

1. 蔬果类　蜂蜜、木耳、雪梨、香蕉、木耳、芝麻等富含纤维素或富含油脂的食物。

2. 肉类　建议少食肉类。

3. 中药类　生地黄、玄参、麦冬、桃仁、杏仁、火麻仁、柏子仁等。

（二）推荐药膳

麻仁糯米粥

【组成】　火麻仁15 g，糯米60 g。

【制法】　糯米泡水2小时，火麻仁打碎后加入1 000 mL水熬煮15分钟，过滤后加入糯米熬煮成粥即可。

【用法】　空腹食用，每日2次，分顿服食。

【功效】　润肠通便。

【禁忌】　糖尿病患者应多次少量服用。

【方解】　火麻仁，味甘，气平，无毒，归脾、胃、大肠经，质润多脂，又兼有滋养补虚作用。肛裂往往因为津亏肠燥或血热肠燥引起的大便秘结、排便努挣，致使肛门皮肤裂伤。火麻仁适用于老人、产妇、体弱等津血不足引起的肠燥便秘。《肘后备急方》中提到单用火麻仁研碎，以米杂之煮粥服。本方源自《圣济总录》：糯米、大麻子（火麻仁），上二味。先以水3 000 mL，研麻子生绢滤取汁，煮米作粥，空心食。

附外用药：鸡蛋油外涂治肛裂

【组成】 鸡蛋油，冰片3 g。

【制法】 10枚鸡蛋煮熟后去壳取黄，捣碎后置锅内小火加热，炒至焦黑色，不断翻搅，即可见黄黑色鸡蛋油渗出，滤去焦渣，即为鸡蛋油。冰片3 g加入鸡蛋油调和。

【用法】 用调和油涂擦患处。

【功效】 润肤，生肌。

【禁忌】 感染性伤口禁用。

【方解】《备急千金要方·食治》："鸡卵黄，主除热、火灼、烂疮。"《本草纲目》："补阴血，解热毒。"鸡蛋油外用可治烧烫伤、湿疹、下肢静脉溃疡等。现代研究表明油状液体去污力强，光滑渗透力强，既可以使皮肤表面污垢溶解，痂壳软化，又可与创面新生上皮使其黏附力降低，擦除使不易损伤新生上皮。动物油也可促进胶原纤维形成，加速伤口恢复。

第四节 肛周脓肿

肛周脓肿是指肛管直肠周围间隙发生急慢性感染而形成的脓肿。发生的部位不同，可有不同的名称，如肛门皮下脓肿、坐骨直肠间隙脓肿、骨盆直肠间隙脓肿等。多见于20～40岁的男性，男性发病率是女性的3～4倍，小儿发病率也相对较高。其特点是发病急骤，肛周疼痛剧烈，伴高热，自行破溃或手术切开引流后大多数形成肛瘘。中医学对本病也有不同的称谓，如脏毒、悬痈、坐马痈、跨马痈等。其病机多因过食肥甘、辛辣、醇酒等物，湿浊不化，热邪蕴结，下注大肠，蕴阻肛门；或肛门破损染毒，致经络阻塞，气血凝滞而成。也有因肺、脾、肾亏损，湿热乘虚下注而成。西医认为本病系由于肛窦感染后沿肛腺导管向肛管直肠周围间隙蔓延而成。

（一）宜用食材及中药

1. 蔬果类 菠菜、芹菜、冬瓜、丝瓜、南瓜、绿豆、黑木耳、海带、黄花菜、苦瓜、萝卜、香蕉、苹果、火龙果、猕猴桃、雪梨等。

2.肉类　牛、鸡、猪瘦肉、河鱼、河虾等。

3.中药类　金银花、蒲公英、鱼腥草、土茯苓、马齿苋、绿豆、牡丹皮、赤芍、黄芩、黄连、黄柏、栀子等。

（二）推荐药膳

双花粥

【组成】　金银花30 g，紫花地丁20 g，粳米100 g，白糖适量。

【制法】　金银花和紫花地丁煎水取汁，加入粳米煮粥，待粥熟时加白糖即可。

【用法】　可空腹食用，每周3～4次，分次服用。

【功效】　清热解毒，凉血消肿。

【禁忌】　体质虚寒及气虚疮疡脓清者忌用。

【方解】　本方以金银花为君，金银花味甘，性寒，归肺、心、胃经，能清热解毒，消肿散结。《本草纲目》："一切风湿气，及诸肿毒、痈疽疥癣、杨梅诸恶疮。散热解毒。"现代药理学表明，金银花提取物中所含有的活性化合物，如绿原酸、生物碱、黄酮类和多酚类，具有解热、抗菌消炎、抗病毒等功效。金银花可用于治疗肠道炎症，高剂量的金银花多糖对肠道益生菌（双歧杆菌和乳酸杆菌）具有良好的改善作用，对致病菌（大肠埃希菌和肠球菌）具有优良的拮抗作用。紫花地丁为臣，紫花地丁味苦，性寒，归心、肝经，能清热解毒，凉血消肿。《本草正义》："地丁专为痈肿疔毒通用之药。"现代研究表明，本品有明显的抗菌作用，对痢疾杆菌、金黄色葡萄球菌、皮肤真菌均有抑制作用；有确切的抗病毒作用。粳米为佐药，味甘，性平，归脾、胃经，能和胃补中，缓金银花、紫花地丁苦寒重降之性，可防寒凉伤中。

第五节　肛　瘘

肛瘘是指直肠或肛管与肛门周围皮肤相通所形成的异常通道，也称为肛管直肠瘘，是发生在肛门直肠周围的脓肿溃破或切口引流的后遗病变，肛瘘是脓成后时期，是一个疾病的两个阶段。国内肛瘘占肛肠病的发病率为1.67%～2.6%，以20～40岁青壮年为主。婴幼儿发病者亦不少见，主要见于男孩，男女孩比例为5：1。中医称为"肛漏"。《山海经·中山经》中曰："苍文赤尾，食者不痈，可以为瘘。"肛瘘发展阶段不同，治疗方法也不同。清代余听鸿《外科医案汇编》云"所以治漏之法，如堤之溃，如屋之漏……安能免乎。治漏者先固气血为先，气旺血内充，而能收蓄，使其不漏，可无害矣，津液日增，虚损可复"。我国医学认为此病初期用清散之剂，求其内消；中期用托里透脓，清热化湿；脓肿后则补气养血，兼清湿热。中医药食同源，亦可用家常食物和中药混合组成药膳对疾病进行调治。

（一）宜用食材及中药

1. 蔬果类　冬瓜、丝瓜、绿豆、萝卜、蘑菇、芝麻、木耳、山药、芡实、韭菜、香菜、茄子、藕、菠菜、豆芽、大枣、荔枝、无花果、香蕉、火龙果、猕猴桃等。

2. 肉类　瘦肉、牛肉、鳗鱼、鸡、鸭、黄鳝等。

3. 中药类　菊花、黄芪、党参、黄连、黄芩、栀子、当归、白芍、桔梗、鳖甲、牡丹皮等。

（二）推荐药膳

党参蝴蝶蒸白鳝

【组成】　党参50 g，无花果粉末250 g，鳗鱼（河鳗）500 g。

【制法】　将鳗鱼活杀，放入加盐、醋的沸水中烫一下，见鱼体表面的黏液（有毒）泛白凝结，即倒出，用糙布擦除、洗净。将鳗鱼切成薄圆块与头部、尾部，用虾油糟汁加入党参、无花果粉末，拌渍10分钟入味，再将其排列成蝴蝶状置于平盘中，覆盖上桑皮纸或耐热玻璃纸封闭、蒸熟。上桌时掀去封闭纸，使糟香溢满餐桌。

【用法】　分顿食肉喝汤。

【功效】　本方益气补血，适用于肛漏日久，气血虚弱证。症见：肛周瘘口时溃时愈，且有索状物通向肛门，瘘口流脓，质地稀薄，肛门隐隐作痛，皮肤暗淡，伴有神疲乏力，少气懒言，自汗，头晕，面色少华，舌淡苔薄白，脉细弱。

【禁忌】　不宜与藜芦、五灵脂、萝卜同食。湿热下注型肛漏患者禁用。

【方解】　党参补气生津。无花果清热润肠，《云南中草药》云其有"健胃止泻，祛痰理气，治食欲不振，消化不良、肠炎"的功效，无花果含有苹果酸、柠檬酸、脂肪酶、蛋白酶、水解酶等，能帮助人体对食物的消化。河鳗具有补虚扶正、祛湿杀虫的功能。本品具有益气补血、健脾胃的功效，适用于治疗气血虚弱型肛漏。

第六节　直肠脱垂

直肠脱垂是直肠黏膜、肛管、直肠全层或部分乙状结肠向下移位，脱出肛门外的一种疾病，其特点是直肠黏膜及直肠反复脱出肛门外伴肛门松弛。多见于儿童、老年人及多次分娩或分娩时会阴撕裂的经产妇。在儿童疾病中，其为一种自限性疾病，可在5岁前自愈，以非手术治疗为主。现代医学认为，全身功能状况尤其是神经系统功能减退对直肠脱垂的发生有重大影响；局部因素如解剖结构缺陷和功能不全、肠源性疾病、腹压增高等亦是造成脱垂的重要条件。中医称为"脱肛"，认为其病机为各种原因导致气虚下陷，固摄失司，以致肛管直肠向外脱出。《黄帝内经》曰："下者举之。"徐之才曰："涩可去脱，皆治脱肛之法也。"故古人之治此者，多用人参、当归、白术、川芎、甘草、升麻之类以升之补之，或兼用北五味、乌梅之类以固之涩之，仍外用熏洗收涩之药，则无有不愈。凡中气微虚而脱者，宜四君子汤，或五味异功散。药食同源，平素多食补中益气升提之食物可改善脱肛症状。

（一）宜用食材及中药

1. 蔬果类　宜食新鲜蔬果、水果，如菠菜、小白菜、蕹菜、香蕉、梨、苹果。久泻者宜食含纤维素少的水果，如香蕉、菠萝、苹果泥以及各种青菜菜泥。

2. 肉类　宜食滋补性食物，多食蛋类、瘦肉、动物内脏、鱼类，如猪、牛、羊肉、鸡、蛋类、黄鳝等。

3. 中药类　党参、黄芪、山药、芡实、莲子等益气升提之品。

（二）推荐药膳

黄芪白术粳米粥

【组成】　黄芪30 g，白术15 g，柴胡15 g，粳米100 g。

【制法】 黄芪、白术、柴胡同加适量水煎40分钟，去渣取汁，入粳米煮烂粥食。

【用法】 煮烂做粥，晨起或早、晚食用，分顿服食。

【功效】 补气健脾，升阳举陷。

【禁忌】 无。

【方解】 方中黄芪补气升阳。现代药理研究证明，其主要有效组分黄芪多糖、黄芪总黄酮、黄芪甲苷等，具有调节免疫作用，与其补气作用相关。白术甘温健脾、苦温燥湿、健脾益气，为"脾脏补气健脾第一要药"。现代研究表明高剂量白术多糖能够明显改善肠道菌群，并有利于肠道菌群的平衡，有效调节胃肠运动；白术多糖可作用于肠道黏膜免疫系统，拮抗免疫器官损伤，并调节部分肠道黏膜修复因子，从而促进肠道黏膜修复。柴胡升阳举陷同时疏肝理气，致补气而不滞，现代动物研究表明柴胡能够有效调节肠道菌群，降低炎症反应。粳米和胃补中，共奏补气健脾、升阳举陷之功。

第七节 直肠息肉

直肠息肉是指直肠内黏膜上发生有赘生物，是常见的直肠良性肿瘤，可分为单发性和多发性两类，前者多见于儿童，后者多见于中老年。若很多息肉积聚在一段或全大肠者，称息肉病。本病少数可恶变，尤以多发性息肉者较多见。现代医学认为本病和遗传、饮食、炎症刺激、粪便刺激、机械性损伤、不良生活习惯、生活不规律等因素相关。中医古籍称为息肉痔，其病机主要为湿热下迫大肠，肠道气机不利，经络阻滞，瘀血浊气凝聚而成。

（一）宜用食材及中药

1. 蔬果类 韭菜、菠菜、芹菜、芋头、山药、金针菇、茼蒿、木耳、莴笋等蔬菜，火龙果、猕猴桃、橘子、橙子、柚子、葡萄、草莓、杬果等水果。

2. 肉类 鱼肉、牛肉等高蛋白低脂肪肉类。

3. 中药类 槐角、当归、枳壳、小茴香、干姜、川芎、赤芍、白扁豆、白术、茯苓、甘草、桔梗、莲子、人参、砂仁、山药、薏苡仁等。

（二）推荐药膳

猪血鲫鱼粥

【组成】 生猪血200 g，大米100 g，鲫鱼100 g。

【制法】 鲫鱼切块，和生猪血、大米一起煮粥食用。

【用法】 每周食用2～3次，分次服用。

【功效】 理气化瘀，补气养血，提高免疫力。

【禁忌】 有食材过敏者忌服，不宜与黄豆一同服用。

【方解】 本方以猪血、鲫鱼为君。猪血味咸，性平，无毒。按陈自明云"妇人嘈杂，皆血液泪汗变而为痰，或言是血嘈，多以猪血炒食而愈，盖以血导血归原之意尔"，说明猪血有活血补血的功效。鲫鱼味甘，性平。《名医别录》中记载"主诸疮，烧，以酱汁和敷之，或取猪脂煎用；又主肠痈"，有健脾利湿的功效。主治脾胃虚弱，纳少无力，痢疾，便血，水肿，淋病，痈肿，溃疡。鲫鱼与猪血合用对于肠道疾病有很好的辅助治疗效果。现代营养学研究表明：猪血中铁含量较高，而且都以血红素铁的形式存在，因此很容易被人体吸收利用。猪血含有一部分维生素K成分，能促使血液凝固，进而有止血作用。动物实验中猪血中的血红蛋白肽螯合铁饲养缺铁性贫血大鼠，其抗贫血效果明显好于氯化亚铁和葡萄糖酸亚铁，因此猪血多肽螯合铁可以作为一种理想的补铁制剂，用于改善营养性贫血。鲫鱼含有的蛋白质质优，氨基酸种类齐全，鲫鱼肉较浓的鲜味来源于鲫鱼本身的浸出物中所含有的呈鲜物质，如肌苷酸、乌苷酸、天门冬酰胺和各种氨基酸。每百克鲫鱼可食用部分钙含量将近100 mg，且含有丰富的维生素D，具有一定的生物活性，能促进人体对钙元素的吸收。二者合用，有健脾利湿、和中开胃、活血通络、温中下气之功效，对于直肠息肉患者的疾病恢复有着良好的作用，配合中西医结合治疗能取得更好的疗效。

第八节　溃疡性结肠炎

溃疡性结肠炎是一种原因不明的结直肠慢性炎症，病变多局限于结直肠的黏膜及黏膜下层，病变多位于乙状结肠和直肠，也可延伸至整个结肠，临床表现为反复发作的腹痛、腹泻和黏液血便。本病可见于任何年龄，以

20～30岁多见，男性多于女性。溃疡性结肠炎属于中医学"泄泻病""久痢"范畴，本病多因禀赋不足、感受外邪、饮食不节、情志不调、久病体虚等引起。其病机特点为脾虚湿盛，终致肠道功能失司而发为泄泻。

（一）宜用食材及中药

1. 蔬果类　胡萝卜、豌豆、香椿、苹果、菠萝、石榴、乌梅、樱桃等。

2. 肉类　肉类均蛋白含量较高，溃疡性结肠炎患者不宜食过量肉类。常见宜食肉类：鸡肉、猪瘦肉、猪肚、鲫鱼、青鱼、草鱼、鳊鱼、黄鱼、鲢鱼、鲤鱼、河虾等。

3. 中药类　茯苓、白扁豆、陈皮、莲子、薏苡仁、赤小豆、芡实、山药、党参、红枣、葛根、石榴皮、肉桂等。

（二）推荐药膳

1. 沙麦莲子羹

【组成】　北沙参6 g，麦冬6 g，莲子8 g，银耳6 g，橘皮末3 g，藕粉30 g，冰糖15 g。

【制法】　取水1 000 mL加入北沙参、麦冬、莲子、银耳煮沸，再加入冰糖（若糖尿病患者可不加）、藕粉拌匀后加入橘皮末即可。

【用法】　隔日服用1次。

【功效】　养阴清热。

【禁忌】　脾胃虚寒者，如见腹部怕冷、手足不温、喜温喜按、大便清稀等；肾阳者，如见黎明五更之前腹痛肠鸣即泻、形寒肢冷、腰膝酸软等；均不宜服用。

【方解】　北沙参、麦冬是临床常见药对，具有养阴清热的功效。莲子味甘、涩，性平，具有健脾止泻、益肾涩精的功效。《玉楸药解》中记载："莲子甘平，甚益脾胃，而固涩之性，最宜滑泄之家，遗精、便溏，极有良效。"银耳味甘、淡，性平，可养阴润燥、补益肺气。现代药理研究表明，其主要活性成分是银耳多糖，银耳多糖具有调节免疫力、促进肠道有益菌形成的药理作用。橘皮末类似于陈皮，味苦、辛，性温，具有理气健脾、燥湿化痰的功效，使本方补而不滞。藕粉取自莲藕，具有养血益气、健脾止泻、清热的功效。现代药理学研究表明，藕含有大量的单宁酸，有收缩血管的作用，可用来止血。因此，对于泄泻合并便血的患者尤其适用。冰糖味甘、性平，入肺、脾经，有补中益气、养阴生津的功效，也是炖煮补品、泡制药酒的常用辅料。全方共奏养阴清热之功效。

2. 参苓白术瘦肉汤

【组成】 人参9 g，茯苓12 g，白术9 g，白扁豆9 g，陈皮6 g，莲子12 g，山药30 g，薏苡仁30 g，里脊肉250 g。

【制法】 将里脊肉切块，冷水下锅，待沸腾后捞出，并用冷水洗去血沫。取适量冷水，加入人参、茯苓、白术、白扁豆、陈皮、莲子、山药、薏苡仁、里脊肉，水以没过食材4 cm为宜。大火煮开，再以小火熬制半小时即可，亦可加少量盐调味。

【用法】 喝汤、食肉，隔日服用1次。

【功效】 健脾益气，渗湿止泻。

【禁忌】 不宜同时服用藜芦、五灵脂、皂荚或其制剂；不宜食生萝卜以免影响药效；泄泻合并肛门灼热、大便急迫、烦热口渴、小便短赤者不宜服用。

【方解】 本药膳出自《古今医鉴》中的参苓白术散。其中人参、白术、茯苓取四君子汤之义，即人参甘、温，大补元气，白术甘、温，归脾、胃经，补气健脾、燥湿利水，与茯苓同用达益气健脾渗湿之功，为君药。山药、莲子助君药健脾益气、兼能止泻；薏苡仁、白扁豆健脾利湿，以上均为臣药。陈皮健脾理气，补而不腻。里脊肉具有健脾益气、养血的功效。参苓白术散是脾胃病科的常用药方，现代研究表明，参苓白术散可以通过升高抗炎因子和降低促炎因子的水平、升高通道蛋白表达及其mRNA水平、抑制炎性细胞游走、增强结肠动力等多角度来促进结肠黏膜愈合，从而达到治疗本病的目的。

第九节 功能性便秘

功能性便秘是指缺乏器质性病因，没有结构异常、代谢障碍，除外肠易激综合征的慢性便秘，临床表现为大便干结、排便困难，或便而不畅，或排便时间、间隔时间延长等。本病属于中医学"便秘"范畴，主要与外感六淫、饮食不节、情志失调、病后体虚等有关，本病病位在肠，与脾、胃、肺、肝、肾密切相关，其主要病机是大肠传导功能失司。

（一）宜用食材及中药

1. 蔬果类　菠菜、韭菜、芹菜、生菜、油菜、竹笋、芦笋、绿豆芽、蘑菇、木耳、丝瓜、火龙果、香蕉、梨、桃子、猕猴桃、无花果、西瓜、哈密瓜等。

2. 肉类　鸭肉、鹅肉、猪肉、牛肉、鱼肉、虾肉、螃蟹、蚌肉、蛤蜊、牡蛎等。

3. 中药类　麦冬、生地黄、当归、黄芪、人参、决明子、柏子仁、杏仁、松子仁、郁李仁、蜂蜜等。

（二）推荐药膳

1. 决明润肠茶

【组成】　炒决明子15 g。

【制法】　将炒决明子放入较大的有盖杯中，用沸水冲泡，加盖，闷15分钟后代茶饮。

【用法】　代茶饮，不拘时服。

【功效】　润肠通便。

【禁忌】　气虚便溏者不宜用；不宜长期服用。

【方解】　决明子，味甘、苦，性寒，微咸，归大肠经、肝经，具有润肠通便、清肝明目的功效。《中华本草》载曰："清肝益肾，明目，利水通便。主治目赤肿痛、羞明泪多、青盲、雀目、头痛头晕、视物昏暗、肝硬化腹水、小便不利、习惯性便秘。外治肿毒、癣疾。"现代药理学认为，决明子蒽醌类成分是调节肠道功能的主要活性成分，并且多糖和纤维素具有一定的润肠通便作用。决明子还可抑制结肠内水通道蛋白3的功能，增加肠道水分，发挥润肠通便作用。但蒽醌类有导致结肠黑变的可能，故决明子茶不宜长期服用。

2. 黄芪润肠乳酪

【组成】　黄芪15 g，黑芝麻9 g，陈皮6 g，蜂蜜适量，酸奶100 mL。

【制法】　将黄芪、陈皮研成粉末，黑芝麻炒熟后碾碎，混合后加入酸奶中，搅拌均匀即可。可加入适量蜂蜜调味，糖尿病患者不建议加蜂蜜。

【用法】　每日服用1次。

【功效】　益气润肠通便。

【禁忌】 大便干结，腹胀或痛，口干口臭，小便短赤，身热面赤，或大便秘结，胁腹胀满，嗳气频频者，均不宜服用。

【方解】 本药膳出自《金匮翼》黄芪汤。黄芪味甘，性温，归肺、脾经，可补肺脾之气。现代药理学研究证明，黄芪所含的多糖氨基酸成分，能够增强肠蠕动和平滑肌张力，在改善便秘中发挥重要的作用。黑芝麻味甘，性平，归肝、肾、大肠经，具有益血润肠、通便的功效。陈皮味苦辛，性温，归肺、脾经，理气健脾。蜂蜜也具有润肠通便的功效。长期便秘的患者，多存在肠道菌群失调，酸奶中含有大量乳酸菌，可以调节肠道菌群。此外，酸奶也能促进肠道运动，改善便秘。全方共奏益气润肠通便之功效。

[参考文献]

［1］ 李海涛，葛翎，段国梅，等.马齿苋的化学成分及药理活性研究进展［J］.中国野生植物资源，2020，39（6）：43-47.

［2］ 付海洋，姜良勇，齐亚军，等.芹菜素药理作用的研究进展［J］.国际药学研究杂志，2020，47（10）：787-792，797.

［3］ 肖群莉.肛肠患者术后的饮食护理［N］.大众健康报，2021-03-09（021）.

［4］ 王俊丽，马学军，高婷，等.两种油脂对小鼠皮肤创伤修复作用研究［J］.中国农学通报，2019，35（2）：111-115.

［5］ 王芳，任颖炜，邹芳.液体石蜡油在大面积烧伤愈合创面中的应用体会［J］.护士进修杂志，2012，27（6）：555-556.

［6］ ZHOU X N, LU Q Q, KANG X Z, et al. 2021, Protective role of a new polysaccharide extracted from *Lonicera japonica* Thunb in mice with ulcerative colitis induced by dextran sulphate sodium［J］. Bio Med research International, 2021: 8878633-8878633.

［7］ 崔雪，郑重飞，李莹，等.紫花地丁化学成分和抗病毒作用的研究进展［J］.食品与药品，2020，22（3）：226-232.

［8］ 张瑞华，张静文，刘玲，等.黄芪及其有效组分药理作用与临床应用现状［J］.陕西中医，2021，42（8）：1138-1141，1146.

［9］ 左军，张金龙，胡晓阳.白术化学成分及现代药理作用研究进展［J］.辽宁中医药大学学报，2021，23（10）：6-9.

［10］ 杨颖，魏梦昕，伍耀业，等.白术多糖提取分离、化学组成和药理作用的研究进展［J］.中草药，2021，52（2）：578-584.

［11］ 蔡赛波，周寰宇，嵇歆彧，等.服用北柴胡对抑郁症小鼠肠道菌群多样性的影响［J］.中国中药杂志，2021，46（16）：4222-4229.

［12］闫文杰，李兴民.动物血液主要功能成分制备及应用研究进展［J］.食品研究与开发，2018，39（16）：215-219.

［13］吴金松，徐美娟，王晓芳，等.猪血中主要功能成分的制备、修饰及应用研究进展［J］.食品研究与开发，2021，42（12）：218-224.

［14］张修身，罗永康.鲫鱼各部位脂肪酸组成及评价［J］.中国水产，2020（12）：100-102.

［15］郑志熊.鲫鱼豆腐汤的制作工艺及营养分析［J］.现代食品，2018（3）：144-147.

［16］宋思媛，王欣，王泽旭，等.银耳多糖对免疫抑制小鼠肠道菌群的保护作用［J］.中国微生态学杂志，2020，32（7）：772-776.

［17］王小霞.食藕润肺滋补两相宜［J］.现代养生，2011，6（9）：1.

［18］董俊刚，刘喜平，李培清，等.参苓白术散治疗溃疡性结肠炎研究进展［J］.辽宁中医杂志，2018，45（8）：1785-1788.

［19］董玉洁，蒋沅岐，刘毅，等.决明子的化学成分、药理作用及质量标志物预测分析［J］.中草药，2021，52（9）：2719-2732.

［20］王小辉，黄慧芝，葛来安.中药联合针刺治疗慢传输型功能性便秘40例［J］.江西中医药大学学报，2017，29（1）：42-44.

海派药膳

第二十一章 骨科

中医骨伤科学是研究防治人体皮肉、筋骨、气血、脏腑、经络等损伤与疾患的一门科学。在古代属"折疡""金镞"等范畴。历史上本科有"金疡""接骨""正骨""伤科"等不同称谓。骨科的疾病比较多，包括骨折、脱位、软组织损伤以及退行性等各类骨病，中医往往有风寒湿痹阻、气滞血瘀、痰湿阻络、肝肾不足、气血亏虚等证型。治疗方法众多，提倡"动静结合"，注重功能康复。

随着人类寿命的延长，老龄化社会的到来，骨质疏松、股骨头坏死等发病率呈逐年上升趋势，严重威胁着人类的健康。而在日常生活中，针对这些疾病，养生药膳既发挥了中药的功效，又避免了服用传统中药煎煮不便、口感差、难以长期坚持服用的缺点，更易于被患者接受。

本文整理了古今药膳中部分治疗此类疾病的内容，为患者提供更佳的选择。其中药膳中的药物基本选用药食同源、药性平和，可为日常保健食材亦可入药治病的药物，科学组方、无毒副作用，经烹调为日常饮食或营养补充品，寓治于食，口感良好，可长期服用。以下就几种常见的骨科疾病，推荐食疗药膳。

第一节　腰椎间盘突出症

腰椎间盘突出症是因腰椎间盘变性、纤维环破裂、髓核突出，压迫或刺激神经根、马尾神经等所表现出的一种临床综合征。其是骨科的常见病和多发病，中老年的主要致病因素是退行性病变，而青少年则以外伤等为重要原因。此病会产生腰部疼痛，一侧下肢或双下肢麻木、疼痛等一系列临床症状。腰椎间盘突出症以腰4/5、腰5骶1发病率最高，约占总发病率95%。中医学认为，腰椎间盘突出症多由肾虚、风寒湿邪侵袭肌表，流注经络，或因跌打损伤，瘀血内停，经络闭阻，气血运行不畅所致。

（一）宜用食材及中药

1. 蔬果类　牛奶、黑豆、桑椹、核桃、松子、韭菜等。
2. 肉类　牡蛎、羊肉、虾、鱼、乌鸡等。
3. 中药类　枸杞子、三七、天麻、龙眼、桑椹、丹参、杜仲等。

（二）推荐药膳

1. 桑椹枣圆粥

【组成】　桑椹（鲜）、大枣、糯米各50 g，龙眼肉20 g，冰糖适量。

【制法】　桑椹、大枣、糯米洗净，放入锅中加水适量，用大火烧沸加龙眼肉后，改成小火熬煮成粥，加冰糖适量调匀即可。

【用法】　早、晚2次分食。

【功效】　养血益气，补益肝肾。

【禁忌】　脾胃虚寒之人及糖尿病患者忌用。

【方解】　桑椹入药，始载于唐代的《新修本草》。中医认为，桑椹味甘，性寒，归心肝、肾经，主要功效为滋阴养血、生津止渴，补益肝肾。李时珍《本草纲目》记载："桑椹，一名文武实。单食，止消渴，利五脏关节，通血气，久服不饥，安魂镇神，令人聪明、变白、不老。"龙眼又称桂圆，是我国南方特产佳果。其富含糖分和多种维生素，具有补心益脾、养血安神等功效。早在汉朝时期，龙眼就已作为药用。中医认为其性味甘、温，归心、脾经，有滋补强体、补心安神、养血壮阳、益脾开胃、润肤美容的功效。

2. 参莲杞子粥

【组成】　党参20 g，莲子50 g，枸杞子15 g，大米50 g。

【制法】　将莲子用温水浸泡，剥去皮，大米、党参、枸杞子淘洗干净，全部原料放入锅中，加水适量，用大火煮沸，小火煮成稠粥，加入冰糖融化即成。

【用法】　早、晚2次分食。

【功效】　益气养血。

【禁忌】　气滞、实热者禁用。

【方解】　党参补益脾肺之气，用于肺脾气虚，体倦乏力，短气自汗，少食便溏。莲子的功效主要有三方面：① 抗癌。莲子可以滋补五脏，使血液充盈，莲子含有特殊的活性成分，能预防和抗癌，增强人体免疫力。

② 强心安神。莲心具有强心作用，可治疗心律失常、心悸气短、失眠多梦。

③ 滋养不足，止遗涩精。莲子对于长期患病、产后或老年人身体虚弱，有很好的滋养作用。枸杞子滋肾、润肺、补肝、明目，治肝肾阴亏、腰膝酸软、头晕、目眩、目昏多泪、虚劳咳嗽、消渴、遗精等症。《食疗本草》记载莲子："坚筋耐老，除风，补益筋骨，能益人，去虚劳。"

3. 葛根五加粥

【组成】 葛根50 g，薏苡仁50 g，大米50 g，刺五加15 g。

【制法】 原料洗净，葛根切碎，刺五加先煎取汁，与余料同放锅中，加水适量。大火煮沸，小火熬成粥。可加冰糖适量。

【用法】 一日分次服用。

【功效】 祛风除湿，镇痛。

【禁忌】 虚寒者忌用，胃寒呕吐者慎用。

【方解】 葛根味甘、辛，性凉，归肺、胃经，能解肌退热，透疹，生津止渴，升阳止泻，用于表证发热，项背强痛，麻疹不透，热病口渴，阴虚消渴，热泻热痢，脾虚泄泻等症。《本草经疏》云"葛根，解散阳明温病热邪主要药也，故主消渴，身大热，热壅胸膈作呕吐。发散而升，风药之性也，故主诸痹。""伤寒头痛兼项强腰脊痛，及遍身骨疼者，足太阳也，邪犹未入阳明，故无渴证，不宜服。"薏苡仁味甘、淡，性凉，归脾、胃、肺经，有利水渗透湿、健脾止泻、除痹、排脓、解毒散结的作用，用于水肿、脚气、小便不利、脾虚泄泻、湿痹拘挛、肺痈、肠痈、赘疣、癌肿等症。《本草纲目》："薏苡仁阳明药也，能健脾，益胃。虚则补其母，故肺痿、肺痈用之。筋骨之病，以治阳明为本，故拘挛筋急、风痹者用之。土能生水除湿，故泄痢、水肿用之。"刺五加能"补中益精、坚筋骨、强志意"，久服"轻身耐老"，与他药配伍亦可"进饮食、健气力、不忘事"。南北朝刘宋时代雷敩著《雷公炮炙论》记五加皮有"阳人使阴，阴人使阳"的作用。

4. 山丹桃仁粥

【组成】 山楂30 g，丹参15 g，桃仁（去皮）6 g，大米50 g。

【制法】 丹参洗净先煎，去渣取汁，再放入山楂、桃仁及大米，加水适量，大火煮沸，小火熬成粥。

【用法】 分次食用。

【功效】 活血化瘀，通络镇痛。

【禁忌】 胃酸分泌过多、便溏者慎用。

【方解】 山楂酸、甘，微温，归脾、胃、肝经，能消食健胃，行气散瘀、化浊降脂，用于肉食积滞、胃脘胀满、泻痢腹痛、瘀血经闭、产后瘀阻、心腹刺痛、胸痹心痛、疝气疼痛、高脂血症等症。焦山楂消食导滞作用增强，用于肉食积滞、泻痢不爽。《本草纲目》记载："治老人腰痛及腿痛。"丹参味苦，微寒，归心、肝经，具有活血祛瘀、通经止痛、清心除烦、凉血消痈之功效，用于胸痹心痛、脘腹胁痛、癥瘕积聚、热痹疼痛、心烦不眠、月经不调、痛经经闭、疮疡肿痛。《本草纲目》记载丹参功效"活血，通心包络，治疝痛"。桃仁味苦、甘，平，归心、肝、大肠经，具有活血祛瘀、润肠通便、止咳平喘的功效，用于经闭痛经、癥瘕痞块、肺痈、肠痈、跌扑损伤、肠燥便秘、咳嗽气喘等症。《本草纲目》记载："桃仁行血，宜连皮、尖生用。润燥活血，宜汤浸去皮、尖炒黄用。"大米性平，味甘，具有补中养胃、益精强志、聪耳明目、和五脏、通血脉、止烦、止渴、止泻等作用。

5. 壮腰猪骨汤

【组成】 猪骨（最好是猪尾骨）200～300 g，杜仲12 g，枸杞子12 g，龙眼肉15 g，牛膝10 g，怀山药30 g。

【制法】 原料洗净，猪骨斩碎，共入锅内，加水适量，大火煮沸后改小火煮40～60分钟，加适量花生油、盐、葱、姜等配料。

【用法】 佐餐食用。

【功效】 补肝肾，强筋骨。

【禁忌】 感冒、大便燥结者及肠胃积滞者忌用。

【方解】 杜仲甘微辛，温，归肝、肾经，补肝肾、强筋骨、安胎，主治腰脊酸疼、足膝痿弱、小便余沥、阴下湿痒、胎漏欲堕、胎动不安、高血压。牛膝苦、甘、酸，平，归肝、肾经，逐瘀通经，补肝肾，强筋骨，利尿通淋，引血下行，主治经闭、痛经、腰膝酸痛、筋骨无力、淋证、水肿、头痛、眩晕、牙痛、吐血、衄血。《神农本草经》记载牛膝"主寒湿痿痹，四肢拘挛，膝痛不可屈伸，逐血气，伤热火烂，堕胎，久服轻身耐老"。怀山药味甘，性平，归脾、肺、肾经，能补脾养胃，生津益肺，补肾涩精，清热解毒。

第二节 骨 折 病

骨折病是骨折及其治疗过程中引起的关节肿胀僵硬、功能障碍、肌肉萎缩、骨质疏松等骨关节综合征的疾病。

骨折早期（1～2周）：受伤部位瘀血肿胀、经络不通、瘀血阻滞。此期治疗以活血化瘀、行气消肿为主。中医认为，瘀不去则骨不能生，"瘀去则新骨生"。可见消肿散瘀为骨折愈合之首要。饮食配合原则上以消炎为主。可吃蔬果、蛋类、豆制品、水果、鱼汤、瘦肉等食物。忌食酸辣、燥热、油腻，尤不可过早施以肥腻滋补之品，如骨头汤、肥鸡、炖水鱼等。否则瘀血积滞，难以消散，必然拖延病程，使骨痂生长迟缓，影响日后关节功能的恢复。

骨折中期（3～4周）：瘀肿大部分吸收。此期治疗以和营止痛、祛瘀生新、接骨续筋为主。饮食上由清淡转为适当的高营养补充，以满足骨痂生长的需要，可在初期的食谱上加以骨头汤、田七煲鸡、动物肝脏之类，以补给更多的维生素A、维生素D和钙及蛋白质。

骨折后期（5周以上）：5周以后，骨折部瘀肿基本吸收，已经开始有骨痂生长，此为骨折后期，治疗宜补，通过补益肝肾、气血，以促进更牢固的骨痂生成，以及舒筋活络，使骨折部的邻近关节能自由灵活运动，恢复往日的功能，饮食上可以解除禁忌。

（一）宜用食材及中药

1. 蔬果类　牛奶、生姜、核桃、黑芝麻、松子、韭菜等。
2. 肉类　猪骨、羊肉、羊骨、虾、鱼、鹿筋、母鸡、肉鸽等。
3. 中药类　骨碎补、枸杞子、三七、当归、桑椹、丹参、杜仲、鸡血藤、黄芪、党参等。

（二）推荐药膳

1. 三七当归肉鸽汤

【组成】　三七10 g，当归10 g，肉鸽1只，生姜、胡椒、盐适量备用。

【制法】　共炖熟烂。

【用法】　汤肉并食，每日1次，连续1周。

【功效】　营养滋补，可以促进骨折患者的愈合。

【禁忌】　凡实证、邪毒未清者不宜食。

【方解】　三七甘、微苦，温，归肝、胃经，能散瘀止血，消肿定痛，用于咯血、吐血、衄血、便血、崩漏、外伤出血、胸腹刺痛、跌扑肿痛等症。

当归味甘、辛，性温，归肝、心、脾经，能补血活血，调经止痛，润肠通便，用于血虚萎黄、眩晕心悸、月经不调、经闭痛经、虚寒腹痛、风湿痹痛、跌扑损伤、痈疽疮疡、肠燥便秘。《本草正》："当归，其味甘而重，故专能补血，其气轻而辛，故又能行血，补中有动，行中有补，诚血中之气药，亦血中之圣药也。"鸽肉是高蛋白、低脂肪的理想食品。肉鸽有很好的药用价值，其骨、肉均可以入药，能调心、养血、补气，具有防治疾病，消除疲劳，增进食欲的功效。

2. 三七鸡茸鸟归巢

【组成】 鸡脯肉250 g，猪膘80 g，三七粉15 g，适量液体奶油、葱姜汁、盐、鸡精、白胡椒粉。

【制法】 将鸡脯肉掺1/5的猪膘，一起斩碎成细茸，加葱姜汁、盐、鸡精、白胡椒粉和三七粉，搅拌均匀成"三七鸡馅"。取瓷器汤匙，用液体奶油涂抹匙内壁，再将鸡馅酿入匙内，造成鸟形。用香菇皮饰翅、黑芝麻为眼、红甜椒作嘴、河虾尾装成鸟尾。上笼蒸熟。用切面排列在不锈钢网碗中，油炸定型为雀巢形状，取出，放在平盘中，与瓷匙中褪出的众小鸟组成"群鸟归巢"造型。

【用法】 1日内分2次食用，连服3～4周。

【功效】 活血化瘀，消肿止血。

【禁忌】 凡实证、邪毒未清者不宜食。

【方解】 鸡肉甘，温，归脾、胃经。其有温中、益气、补精、添髓之效。主治虚劳赢瘦、中虚胃呆、食少、泄泻、下痢、消渴、水肿、小便频数、崩漏、带下、产后乳少、病后虚弱等症。《食疗本草》曰："乌雌鸡治反胃、腹痛、骨折骨疼、乳痈、安胎。"三七微苦，温，有散瘀止血、消肿定痛的功效，主治出血症、跌打损伤、瘀血肿痛。本汤适用于老年体弱之骨折初期患者食用。

3. 芝麻胡桃散

【组成】 黑芝麻500 g，核桃仁500 g。

【制法】 分别将黑芝麻炒熟，核桃仁捣碎，共磨研成细末。

【用法】 分次食用。

【功效】 强筋骨，益气血。

【禁忌】 患有慢性肠炎、便溏腹泻者、男子阳痿、遗精者忌食；痰火喘咳、阴虚火旺患者不宜食。

【方解】 黑芝麻有补肝肾、益精血、润肠燥、通乳的功效，可用于治疗身体虚弱、头晕耳鸣、高血压、高脂血症、咳嗽、身体虚弱、头发早白、贫血萎黄、津液不足、大便燥结、乳少、尿血等症。《神农本草经》云芝麻主治"伤中虚羸，补五内、益气力、长肌肉、填精益髓"。核桃仁含有人体必需的钙、磷、铁等多种微量元素和矿物质，味甘，性温，归肾、肺、大肠经，可补肾、固精强腰、温肺定喘、润肠通便，主治肾虚喘嗽、腰痛等症。

4. 猪骨汤米粥

【组成】 猪骨500 g，粳米50 g。

【制法】 将猪骨洗净剁碎，置锅中，加清水500 mL，煮开去浮沫，再煮20分钟，去骨去油，取其汁。将汁置锅中，加清水500 mL，加粳米，煮成粥。

【用法】 一日分次食用。

【功效】 续筋骨，益脾胃。

【禁忌】 对于高脂血症、心血管疾病的人群不适合食用。

【方解】 猪骨性温，味甘、咸，归脾、胃经，补脾气、润肠胃。其有大量的蛋白质、脂肪、维生素的存在，同时含有大量的磷酸钙、骨胶原、骨黏蛋白等多种的营养物质，可补中益气、养血健骨。粳米药性平和，味道甘甜，主归脾、胃、肺经，具有补气生津、健脾止泻的功效，主治肺脾气虚之神疲体倦、食少纳呆、便溏腹泻、心烦口渴之症。多用于体质虚弱和病后调理。

5. 当归羊肉羹

【组成】 当归25 g，黄芪25 g，党参25 g，羊肉500 g，葱、姜、盐、料酒、味精各适量。

【制法】 先将羊肉洗净放铁锅内，另将当归、黄芪、党参装入纱布袋中，扎口，放入锅中，葱、姜、盐、味精、料酒也加入锅内，再加水适量，用大火煮沸，改小火慢炖。至羊肉烂熟即成。

【用法】 吃肉喝汤。可分2～3次用，每日1～2次，连服2～3周。

【功效】 补血益气，强筋壮骨。

【禁忌】 暑热天或发热患者慎食之；水肿、骨蒸、疟疾、外感、牙痛及一切热性病症者禁食；红酒和羊肉同食是禁忌，一起食用后会产生化学反应。羊肉与西瓜也不能混合食用，食用后会发生腹泻等反应。

【方解】 黄芪味甘，性微温，归脾、肺经，能补气固表，托毒排脓，利尿，生肌，用于气虚乏力、久泻脱肛、自汗、水肿等症。《本草纲目》中记载"黄芪，补药之长"。羊肉甘温，归脾、肾。其能补体虚，祛寒冷，温补气血；益肾气，补形衰，开胃健力；补益产妇，通乳治带，助元阳，益精血。其主治肾虚腰疼，阳痿精衰，形瘦怕冷，病后虚寒，产妇产后大虚或腹痛，产后出血，产后无乳或带下等症。羊肉既能御风寒，又可补身体，最适宜于冬季食用，故被称为冬令补品。李时珍在《本草纲目》中说："羊肉能暖中补虚，补中益气，开胃健身，益肾气，养胆明目，治虚劳寒冷，五劳七伤。"据《本草纲目》记载："当归调血，为女人要药，有思夫之意，故有当归之名。"党参补益脾肺之气，用于肺、脾气虚，体倦乏力，短气自汗，少食便溏等症。

第三节　股骨头坏死

股骨头坏死是一个病理演变过程，初始发生在股骨头的负重区，应力作用下坏死骨的骨小梁结构发生损伤即显微骨折以及随后针对损伤骨组织的修复过程。若造成骨坏死的原因不消除，修复不完善，损伤–修复的过程就会继续，最终导致股骨头结构改变、股骨头塌陷、变形，关节炎症，功能障碍。股骨头坏死固然会引起病痛，关节活动和负重行走功能障碍，但人们不要受"坏"和"死"文字含义恐怖的影响，而过分忧虑。股骨头坏死病变，有局限性，虽累及个别关节，但其可以减轻，消退和自愈，即便病情严重，最后还可以通过人工髋关节置换补救，仍能恢复步行能力。

（一）宜用食材及中药

1. 谷类　粳米、糯米、小米、玉米、小麦、大麦、高粱等。
2. 蔬果类　芹菜、黄瓜、海带、紫菜、黄大豆、绿豆等。
3. 中药类　丹参、牛膝、川芎等。

（二）推荐药膳

活血养骨粥

【组成】　三七10 g，丹参10 g，杜仲10 g，粳米适量。
【制法】　将上述原料加水煮粥。

【用法】 中、晚餐各1次服用，连服10日，为1个疗程。

【功效】 活血化瘀，安神定痛。

【禁忌】 无。

【方解】 三七性味甘、微苦、温，具有止血、散瘀、消肿、定痛的功效。丹参味苦、微寒，具有活血化瘀、安神宁心、排脓、止痛的功效。杜仲味甘、微辛、温，具有补肝肾、强筋骨的功效。粳米性味甘、辛，益五脏、壮气力、强肌肉，服后既可充饥又可达到活血化瘀的效果。

第四节 骨质疏松症

骨质疏松症是多种原因导致的骨密度和骨质量下降，骨微结构破坏，造成骨脆性增加，从而容易发生骨折的全身性骨病。骨质疏松症分为原发性和继发性两大类。原发性骨质疏松症又分为绝经后骨质疏松症（Ⅰ型）、老年性骨质疏松症（Ⅱ型）和特发性骨质疏松（包括青少年型）三种。绝经后骨质疏松症一般发生在妇女绝经后5～10年；老年性骨质疏松症一般指老人70岁后发生的骨质疏松；而特发性骨质疏松主要发生在青少年，病因尚不明。

（一）宜用食材及中药

1. 蔬果类　绿色蔬菜如芹菜、韭菜等，提供膳食纤维和维生素。水果如香蕉、橙子、猕猴桃等。

2. 肉类　深海鱼虾类，提供丰富的钙、磷、蛋白质。

3. 中药类　党参、山药、川芎、牛膝、当归、杜仲等。

（二）推荐药膳

1. 补肾壮骨药膳

【组成】 黄芪90 g，熟地黄75 g，党参60 g，山药90 g，茯苓90 g，当归45 g，淫羊藿60 g，杜仲60 g，丹参60 g，续断45 g，骨碎补60 g，川芎45 g，三七粉20 g，粳米1 200 g。

【制法】 上述中药饮片混合后研磨成粉蒸熟，每次取药粉100 g与300 mL开水混匀调煮成糊，可加适量冰糖或盐以适口感。

【用法】 每日2次，20日为1个疗程，共9个疗程。

【功效】 补肾壮骨，益气温阳。

【禁忌】 无。

【方解】 黄芪味甘，性微温，具有补气固表、托毒排脓的作用。熟地黄甘，微温，具有滋阴、补血的功效。党参味甘，性平，有补中益气、止渴、健脾益肺、养血生津的功效。山药具有健脾、补肺、固肾、益精的功效。当归味甘、辛，性温，具有补血活血、调经止痛、润肠通便的功效。淫羊藿具有补肾阳、强筋骨、祛风湿功效。川芎辛温香燥，走而不守，既能行散，上行可达巅顶，又入血分，下行可达血海，其活血祛瘀作用广泛，适宜瘀血阻滞各种病症。全方配伍，起到益气健脾、活血通络、补肾壮骨的功效。

2. 预防骨松黑豆粉

【组成】 黑豆500 g，山茱萸、茯苓、当归、桑椹、熟地黄、补骨脂、菟丝子、墨旱莲、五味子、枸杞子、地骨皮、黑芝麻各10 g，盐100 g。

【制法】 将黑豆用温水浸泡30分钟备用。再将其他12味中药装入纱布袋内，扎紧，放入锅中，加水适量，煎煮半小时，取出药液，如此煎煮4次，将药液混合在一起。取药液、黑豆、盐，煮至豆熟液涸，取出加工（暴晒、烘烤）至干，装入罐内或瓶内备用。

【用法】 每日取适量嚼服。

【功效】 补肾养肝，强筋壮骨。

【禁忌】 无。

【方解】 中医将骨质疏松归于骨痹、骨痿、骨枯等证，病因多为肾虚、脾虚和血瘀等，治疗上以补肾养肝、健脾活血为主。本方以黑豆为君药，黑豆性平，味甘，归脾、肾经，能活血利水，祛风解毒。《本草纲目》认为黑豆："治肾病，利水下气，制诸风热，活血。煮汁，解礜石、砒石、甘遂、天雄、附子、射罔、巴豆、芫青、斑蝥、百药之毒；治下痢脐痛；冲酒治风痉及阴毒腹痛。"山茱萸补血养阴。茯苓气味淡而渗，其性上行，生津液，开腠理，滋水源而下降，利小便。当归补血活血。桑椹补肝益肾。熟地黄可以滋阴补肾、填精益髓。补骨脂可治肾泄，通命门，暖丹田，敛精神。菟丝子甘辛微温，禀气中和，既可补阳，又可益阴，具有温而不燥、补而不滞之特点。墨旱莲滋补肝肾，凉血止血。五味子收敛固涩，益气生津，补肾宁心。枸杞子滋补肝肾，益精明目。黑芝麻补益精血，润燥滑肠。地骨皮可以清虚火。诸药合用增强补肾养肝、补脾活血之效，无滋阴过甚生湿之弊。

3.百花续断凤尾虾

【组成】 中等大虾7只，续断50 g，小虾仁150 g，猪皮200 g，鸡蛋2只，葱、姜、料酒、盐、白胡椒粉、玉米淀粉适量。

【制法】 将中药续断煎出浓汁，放在洗净切块的猪皮中，加葱、姜、酒和水浸没，焖煮至软烂，待冷却后切成碎粒。取7只中等大之虾，除去头与壳（留尾部壳，成为行话"凤尾虾"之材），并洗除虾肠。另将小虾仁斩成虾茸，加葱、姜、酒、盐、白胡椒粉、玉米淀粉，用力搅拌成虾胶。把猪皮粒拌入虾胶，与凤尾虾分别捏成凤尾虾丸球。再滚沾上鸡蛋液，粘裹上面包糠，油炸至外金黄香脆，里熟软鲜滑。上桌时随带辣酱油与花椒香盐，佐食之。

【用法】 佐餐食用。

【功效】 滋补肝肾，强筋壮骨。

【禁忌】 外感咽痛、寒下利者忌食；患有肝病疾病、动脉硬化、高血压病的患者应少食。

【方解】 虾味甘性温，能补肾壮阳，通乳，托毒，为一种强壮补精药。其主治阳痿，乳汁不下，丹毒，痈疽，臁疮等症。续断性微温，味苦、辛，归肝、肾经，有补肝肾、强筋骨、续折伤之功效。"续断"之名首见于《神农本草经》，列为上品，载"主伤寒，补不足，金疮，痈伤，折跌，续筋骨，妇人乳难"。其后历代诸家本草均有记载，如《神农本草经疏》："入足厥阴、少阴，为治胎产，续绝伤，补不足，疗金疮，理腰肾之要药也。"猪皮味甘、性凉，有滋阴补虚、清热利咽的功效，是一种蛋白质含量很高的食材，中医古籍记载猪皮能治少阴下利、咽痛。

[参考文献]

［1］刘志勇，游卫平，简晖.药膳食疗学［M］.北京：中国中医药出版社，2017.

［2］谢梦洲，朱天民.中医药膳学［M］.北京：中国中医药出版社，2019.

［3］高原菊，张利，胡鹏.药膳与食疗［M］.成都：西南交通大学出版社，2017.

［4］李时珍.本草纲目［M］.北京：人民卫生出版社，2005.

［5］周贻谋.《本草纲目》重药食调养（二十七）［J］.长寿，2014（1）：48-49.

［6］杨吉生.治老年骨质疏松药膳［J］.农村新技术，2011（24）：71.

［7］骨质疏松食疗方［J］.农家科技，1997（5）：41.

［8］孙石堂，王银芝.药膳治疗骨股头缺血性坏死［J］.河南中医，2001（5）：66.

口腔科涉及的疾病主要为口腔黏膜病及牙周病。临床上比较常见的为复发性口腔溃疡、干燥综合征、牙周病。

中医学认为，人体是对立统一的有机体，脏与腑之间，及内外、表里之间，通过经络的循行交汇发生彼此联系，使生理上互相关联，病理上互相影响。一方面，脏腑阴阳调和，气血通畅，则可使口腔健康；另一方面，脏腑失调，加之外邪侵袭，又可严重影响口腔健康。故本着"治病必求其本"的原则，为保持健康，预防衰老和疾病，必须内外兼顾。因此使用药膳食疗时，要树立整体观，辨证施治，才能收到理想效果。而药膳食疗对于口腔保健的主要功能正是通过调节脏腑气血功能来实现的。以下就几种常见的口腔疾病推荐食疗药膳。

第一节　复发性口腔溃疡

复发性口腔溃疡是口腔黏膜病中最常见的多发病，其患病率高达20%，本病具有反复发作、自限性、孤立单发或溃疡性损害的特点。溃疡多为圆形或椭圆形，边缘整齐，周围绕以窄的红晕，有明显灼痛，可发生于口腔黏膜任何部位。发病不受年龄、性别限制。一般7～10日自愈。

复发性口疮属于中医学"口疮""口疡""口疳"等范畴。中医学者大多认为外感六淫燥火，内伤脏腑热盛是致病主因。本病病机以"火"为主，与饮食劳倦、体质状况有关，与心、脾两脏关系最为密切。口腔溃疡基本原则是吃软不吃硬，吃冷不吃热。

（一）宜用食材及中药

1. 蔬果类　冬瓜、苦瓜、丝瓜、豌豆、绿豆芽、胡萝卜、大白菜、西红柿、海带、梨、苹果、橙子、猕猴桃等。

2.肉类　鸡鸭肉、猪瘦肉、不带刺的鱼虾等。

3.中药类　生地、土茯苓、芦根、蒲公英、野菊花、薄荷等。

（二）推荐药膳

1.薄荷绿豆百合汤

【组成】　绿豆300g，薄荷5g，百合1只。

【制法】　绿豆冷水浸泡2小时，百合洗净泡发半小时，泡发后冷水一同下锅煮，水开后加冰糖转小火煮半小时，关火，薄荷冷水冲洗后装入中药袋，放入绿豆汤中，盖上锅盖，让绿豆汤自然冷却，饮用前拿出中药袋即可。

【功效】　清热解毒，滋阴润肺。

【禁忌】　脾胃虚寒、泄泻者。

【方解】　绿豆具有清热解毒，消暑利水之效，传统中医认为绿豆皮清热，绿豆肉解毒。百合具有养阴润肺，清心安神之功。二者合用清热而不伤阴，为盛夏清热之圣品，方中又添稍许薄荷，增强了清凉口感层次，更胜一筹。

2.蜂蜜菊花饮

【组成】　蜂蜜1勺，菊花3g。

【制法】　热水冲泡野菊花，温凉后放蜂蜜搅拌后直接饮用。

【功效】　清热解毒，清肝明目。

【禁忌】　脾胃虚弱便溏者。

【方解】　蜂蜜性平、味甘，归肺、脾、大肠经，善能补中润燥，止痛解毒。《本草纲目》认为蜂蜜能"和营卫，润脏腑，通三焦，调脾胃"。菊花性微寒、味甘、苦，归肺、肝经，具有散风清热，平肝明目之功。二者联用，共奏清热平肝明目之效。

第二节　牙周组织病

牙周组织病是最常见的口腔疾病。据统计，牙周组织病在成人中的发病率高达40%～50%。早期症状是牙龈红肿出血，中晚期则是牙龈萎缩、牙槽骨吸收而致牙齿松动脱落。

本病相当于中医"牙痈""牙痈风"范畴。牙痈是指发生在牙龈处的痈肿，以牙龈疼痛、红肿、溢脓为主要特征。本病是口腔科的常见病之一，任何年龄都可发病。牙痈一般与痈肿破溃后肿消痛减，收口而愈，若久而不愈，疮口不收，则时常溢脓而成牙瘘。类似于西医学的急性根尖炎或牙周脓肿。《咽喉脉证通论》首先提出牙痈病名，认为此证"因劳心过度或食热毒等物，鼓动阳明胃火，发于牙龈"。

牙痈的病因病理最早认为是风热流于阳明之脉，热毒壅盛，循经上犯，令气血相搏，结聚牙龈，而致牙痈，后又有医家认为素体阴虚内热，上灼牙龈，亦可引起牙痈。临床证候主要有：牙龈肿胀、牙痛、牙齿松动。

（一）宜用食材及中药

1. 蔬果类　苹果、香蕉、白菜、西红柿、谷物等。
2. 肉类　鸡蛋、牛奶、瘦肉、鱼虾等。
3. 中药类　金银花、蒲公英、野菊花、生地、牡丹皮等。

（二）推荐药膳

竹蔗茅根雪梨凉糕

【组成】　竹蔗20 g，雪梨干10 g，白茅根10 g，百合干10 g，无花果2个，白糖20 g。

【制法】　将上述食材用清水洗净，加水煮30分钟后捞起食物渣，加入30 g白凉粉，放白糖，搅拌均匀，放凉凝固，切块，放牛奶适量。

【用法】　可做零食食用。

【功效】　清热解毒，养阴润燥，生津止渴。

【禁忌】　脾胃虚寒者、孕妇。

【方解】　竹蔗可清热生津，下气润燥。甘蔗性平，有清热下气、助脾健胃、利大小肠、止渴消痰、除烦解酒之功效，可改善心烦口渴、便秘、酒醉、口臭、肺热咳嗽、咽喉肿痛等症。雪梨有润肺清燥、止咳化痰、养血生肌的作用。白茅根性甘、味寒，归肺、胃、膀胱经，有清热利尿、凉血止血的功效。百合具有养阴润肺、清心安神之功。无花果具有健胃清肠、消肿解毒的功效。诸药联用，共奏清热解毒、养阴润燥、生津止渴之效。

[参考文献]

［1］徐治鸿.中西医结合口腔黏膜病学［M］.北京：人民卫生出版社，2008.

［2］王永钦.中医耳鼻咽喉口腔科学［M］.北京：人民卫生出版社，2001.

［3］陆嘉惠，朱凌云.爱食疗——中医支招百病消［M］.上海：上海科学技术出版社，2017.

［4］沈丕安.养生药膳［M］.上海：上海科学普及出版社，2017.

第二十二章　口腔科

第二十三章 耳鼻咽喉科

耳鼻咽喉科疾病主要包括耳部疾病如中耳炎、耳鸣耳聋、梅尼埃病，鼻部疾病如过敏性鼻炎、鼻窦炎，以及咽喉部疾病如慢性咽炎、慢性喉炎、扁桃体炎、鼾症等。中医耳鼻咽喉科学是运用中医基本理论和中医思维方法研究人体耳、鼻、咽喉的生理、病理及其疾病防治规律的一门临床学科。虽然耳、鼻、咽喉居于人体头颈部，为外在的独立器官，但其与五脏六腑有着密切的联系。病变初期，以外邪侵袭、脏腑火热、痰湿困结、气滞血瘀多见；疾病后期和一些慢性病，多以肺、脾、肾的虚损多见。治疗与临床各科一样，邪在表者，宜用疏散外邪，邪热偏盛于其一脏腑，予以清脏腑热；脏腑虚损而致病者，则宜补益脏腑，但由于耳鼻咽喉为清空之窍的特殊性，临床上常因外邪侵袭，脏腑功能失调而产生邪毒、痰、瘀、气郁闭塞空窍等病理变化，因此治疗耳鼻咽喉疾病时，还应注意运用和配合通窍、利咽、开音、祛瘀、化痰、消肿排脓、疏肝解郁等治法，以提高临床疗效。当然在药膳使用中，也要基于此灵活配膳，辨证施膳，达到防病治病、康复保健的目的。以下就几种常见的耳鼻喉疾病，推荐食疗药膳。

第一节 耳鸣耳聋

耳鸣是指自觉耳内有鸣响的感觉而周围环境中无相应声源，是患者的一种异常的自我感觉，又称为"蝉鸣""脑鸣"等。耳聋是指不同程度的听力损失，轻者听力下降，重者全然不闻外声，又称为"暴聋""劳聋"等。目前全球耳鸣耳聋的患病率逐年升高，常常会导致患者出现紧张、恐惧、焦虑等负面情绪，严重者会影响其日常工作和生活。《医学入门》卷五中记载

"耳鸣乃是聋之渐也"，《杂病源流犀烛》卷二十三更明确指出"耳鸣者，聋之渐也，惟气闭而聋者，则不鸣，其余诸般耳聋，未有不先鸣者"。以上说明两者常常同时出现或先后出现。西医学中的突发性聋、噪声性聋、药物中毒性聋、老年性聋、感音神经性聋等都归属于中医"耳聋"的范畴。

耳鸣耳聋的病因病机相似，不外乎风邪侵袭、肝火上扰、痰湿困结、气滞血瘀、脾胃虚弱、肾精亏虚等几个方面。肾气通于耳，肾主藏精，肾精充沛，则听觉灵敏，故耳鸣耳聋的主要病位在肾，与肾的关系最为密切。尤其是老年人，肾气渐衰，肾精渐亏，若发为耳鸣耳聋，以肾精亏虚者多见，中青年人体质壮实，肾气充盛，单为肾气亏虚者少见，一般以实证或虚实夹杂为主，现代研究表明肾虚与机体免疫力下降有关。另外，有学者认为脾为生化之源、后天之本，主气血之运化而后上奉于耳，主升清降浊而输布水谷精微。脾气健旺，则清升浊降，耳得濡养而发挥其正常生理功能。脾土失健，水谷精微失运，生血无源，耳窍失养，认为脾胃虚弱也是耳鸣耳聋的重要机制，且现代研究表明食物中缺乏营养素使人体缺铁、缺锌，血液中缺少 β-胡萝卜素和维生素 A 可引起耳蜗血管萎缩出现耳鸣。心情不快，郁气闭塞，或怒气上逆，阻滞耳道也会出现耳鸣。噪声消耗人体的氨基酸和 B 族维生素，从而影响听神经而形成耳鸣。老年人常见动脉硬化、高血压、糖尿病等也是引起耳鸣耳聋的重要病因。

所以耳鸣耳聋的治疗应该针对病因病症，攻之实证，补其虚证，并根据个人体质选用药膳，对耳鸣耳聋患者进行膳食疗法，通过整体调节，为患者制定科学合理的食谱，调节脾、肾等脏腑的失调，减少病理产物闭塞耳窍，达到经气通顺，阴阳气血流畅，清阳之气得以上通，外气得以入内，改善内耳微循环，调节营养耳神经，增加大脑的供血和供氧，提高免疫力，促进局部病理改变的恢复而达到治疗康复目的。

（一）宜用食材及中药

1. 蔬果类　木耳、西红柿、黄瓜、菠菜、紫菜、芹菜、萝卜叶、南瓜、胡萝卜、羽衣甘蓝、西兰花、核桃、芝麻、山楂、红枣、猕猴桃、香蕉、草莓、蓝莓、苹果、橘子等。

2. 肉类　牛奶、鸡蛋、乌鸡、猪狗牛羊肉、鲫鱼、青鱼、三文鱼、沙丁鱼、金枪鱼等。

3. 中药类　熟地黄、山茱萸、枸杞子、山药、人参、黄芪、泽泻等。

（二）推荐药膳

1. 羊肾黑豆枸杞粥

【组成】 羊肾1对，黑豆60 g，枸杞子10 g，粳米100 g（2人份）。

【制法】 羊肾去脂膜，切细丝煮烂，然后加泡好的黑豆、枸杞子、粳米和适量的水先用大火烧沸，再改用小火煮35分钟，即可盛出食用。

【用法】 早、晚温热服用。

【功效】 补肾填精。

【禁忌】 外感发热或阴虚内热及痰火壅盛者忌食。

【方解】 羊肾，又名羊腰子，味甘，性温，补肾气，益精髓，用于肾虚劳损、腰脊酸痛、足膝软弱、耳聋、阳痿、尿频等症。《日华子本草》记载："补虚损，阴弱，壮阳益肾。"《备急千金要方》《外台秘要》《深师方》治肾虚劳损、消渴、脚气等方剂中，多用本品煮汤煎汤。羊肾含有蛋白质、脂肪、碳水化合物、胆固醇，另外还含有维生素A、维生素B$_1$、维生素B$_2$、烟酸、维生素C、维生素E、钾、磷、镁、铁、锰、锌、铜、钙等，营养价值非常高。黑豆，又名稆豆、料豆、零乌豆，以东北产量最多，其性甘味平，色泽较黑，归脾、肾经，主要具有补肾壮阴、养血平肝的作用。《本草纲目》载黑豆有补肾养血、清热解毒、活血化瘀、乌发明目、延年益寿等功效。《延年秘录》载："服食黑豆，令人长肌肤，益颜色，填精髓，加气力。"其主要化学成分有黄酮类化合物、大豆皂苷以及多种氨基酸及微量元素。现代研究发现其具有预防抵抗癌症和高脂血症、清除胆固醇、延缓衰老等功效。枸杞子，味甘、性平，归肝、肾经，具有滋补肝肾、益精明目的功效，同时枸杞子又可以作为功能性食品食用。枸杞子被卫生部列为"药食两用"品种，可以加工成各种食品、饮料、保健酒、保健品等，在煲汤或者煮粥的时候也经常加入枸杞子。人们日常食用和药用的枸杞子多为宁夏枸杞的果实，且宁夏枸杞子是唯一载入2010年版《药典》的品种。现代研究表明，枸杞子含有蛋白质、钠、镁、磷、钾、钙、铁、维生素C等多种人体必需的营养成分，枸杞子主要活性成分为枸杞多糖、甜菜碱和枸杞色素，可以兴奋大脑神经、增强免疫功能、防治癌症、降低胆固醇、延缓衰老和美容，对人体的健康起着极其有益的作用。粳米是大米的一种，是常见的主食。其味甘淡，性平和，具有养阴生津、除烦止渴、健脾胃、补肺气的作用，是滋补之物。煮粥最养人，老幼皆宜。唐代医药学家孙思邈在《备急千金要方·食治》中强调说，粳米能养胃气、长肌肉。《食鉴本草》也认为，粳米有补脾胃、养五脏、壮气力的良好功效。其富含蛋白质、脂肪、钙、磷、铁及B族维生素等多种营养成分，比精白米更有营养。粳米米糠层的粗纤维分子，有助于胃肠蠕动，能提高人体免疫功能，促进血液循环，从而减少高血压、心脏病发作和中风的概率，能降低胆固醇。其可用于呕吐、泻痢或温热病所致的脾胃阴伤、胃气不足、口干渴等症。此方味甘性温，适用于耳鸣耳聋、腰膝酸软、四肢无力等肾精亏虚见症的患者。

2. 山药百合地黄粥

【组成】 山药100 g，百合30 g，熟地黄15 g，酸枣仁10 g，粳米50 g。

【制法】 将山药削皮切成块后和百合、熟地黄、酸枣仁、粳米一起放入适量水中，先用大火烧沸，再改用小火煮35分钟，即可盛出食用。

【用法】 早、晚温热服用。

【功效】 滋补肝肾，健脾补肺，养心安神。

【禁忌】 无。

【方解】 山药，又名薯蓣，性平，味甘，归脾、肺、肾经，具有健脾、补肺、固肾、益精的作用。《本草经读》记载："山药，能补肾填精，精足则阴强、目明、耳聪。"其用于脾虚泄泻，久痢，虚劳咳嗽，消渴，遗精带下，小便频数等症。现代研究表明山药块根中含有丰富的淀粉、皂苷、黏液质（主要是甘露聚糖、植酸等）、胆碱、糖蛋白和多种氨基酸，是药食兼用的名品，具有调节免疫功能、改善消化功能、降血糖、降血脂、延缓衰老、抗肿瘤、促进肾脏再生修复等药理作用。山药黏稠的汁液主要是黏蛋白，能保持血管弹性，还有润肺止咳的功能。百合性微寒，味微苦，归心、肺经，具有清心安神、养精固肾的功效，用于阴虚燥咳、劳嗽咳血、虚烦惊悸、失眠多梦、精神恍惚等症。经常失眠多梦、精神恍惚及心烦意乱者在食用后，能够缓解不良症状。百合富含膳食纤维、蛋白质、脂肪、氨基酸、微量元素以及维生素类等多种营养成分。现代研究已证实，药用百合鳞茎中富含多糖类、生物碱类、甾体皂苷类、黄酮类以及酚类化合物等多种药效活性成分。其具有止咳祛痰、镇静催眠、调节免疫、抗氧化、抗抑郁、抗炎、抗肿瘤及降血糖等多种药理作用。地黄是著名的"四大怀药"之一，至今已有千年的应用历史，地黄性寒，味甘、苦，归心、肝、肾经，具有滋阴补肾的功效，凡阴虚、血虚、肾虚者食之，颇有益处。熟地黄滋阴补血、益精填髓，用于肝肾阴虚、腰膝酸软、骨蒸潮热、盗汗遗精、内热消渴、血虚萎黄、心悸怔仲、月经不调、崩漏下血、眩晕、耳鸣和须发早白等症。药理研究发现，熟地黄富含氨基酸、地黄素、糖类、梓醇等多种微量元素，对血液系统、心脑血管系统、中枢神经系统和免疫系统有显著调节作用。此外，还具有调节血糖和血脂、延缓衰老、抗肿瘤、抑菌和抗胃溃疡及保护胃黏膜等作用。酸枣仁味甘、酸，性平，归肝、胆、心经，具有养心补肝、宁心安神、敛汗、生津之功效，常用于虚烦不眠、惊悸多梦、体虚多汗、津伤口渴等症。酸枣仁的活性成分主要有皂苷类、黄酮类、生物碱、脂肪酸类（酸枣仁油）等，具有镇静催眠、抗惊厥、抗焦虑抑郁、降血压血脂、抗炎、增强免疫、抗脂质过氧化等药理作用。临床应用主要用于失眠、焦虑症、抑郁症、神经衰弱等症。此方山药补肾填精、滋阴生津，熟地黄补血养阴、填精益髓，二者合用，增强补肾滋阴、填精益髓的作用，百合、酸枣仁合用清心安神助眠，故本方适用于肾阴亏损、头晕耳鸣、心烦失眠、腰膝酸软、骨蒸潮热、遗精盗汗等症，并且根据现代药理研究，此方也符合耳鸣耳聋患者常伴有焦虑抑郁、失眠的疾病特点。

3. 乌鸡苁蓉木耳汤

【组成】 乌骨鸡（雄鸡）1 只，肉苁蓉 15 g，黑木耳 30 g，黄酒 10 mL，盐 2 g，味精 2 g，姜 10 g，葱 10 g（2 人份）。

【制法】 将乌骨鸡宰杀去内脏洗净，切成块放入锅内，加入黄酒和水适量，并放入泡好的黑木耳、肉苁蓉和葱姜，大火煮开后改用小火炖至肉烂，加入盐、味精调味即可食用。

【用法】 每日 1 剂。

【功效】 温肾壮阳。

【禁忌】 无。

【方解】 乌骨鸡，又名乌鸡、武山鸡，不仅喙、眼、脚是乌黑的，而且皮肤、肌肉、骨头和大部分内脏也都是乌黑的，为珍贵的药用家禽，其肉质细嫩、鲜美爽口、营养丰富，是唐代药方"乌鸡白凤丸"的主要原料之一，具有滋阴养血、补益肝肾的作用。自古以来，乌骨鸡在中国就是传统的名贵中药材，其全身均可入药，骨、肉及内脏均有较高的药用价值，如乌骨鸡的骨、肉可补虚劳、治消渴，特别适用于产妇恢复身体；其肝具有补血益气、帮助消化的作用，对肝虚目暗、妇人胎漏以及贫血等症有效；血有祛风活血、通经活络的作用，可治疗小儿惊风、口面歪斜、痈疽疮癣等症；胆有消炎解毒、止咳祛痰和清肝明目的作用，主治小儿百日咳、慢性支气管炎、小儿菌痢、耳后湿疮、痔疮、目赤多泪等症。据分析，乌骨鸡中含有丰富的人体所需的营养成分，氨基酸含量均高于其他鸡种，如赖氨酸、缬氨酸等；乌骨鸡肉中还含有丰富的维生素以及铁、铜、锌等多种微量元素，而且胆固醇含量较低，还具有增加红细胞和血红蛋白、调节生理功能、增强机体免疫力以及延缓衰老等多种功能。乌骨鸡特别适合老人、儿童、产妇及久病体弱者食用。肉苁蓉有沙漠人参之名，味甘咸，性温，归肾、大肠经，有补肾阳、益精血、润肠道的作用。《本草备要》提出："补命门相火，滋润五脏，益髓强筋，治五劳七伤，绝阳不兴，绝阴不产，腰膝冷痛，崩带遗精。"其主治肾阳虚衰、精血不足之阳痿，遗精，白浊，尿频余沥，腰痛脚弱，耳鸣目花，月经衍期，宫寒不孕，肠燥便秘。肉苁蓉在延缓衰老、抗痴呆、抗疲劳、润肠通便、免疫调节、保护肝脏、改善生殖等方面具有药理作用。肉苁蓉中糖类成分的抗氧化作用较为突出，苷类成分的延缓衰老作用更为明确，苯乙醇苷类成分的缺血保护、护肝及改善生殖作用尤为显著。黑木耳又名细木耳、云耳，为我国珍贵的药食兼用胶质真菌，不仅滑嫩可口，滋味鲜美，而且营养丰富，是久负盛名的滋补品。黑木耳性味甘平，具有清肺润肠、滋阴补血、活血化瘀、明目养胃等功效，用于治疗崩漏、痔疮、血痢、贫血及便秘等症状。据有关调查分析，黑木耳中含有蛋白质、膳食纤维、多糖、氨基酸、黑色素、黄酮、多酚以及铁、锌、钙、锰等48种常量和微量元素，其中尤以铁的含量最为丰富，每百克鲜木耳中含铁185 mg，比叶类蔬菜中含铁量最高的芹菜高出20多倍，比动物食品中含铁量最高的猪肝高近7倍。黑木耳提取的多糖类物质，具有降血糖、抗血栓、降血脂、抗动脉粥样硬化等功效。多酚是一类酚羟基类及其衍生物的总称，其具有极强的抗氧化作用而被称为"第七大营养素"。有研究证明，黑木耳提取物具有较强的抗氧化活性，与其所含的多酚物质有着密不可分的关系。黄酒活血通脉、健脾养血，含有多酚、类黑精、谷胱甘肽等生理活性成分，具有清除自由基、预防心血管病、延缓衰老等功能。在烹饪时加入黄酒也可以祛腥膻、解油腻。此方在温补肾阳的基础上加入滋阴补血活血的药物，阴中求阳，补而不滞，适用于肾阳虚衰、阴血不足导致的老年性耳鸣耳聋、腰膝酸软、夜尿频多等症状。

4. 绿白黑紫煎酿蛋

【组成】 芹菜250 g，白萝卜1个，上海甜酱瓜丝50 g，紫菜1张，鸡蛋2只，豉蚝汁。

【制法】 将芹菜、白萝卜丝、上海甜酱瓜丝、紫菜丝（撕碎）煸炒，加入豉蚝汁，含豆豉、蚝油、陈皮末、泡红椒末、红葡萄酒等，峻鲜、醇香、微甜辣，勾芡为馅料。将鸡蛋液煎圆薄饼状时，把馅料放入、铺平，再将另一半鸡蛋液淋入，使成包馅状，然后将其大翻身、煎好另一面，出锅时烹入辣酱油少许喷香。

【用法】 佐餐食，每日1次。

【功效】 养血平肝，下气和中。

【禁忌】 无。

【方解】 芹菜，属伞形科植物，既可作为蔬菜食用，也可药用，是药食两用食物。《本草纲目》记载："茎，性味，甘，平，无毒。主治女子赤沃，止血养精，保血脉，益气，令人肥健，嗜食。"《本草推陈》指出，芹菜可治肝阳头痛、面红目赤、头重脚轻、步行飘摇等症，因此长期被人们冠以"药芹"的美誉。芹菜的植株和种子均可入药，具有散气、消肿、开通阻滞、降低血压、延缓衰老等功效。现代研究表明，芹菜含有人体需要的多种营养成分，锌、铁、钙、锰等微量元素含量极高，高于普通绿色蔬菜。芹菜素中含有黄酮类、丁基苯酞类、氨基酸、不饱和脂肪酸、膳食纤维等功能性成分，具有抗菌、抗氧化、抗肿瘤、抗高血压、降血脂、降血糖、改善认知功能、增强机体免疫力、抗体外血小板聚集、促进骨骼肌发育、提高性欲等作用。芹菜可作为辅助治疗高血压病及其并发症的首选，对于血管硬化、神经衰弱患者亦有辅助治疗作用。白萝卜，又称大根、菜头、莱菔，其性味甘辛、平、无毒，归肺、脾经，有下气消食，除痰润肺，解毒生津，和中止咳，利大小便的作用。主治肺痿肺热吐血、气胀食滞、饭食不消化、痰多、口干舌渴、小便不畅、声嘶咽干等症。其为食疗佳品，可以治疗或辅助治疗多种疾病，《本草纲目》称之为"蔬中最有利者"。"萝卜响，咯嘣脆，吃了能活百来岁"等谚语也早在民间流传。现代研究表明，白萝卜中有淀粉酶、营酶、氧化酶、过氧化氢酶、触酶等各种酶类，有机酸对人体及动物的营养生理有很重要的作用，具有很好的医疗价值。人体自己不能制造维生素，唯一来源全靠植物。从营养治疗角度分析，白萝卜中的维生素含量和价值很高，是人体正常生命活动所不可缺少的物质，作为生物催化剂为人体生理新陈代谢的调节起着重大的作用。白萝卜中含粗纤维，能刺激胃肠蠕动，减少粪便在肠道内停留时间，保持大便通畅，使粪便中的致癌物质及早排出体外，预防大肠癌和结肠癌的发生。本方芹菜与白萝卜合用具有养血平肝、下气和中、通气聪耳的作用，适用于痰气郁结导致的耳鸣耳聋患者。

5. 黄花猪腰小炒

【组成】 猪肾（猪腰）1只，黄花菜50 g，葱5 g，蒜10 g，姜10 g，盐2 g。

【制法】 猪肾去臊腺，切腰花。黄花菜水发。锅内放油烧热，加葱花、姜丝、蒜末，爆炒腰花至变色熟透时，加黄花菜、盐略煸炒即可出锅。

【用法】 佐餐食，每日1次。

【功效】 补肾安神，养血平肝。

【禁忌】 高脂血症、高胆固醇者忌食。

【方解】 猪肾，味甘、咸，性平，具有补肾气、通膀胱、消积滞、止消渴之功效，可用于治疗肾虚腰痛、遗精阳痿、水肿、耳聋、咳嗽、久泻不止、崩中漏下、产后虚汗发热等症。李时珍认为其可作为食疗辅助之品。猪肾含有锌、铁、铜、磷、维生素A、B族维生素、维生素C、蛋白质、脂肪、碳水化合物等营养成分。但烹调时，猪肾不宜选用煎炸，高脂血症、高胆固醇者忌食，因猪肾中胆固醇含量较高。黄花菜，又名金针菜，俗名金针花，原产于中国南部及日本，其根、叶、茎、花在东亚地区作为食品和传统的药品已有几千年的历史。黄花菜具有平肝养血、消肿利尿、抗菌消炎、止血、镇痛、通乳、健胃和安神的功能，能治疗肝炎、黄疸、大便下血、感冒、痢疾、尿路感染、头晕、耳鸣、心悸、腰痛、水肿、缺乳、关节肿痛等多种病症。其鲜甜味美，荤素兼优，在中国医学3 000多年的食疗历史中，黄花菜被列为常用食疗食品之一。黄花菜营养丰富，含有糖类、蛋白质、维生素、无机盐及多种人体必需的氨基酸，属高蛋白、低热量、富含维生素及矿物质的蔬菜。现代研究表明，黄花菜中的化学成分主要分为萜类、内酰胺类、蒽醌类、多酚类、甾体皂苷、生物碱等，其活性成分具有抗癌、抗氧化、杀虫、改善睡眠、镇静等作用。此方具有补肾安神、养血平肝的作用，可用于肝肾亏虚型的耳鸣耳聋者。

6. 桑椹首乌饮

【组成】 干桑椹15 g，制何首乌15 g，冰糖适量。

【制法】 干桑椹、制何首乌洗净后用沸水烧开，盖上盖子闷泡10分钟后加入适量的冰糖即可饮用。

【用法】 代茶饮，每日可数次。

【功效】 滋阴补血，聪耳明目。

【禁忌】 糖尿病患者忌用。

【方解】 桑椹，又称乌葚，味甘性寒，归心、肝、肾经，有滋阴补血作用，适用于肝肾阴亏之消渴、便秘、目暗、耳鸣、瘰疬、关节不利。对头晕目眩、耳鸣耳聋、烦躁失眠、神经衰弱、动脉硬化、性功能衰弱、须发早白、内热消渴、血虚便秘、风湿性关节疼痛均有显著疗效。桑椹中含有人体必需氨基酸、丰富的维生素、红色素及人体缺乏的钙、铁、锌、硒等矿物质，其生物活性成分为多糖、黄酮类和白藜芦醇，具有增强免疫力、保肝保肾、抗炎、抗氧化、抗癌、保护神经、抗动脉粥样硬化等功能。其具有丰富的营养价值和有一定的药理学价值。制何首乌药性甘、涩、微温，归于肝、肾经，具有补肝肾、益精血、乌须发、强筋骨、化浊降脂的功效。其制作方法是将生首乌与黑豆同煮后晒干，用于血虚萎黄、眩晕耳鸣、须发早白、腰膝酸软、肢体麻木、崩漏带下、久疟体虚。主要适宜人群是脂肪肝、"三高"（即高血压、高血脂和高血糖）、肥胖症、失眠、脱发、少白头等人及亚健康人群。现代研究表明，制何首乌中含有多糖类、二苯乙烯苷类、黄酮类、蒽醌类、磷脂类等化学成分，具有降糖、抗动脉粥样硬化、防脱发、神经保护、修复肝损伤、抗癌等多种药理作用。此方滋阴补血、聪耳明目，适用于肝肾阴血不足导致的耳鸣耳聋患者。

第二节　过敏性鼻炎

过敏性鼻炎是特应性个体接触致敏原后由免疫球蛋白E介导的以炎性介质（主要是组胺）释放、有免疫活性细胞和细胞因子等参与的鼻黏膜慢性炎症反应性疾病，以突然和反复发作的鼻痒、喷嚏、流清涕、鼻塞等为主要临床表现。常见的致敏原有螨虫（屋尘螨为主）、花粉、动物皮屑、真菌、蟑螂等。其中，食物致敏原在变应性鼻炎不伴有其他系统症状时，食物变态反应少见。但是，在患者多个器官受累的情况下，食物变态反应则常见。对婴儿来说，多数是牛奶和大豆引起的；对成人来说常见食物致敏原包括，花生、坚果、鱼、鸡蛋、苹果、梨等食物。中医认为本病多由脏腑虚损，正气不足，腠理疏松，卫表不固，风邪、寒邪或异气侵袭，寒邪束于皮毛，使肺失清肃、津液停聚鼻窍而致。其主要病变脏腑责于肺、脾、肾。药膳饮食可以帮助机体扶正祛邪，补益虚损，调理偏颇体质，改善症状，防止诱发。

（一）宜用食材及中药

1. 蔬果类　韭菜、芥菜、香菜、葱白、木耳、银耳、桂圆、红枣等。
2. 肉类　鸡肉、白鸭肉、黄牛肉、猪肺、羊骨、鳜鱼、鳙鱼等。
3. 中药类　党参、黄芪、白术、山药、荷叶、麦冬、生姜等。

（二）推荐药膳

1. 川芎白芷炖鱼头

【组成】　川芎9 g，白芷9 g，鳙鱼头1个，葱、胡椒、生姜、盐等佐料各适量。

【制法】　将鳙鱼头去鳃洗净沥干，起油锅下鱼头煎至微黄，铲起，平放入砂锅中。川芎、白芷洗净切片放入锅中，加水适量（浸润全部食材即可），大火烧沸，再将葱、胡椒、生姜放入锅内，转小火炖30分钟，入盐调味即成。

【用法】　吃鱼喝汤，早、晚各1次。

【功效】　祛风散寒，通利鼻窍。

【禁忌】　素体阴虚者或郁热者忌用。

【方解】　方中川芎味辛，性温，能祛风止痛，且秉升散之性，能上行头目，又为血中之气药，能通达气血，行气止痛，改善过敏性鼻炎引起的头痛、前额痛。白芷辛温，芳香上达，能解表散寒、祛风止痛、宣通鼻窍，常与川芎配伍，增强行气通窍止痛的功效。研究表明，白芷具有镇痛、抗炎的药理作用。白芷总香豆素和挥发油组合物对硝酸甘油诱导的大鼠偏头痛具有一定的预防作用，其作用机制可能降低血中降钙素基因相关肽（CGRP）、NO及内皮素（ET）水平，恢复血管活性物质的平衡，调节血管活性物质水平和功能，从而降低血管和神经的进一步损伤，减轻神经源性炎症。白芷气味芳香，再配以葱、姜、胡椒，既能调和菜肴之味，又能增强行气通窍止痛之功。鳙鱼头，即花鲢鱼头，甘温无毒，其肉细腻，其味鲜美，《本草求原》曰："暖胃，去头眩，益脑髓。"相关研究分析，鳙鱼头中氨基酸种类齐全，必需氨基酸组成合理，并且含有较丰富的脂溶性维生素和矿物质，其中的维生素E和必需微量元素锌、铜、硒在体内均有重要的抗脂质过氧化功能。本方诸药调制，适用于外感风寒，鼻窍不利之过敏性鼻炎，以肉质鲜嫩的鱼头为主料，祛邪兼顾扶正，确为一道味美、效果优的散寒解表、通利鼻窍的药膳佳肴。

2. 淡豉葱白煲豆腐

【组成】 淡豆豉 12 g，葱白 15 g，豆腐 200 g，水 500 mL。

【制法】 豆腐切块，放入热油锅中略煎至淡黄色，加入淡豆豉，再加入水 500 mL，小火煎煮至水余半，再加入葱白，滚开稍作煎煮即可。

【用法】 趁热服食，服后盖被取微汗，每日 1 次。

【功效】 益气健脾，疏散表邪。

【禁忌】 痛风患者禁食。

【方解】 方中淡豆豉辛甘苦而性寒，归肺经，能升能散，为宣郁之上剂，尤长于宣散解表，凡外受寒热，暑湿交感，食饮不运者皆可应用。葱白辛温，归肺、胃经，专主发散风寒邪气。葱、豉相合，发汗解表之力增强，即《本草纲目》所谓"豉……得葱则发汗"，可用于风寒、暑湿诸外感病证。故《肘后备急方》将葱豉汤视为数种伤寒之"一药兼疗"妙品。配料豆腐为补益清热养生食品，能益气和中、清热润燥、生津止渴、清洁肠胃，与主料合用可起到扶正解表作用。其适用于热性体质、口臭口渴、肠胃不清、热病后调养者食用。现代医学证实，豆腐除有增加营养、帮助消化、增进食欲的功能外，对齿、骨骼的生长发育也颇为有益，豆腐味甘性凉，有益气和中、生津润燥、清热解毒的功效。上方煲汤热服可助药物的发散之力。本方主料、配料，性味平和，全方辛散而不燥烈，无过汗伤津之弊；扶正而不滞邪，无闭门留寇之虑，是临床治疗年老体虚者外感风寒的食疗良方。此方从整体观念出发，治疗外邪侵袭导致的过敏性鼻炎，以扶正为主，通过解表发汗之法达到祛邪目的。

3. 汽锅四君鸭

【组成】 嫩鸭 1 只（约 1 500 g），党参 30 g，白术 15 g，茯苓 20 g，葱段、姜片、盐、绍酒等调料适量（2 人份）。

【制法】 嫩鸭去嘴、足洗净，入沸水中余一下捞起，晾干。再用绍酒、盐腌制 30 分钟去腥。党参、白术、茯苓洗净切片，放入鸭腹。蒸碗底部放入葱段、姜片等，嫩鸭铺上层。锅中加水，水开后将碗置于蒸笼中。大火蒸约 1 小时，至鸭骨脱离鸭肉时取出。

【用法】 饮汤食鸭肉，每日 1 次。

【功效】 健脾益气。

【禁忌】 脾胃虚寒所致的食少便溏、脘腹疼痛不宜用。

【方解】 四君子汤出自《太平惠民和剂局方》，是益气健脾的常用基础方，多用于脾胃气虚、运化乏力所致的各类疾病。方中党参性味甘平，功能补中益气，生津养血，为常用的益气健脾药，如《本草正义》所说，"力能补脾养胃，润肺生津，健运中气，本与人参不甚相远，其尤可贵者，则健脾运而不燥，滋胃阴而不湿"。现代研究证明，本品具有调节胃肠运动、抗溃疡、增强免疫功能及机体抗病能力等多种作用。白术味甘苦而性温，功能为健脾燥湿，加强益气助运之力，对脾虚气弱、运化无力所致的食少腹胀、大便溏泄、倦怠乏力等症，既能补脾益气，又能燥湿健脾，历代医家将其视为补脾脏第一要药。《本草汇言》记载："白术，乃扶植脾胃、散湿除痹、消食除痞之要药也。脾虚不健，术能补之；胃虚不纳，术能助之。"茯苓性味甘、淡、平，既能利水渗湿，又能健脾止泻，能补能泻，常与党参、白术等补脾药配合同用，使健脾渗湿之功更为增强，以治脾虚体倦、食少便溏诸症。药理研究表明，党参、白术、茯苓均具有调节机体免疫功能的作用。党参通过提高环磷酰胺致免疫抑制小鼠脾淋巴细胞产生IL-2，调节机体免疫功能，可能是其补气养正功效机制之一。白术能从多个方面增强免疫系统功能，具有强壮作用。茯苓多糖具有免疫增强作用，显著提高巨噬细胞吞噬功能，增强细胞免疫反应；羧甲基茯苓多糖还有免疫调节、诱生和促诱生白细胞调节素等多种生理活性。鸭肉功能为健脾补虚，滋阴养胃，利水消肿。中医认为鸭是水禽类，其性寒凉，适用于内热较重的人食用。特别是对于身体羸瘦，阴虚内热，或低热不退，大便干燥及水肿等，尤为适宜。民间历来视其为滋补妙品。本药膳诸料寒热并用，药借食味，食助药性，能补能利，补虚而不滋腻，滋阴而不恋邪，实为年老体弱之人的滋补良方。本方对于脾气虚弱型过敏性鼻炎的患者，补脾气进而实肺气，达到标本兼治的效果。

4.枸杞羊肉粥

【组成】 枸杞子30 g，羊肉60 g，粳米60 g，葱白、姜末、料酒、盐等适量。

【制法】 将羊肉洗净切丁，用姜末、盐、料酒腌制10分钟。枸杞子洗净。将粳米、羊肉、枸杞子、葱白均匀放入锅中，加水适量，大火煮开后，粥成即可。

【用法】 早、晚温热服用。

【功效】 温肾阳，益精血，补气血。

【禁忌】 外感发热或阴虚内热及痰火壅盛者忌食。

【方解】 方中羊肉性味甘温，历代被视为益肾气、强阳道之佳品。其功效为益肾补虚，温养气血，温中暖下。《食疗本草》云："主丈夫五劳七伤。"民间历来有冬令炖服之习俗，以治虚劳畏冷、腰膝酸软、产后虚弱、形羸消瘦、脾胃虚寒等症。枸杞子味甘平，补肾填精，养肝明目，《食疗本草》谓其"坚筋耐老除风，补益筋骨，能益人，去虚劳"，《药性论》也曰"能补益诸精不足……和羊肉作羹，益人"。最新研究发现，枸杞子中的枸杞多糖成分，是良好的益生元来源，可以增加肠道菌群丰度、提高有益细菌水平、调节先天免疫应答，且有研究人员将枸杞多糖加入小猪的饲料中，发现饲料中补充枸杞多糖可以提高断奶仔猪的生长性能、免疫状态和抗氧化能力，改善其肠道微生物种群。粳米味甘，性平，归肺、脾、胃经，具有补气生津、健脾止泻的功效。《滇南本草》："治一切诸虚百损，补中益气，强筋壮骨，生津，明目，长智。"现代研究也证实，粳米含有人体必需的淀粉、蛋白质、脂肪、维生素B$_1$、烟酸、维生素C及钙、铁等多种营养成分，其不但具有食用价值，亦是中医临床处方及体质虚弱和病后调理多用之品。上方药食同时入米熬粥，美味可口，补虚之功可靠。此方温而不热，为肾虚食养之要方，适用于肾阳亏虚型过敏性鼻炎的患者。

5. 玉屏风鸡茧

【组成】 黄芪30 g，白术15 g，防风15 g，嫩母鸡1只（1 000 g左右），香菜5 g，清水2 000 mL，葱、生姜各10 g，适量盐、绍酒、干淀粉等佐料（2人份）。

【制法】 把母鸡洗净、焯水去骚、塞入黄芪、白术、防风、葱、姜、酒，炖酥，取出鸡，拆取肉，弃不可食之骨、药、杂物等。将鸡肉加香菜，均切碎，拌入港式豉油汁，使成鸡馅。将馅料挤成蚕茧形丸，使表面沾拍上干淀粉，再沾裹上鸡蛋液、再沾上面包屑（粉状），炸至金黄酥脆、内软滑溢香。

【用法】 每日1次。

【功效】 益气固本，养血补虚。

【禁忌】 表虚邪盛，气滞湿阻，食积停滞，以及阴虚阳亢者，均不宜用。

【方解】 本品中黄芪、白术、防风即为成方"玉屏风散"。此方出自《究原方》，是益气固表的常用方。据相关研究表明，经玉屏风散治疗后转录因子T-bet表达明显增高，而GATA-3表达明显降低，表现为抑制Th0细胞向Th2细胞分化，促进其向Th1分化，纠正了Th1、Th2细胞因子表达的免疫失衡，从而达到了治疗过敏性鼻炎的效果。方中黄芪性味甘温，功效补气生阳，益卫固表，常用于虚人感冒。《本草求真》谓其："能入肺补气，入表实卫，为补气诸药之最。"药理研究表明，黄芪能显著增强T细胞外增殖反应，其中的多糖具有明显的免疫性，对机体的特异性和非特异性免疫有广泛的影响。白术健脾益气，培土生金，脾气旺则肺气足。防风外散风邪，生姜散寒解表，合芪、术二药益气祛邪。葱白表发通阳，使邪从表得泄。香菜又称胡荽，味辛，性温。《医林纂要》曰："芫荽，补肝，泻肺，升散，无所不达，发表如葱，但专行气分。"鸡肉是填髓补精之佳品，以营养丰富，滋味鲜美著称。黄芪得鸡肉之助，则气化于精血，补气之力更强；鸡肉得黄芪以健脾，则运化力旺，化血生精之功更著，具有相得益彰之妙。本药膳制作简单，疗效确实，为多种虚弱型疾病的佳膳。本方适用于平素体质偏弱，气血两虚型过敏性鼻炎的患者。经常食用本膳，具有养生保健、增强体质、预防感冒等作用。

6. 补骨脂核桃膏

【组成】 补骨脂（盐制）100 g，核桃仁（带皮）200 g，蜂蜜100 g，水500 mL。

【制法】 补骨脂洗净，晒干，研末。核桃仁洗净，沥干，捣为泥状。蜂蜜加水溶化煮沸，加入补骨脂粉、核桃泥，搅拌均匀。待其冷却后，收贮于干燥的玻璃瓶内，密封储存。阴凉干燥处保存，避免高温及阳光直射。

【用法】 口服，每次10 g，开水调服，每日1次。

【功效】 温补肾阳，补益肺肾。

【禁忌】 痰火旺盛者，肺肾阴虚者禁用。

【方解】 方中补骨脂归肾、脾经，善能补肾助阳，为壮火益土之要药。补骨脂性温味辛，盐制能缓和辛窜温燥之性，避免伤阴，并引药入肾，增强补肾纳气作用。凡腰膝冷痛、鼻腔中清涕如水样、虚寒喘嗽等肾阳不足、下元虚寒者皆宜。药理研究表明，补骨脂及其炮制品中脂溶性和挥发性成分既是其有效成分，又是其燥毒的物质基础，炮制降低脂溶性成分提取率，降低挥发性成分含量，改变成分种类和相对含量比例，达到减毒增效的目的。据文献报道，补骨脂中单萜酚类化合物含量较大，药理活性也十分丰富，单体补骨脂酚即显示出雌激素抗癌、抗氧化、抗菌、消炎、抗抑郁、肝脏保护等多种活性。核桃仁性味甘涩而温，既能补肾助阳以益精，又能温肺纳气以定喘；既可以用于肾气亏虚之腰痛脚软、尿频遗精等症，又可用于肺肾两虚型过敏性鼻炎。核桃仁带皮可增强补益之功，如《医林纂要》云："胡桃仁（即核桃仁）连皮则能固能补，去皮则止于能行能润耳。"文献记载，核桃仁中含有丰富的不饱和脂肪酸和优质蛋白质。方中以补骨脂搭配核桃仁同用，既是肺肾同治，又温肾助阳，相须以为用。《本草图经》谓二物合服："弥久，则延年益气，悦心明目，补添筋骨。"蜂蜜甘、平，归脾、胃、肺、大肠经，具有调补脾胃、润肺、解毒等功效。《神农本草经》："益气补中，止痛，解毒，除众病，和百药，久服强志……"用蜂蜜调配上方两药，既有矫味、滋润和补益之功，又有缓和、防腐的作用。全方制备成膏剂，甘甜可口，易于服用，适用于肾阳不足、肺肾两虚型过敏性鼻炎。

7. 山药补益糕

【组成】 山药、白茯苓、薏苡仁、莲子肉、芡实各120 g，炒麦芽、炒白扁豆各60 g，粳米粉300 g，糯米粉200 g，白糖500 g。

【制作】 上方诸药洗净，晾干，研磨成细末，与粳米粉、糯米粉、白糖混合均匀，加入少量清水制成粉散颗粒状，压入模具（木制）中，上笼蒸熟，脱块成糕。

【用法】 口服，每日3块。

【功效】 健脾胃，补虚损。

【禁忌】 湿热痰火及脾滞者禁服。

【方解】 方中山药性味甘平，上能养肺、中能补脾、下能益肾，既能补气，又能养阴，补气而不滞，养阴而不腻，为培补中气最平和之品，无论对脾虚食少，还是肺虚流涕等，皆有较好疗效。正如《神农本草经》言："主伤中，补虚羸，除寒热邪气，补中益气力，长肌肉……轻身不饥，延年。"据相关文献记载，山药具有抗氧化、抗炎、抗肿瘤等诸多药理作用。现代药理研究发现，山药糖蛋白能促进正常小鼠产生TNF-α，IL-6和NO，增强巨噬细胞的胞饮作用和腹膜巨噬细胞中phosphor-p38、JNK、ERK1/2和NF-κB p65蛋白的表达，最终通过丝裂原活化蛋白激酶和NF-κB信号通路调节免疫功能。白茯苓、薏苡仁健脾渗湿，通利水道，能使湿浊外出以除邪。莲子肉性味甘、涩，性平，功能为补脾止泻，益肾固精，养心安神。芡实性平，味甘、涩，既能益气健脾，又能固精止泻。莲子肉、芡实搭配山药脾肾双补，固气涩精，能使精气内藏以养神。炒麦芽、炒白扁豆均甘、淡，归脾、胃经。两药合用，健脾养胃，襄助磨化，能使米谷肉蔬得以消化，脾胃得健，则化生有源。粳米甘、平，归脾、胃、肺经，善健脾益气。《食鉴本草》云："（粳米）补脾，益五脏，壮气力，止泄痢。"糯米甘、温，归脾、胃、肺经，善补益中气。《本草经疏》："补脾胃，益肺气之谷，脾胃得补……则中自温，温能养气……脾肺虚寒者宜之。"方中粳米、糯米、白糖合用，既可补益中焦，又可矫味赋型。本方所主，为脾胃虚弱、元气不足型过敏性鼻炎。本方脾胃健运，则气血有源，生化有序，后天之本得以充养，则肺气足、肾气实，可补益虚损，得长生。全方诸药药性平和，不温不燥，合而为糕，味甜美，老少咸宜。

第三节 慢 性 咽 炎

慢性咽炎是耳鼻喉科常见疾病之一，是咽喉部淋巴组织、黏膜以及黏膜下的慢性炎症，临床表现以咽干、咽部有异物感、刺痒感、微痛感、灼热感等为主，部分患者会出现刺激性干咳伴有恶心，以晨起最常见，咳嗽无痰或仅有颗粒状藕粉样分泌物咳出，且病程较长，易反复发作，经久难愈，随着病情的进展，会导致呼吸困难、头晕等症状，严重影响患者的生活质量。相关调查发现，近年来慢性咽炎发病率逐年增高，且发病机制复杂，多与生活方式，比如劳累、失眠、心理压力较大、精神状态不佳、久坐、熬夜、用嗓过度、粉尘刺激、长期张口呼吸、夏秋季贪凉、洗冷水澡等；饮食习惯，比如嗜食烟酒，包括二手烟、辛辣食物刺激、饮食过咸、过快、过热或过冷等因素有关。此外，急性咽炎反复发作未引起重视，延误治疗也会转为慢性咽炎；各种鼻病如鼻炎等，鼻腔分泌物从后鼻孔下流而反复刺激咽部，从而导致慢性咽炎的发生；慢性扁桃体炎、牙周炎、下呼吸道慢性炎症等炎症刺激也会导致咽部慢性炎症；内分泌功能紊乱、免疫力低下、贫血、消化不良、心血管疾病等全身疾病因素也会引起慢性咽炎的局部病症。

慢性咽炎属中医"喉痹"范畴，多由外邪侵袭咽喉，日久生痰，入络为瘀，病久而虚，虚火上炎，以致热、瘀、痰互结，于咽喉部聚集导致慢性咽炎病发，又称"虚火喉痹"。平时养生调护应注意减少烟酒及粉尘等刺激，少食辛辣、煎炸等刺激性食物，饮食清淡为宜，切忌过快、过饱、过烫，注意休息，避免劳累和熬夜，锻炼身体，增强体质，舒畅心情，保持乐观，改变不良的生活习惯，避免大喊大叫，科学用嗓，并积极治疗全身性疾病和预防上呼吸道感染等疾病。饮食上可多吃一些新鲜的水果和蔬菜，多吃一些富含维生素的水果，多服用具有养阴生津、益气健脾等功效的药膳食材进行调养。

（一）宜用食材及中药

1. 蔬果类　梨、罗汉果、枇杷、石榴、无花果、荸荠、甘蔗、橄榄（青果）、白萝卜、银耳、绿豆、红豆、黄豆、白扁豆、蜂蜜、丝瓜等。

2. 荤食类　鸭肉、猪蹄、鱼类等。

3. 中药类　金银花、北沙参、玄参、知母、胖大海、菊花、芦根、桔梗、甘草、牛蒡子、麦冬、石斛、蝉蜕、川贝母、山药、苦杏仁、百合、薄荷、粳米、薏苡仁、黄芪、太子参等。

（二）推荐药膳

1. 百合沙参银耳羹

【组成】　百合20 g，北沙参10 g，银耳25 g，莲子30 g，大枣10枚，冰糖适量。

【制法】　将银耳泡发、撕成小片，大枣洗净、浸软去核，百合、莲子洗净，北沙参加适量清水煎熬2次，药汁合并，放入锅内，加入银耳、百合、莲子、大枣，先用大火煮沸，再用小火煮至烂熟，加适量冰糖调味，搅拌均匀，出锅即可食用。

【用法】　饭后服用，每日2次。

【功效】　养阴润肺，健脾益气。

【禁忌】　外感风寒及糖尿病患者慎用。

【方解】　百合甘、寒，归肺经，具有养阴润肺、清心安神等功效。《神农本草经》记载百合为："味甘，平。主邪气腹胀，心痛，利大小便，补中益气。"其用于治疗阴虚燥咳、热病后期，余热未清、虚烦惊悸、失眠多梦、精神恍惚等症状。现代药理学研究表明，百合的鳞茎中主要含有甾体皂苷、甾醇、酚酸甘油酯、黄酮、苯丙素、生物碱和多糖类等化学成分，具有广泛的药理作用，如止咳祛痰、镇静催眠、免疫调节、抗肿瘤、抗氧化、抗炎、抗应激损伤、抗抑郁、降血糖及抑菌等。《神农本草经》载："沙参味苦微寒。主血积惊气，除寒热，补中益肺气，久服利人。"清代《本草从新》记载："北沙参，甘苦微寒，味淡体轻。专补肺阴，清肺火……白实长大者良。"北沙参具有养阴清肺、益胃生津的功效。现代药理学研究表明，北沙参的化学成分主要含香豆素、香豆素苷及聚炔类，还含有较为丰富的可溶性糖、淀粉、水溶性粗多糖与可溶性蛋白质，品种齐全的各种氨基酸等。北沙参主要有3个方面的药理作用：其一，对呼吸系统的作用。北沙参有明显的镇咳作用，对潜伏期有明显延长作用，且优于南沙参，北沙参祛痰作用明显。其二，抗突变作用。北沙参中有抗突变物质和具有抗突变作用。其三，北沙参具有免疫调节作用。北沙参多糖具有滋阴补虚作用，增强体液免疫和细胞免疫功能。中医认为，银耳性平，味甘、淡，归肺、胃、肾经，能润肺滋阴，养胃生津，补肾益精，强心健脑，对虚劳咳嗽、痰中带血、虚热口渴等均有一定的疗效。银耳作为食用菌，含有丰富的氨基酸、胶质物、有机磷，对人体十分有益，长期食用，具有延年益寿之功效，是世界公认的珍贵食用菌。银耳中含有丰富的银耳多糖，近年来的研究已充分证实了其是银耳的主要有效成分，具有增强免疫、抗突变、抗肿瘤、抗辐射、抗氧化、防老延衰、延年益寿等的保健作用。莲子，其肉味甘、涩、平，归脾、肾、心经，可补脾止泻，止带，益肾固精，养心安神。干祖望在治疗慢性咽炎时，多从脾论治，认为其基本病机为肺脾气虚，脾气亏虚，无力运化水谷精微以濡养五脏六腑、肢体官窍，故咽干、咽痛。治法以培土生金为主，莲子肉健脾益气，配伍党参、茯苓、白术益气健脾渗湿，治疗脾运不健兼有湿浊不化之慢性咽炎效果甚佳。现代药理研究证实，莲子肉具有促进肠蠕动、增强免疫、延缓衰老等的药理作用。大枣味甘性温，归脾、胃、心经，具有补中益气、养血安神等的功效。本方中百合、北沙参、银耳养阴润肺，益胃生津；莲子、大枣健脾益气，且安神。本方适用于咽部干燥、咽部刺痒感、全身或见午后面部潮红等肺阴亏虚的患者。

2. 雪梨鸭肉汤

【组成】 雪梨1个，鸭肉200 g，麦冬15 g。

【制法】 鸭肉洗净切块，麦冬洗净，雪梨洗净去皮切块。锅内烧水，水开后下入鸭肉，煮尽血水，倒出待用。取炖盅1个，加入鸭肉、雪梨、麦冬，注入清水适量，加盖，用大火隔水炖约一个半小时，加入盐、料酒等调味即可。

【用法】 每日1剂，分2次温服。

【功效】 养阴清肺，化痰止咳。

【禁忌】 脾虚便溏者慎用。

【方解】 鸭肉味甘甜、性寒凉，归脾、胃、肺、肾经，具有滋五脏之阴、清虚劳之热、养胃益气、生津润肺等作用。《本草纲目》言："鸭肉补虚除客热，利脏腑及水道，疗小儿惊痫。解丹毒，止热痢。"《名医别录》载鸭肉"补虚除热，和藏腑，利水道"。《随息居饮食谱》言其"滋五脏之阴，清虚劳之热，补血行水，养胃生津，止嗽息惊"。体内有热、易上火的人群尤其适宜食用鸭肉。鸭肉营养非常丰富，能及时补充人体必需的蛋白质、维生素和矿物质，鸭肉中的脂肪不同于其他动物油，其各种脂肪酸的比例接近理想值，既易于消化又有降低胆固醇作用，对保护血管弹性和心脏健康也很有好处。在干燥的秋季宜首选鸭肉食疗以滋阴清热，生津润肺。梨性凉，味甘，具有生津止渴、润燥化痰、润肠通便等功效，适用于肺燥咳嗽、咽干舌燥、心烦口渴、大便秘结以及热病津伤之人。清末医书《罗氏会约医镜》记载："梨外可散风，内可涤烦。生用，清六腑之热；熟食，滋五脏之阴。"梨还有降低血压、清热镇静的作用，对于高血压、心脏病、心悸耳鸣、头昏目眩、失眠多梦以及急慢性气管炎患者有良好的辅助疗效。梨还是肝炎、肝硬化患者秋令的保健果品，能起到保肝、助消化、增食欲的作用。梨的吃法不同，功效也有差别，生吃能明显缓解咽喉干、痒、痛、哑等不适，可以改善便秘、尿赤等症状；熟吃如用冰糖蒸梨、炖汤等，具有滋阴润肺、止咳祛痰的效果；梨加蜂蜜熬制成梨糖膏，对肺热久咳等症具有明显疗效。麦冬，又名麦门冬、寸冬，其味甘、微苦，性微寒，归心、肺、胃经，具有养阴润肺、益胃生津、清心除烦、润肠通便等功效。麦冬甘寒入肺，为润肺燥、养肺阴的常用药物。《本草纲目》言其"主治心腹结气，伤中伤饱，胃络脉绝，消瘦短气"。《名医别录》言其主"虚劳客热，口干燥渴，止呕吐，愈痿厥，强阴益精，消谷调中保神，定肺气，安五脏"。《本草从新》言其"润肺清心，泻热除烦，化痰行水"。《药品化义》言"麦冬色白体润，主润肺，味甘性凉，主清肺，盖肺苦气上逆，润之清之，肺气得保"。麦冬适用于肺阴不足所致的咽干微痛、干咳少痰等症。麦冬不仅润肺，且能益胃清心，可用于肺胃阴虚、心烦失眠等症。一般润肺养阴多去心用，滋阴清心多连心用。现代药理研究表明，麦冬中含有的甾体皂苷、高异黄酮、糖类、挥发油和微量元素等有效化学成分，具有保护心血管、降糖、降血脂、抗炎、抗氧化、抗肿瘤、延缓衰老和免疫调节等药理学作用，可利尿、镇咳、祛痰、强心及抗菌，并能促使胰岛细胞功能恢复。本药膳方中鸭肉滋阴清热，生津润肺；雪梨滋阴润肺，止咳祛痰；麦冬滋养肺胃，止咳。本方适用于咽喉干痒、咳嗽少痰、咽部异物感、灼热感等肺阴亏虚见症的患者。

3. 玄麦甘桔饮

【组成】 玄参12 g，麦冬9 g，桔梗6 g，甘草3 g，白糖适量（亦可不用）。

【制法】 将玄参、麦冬、桔梗、甘草，放入锅中，加水适量，小火水煎约30分钟，取汁弃渣，可根据个人口味加白糖少许调味；或以上装入保温杯中，加开水泡饮，每日饮用，可连续服用。

【用法】 代茶饮，每日可数次。

【功效】 滋阴润肺，祛痰利咽。

【禁忌】 脾虚便溏者慎用。

【方解】 玄参，又名元参，气特异，似焦糖，味甘，微苦咸，嚼之柔润，入脾、胃、肾经，具有清热凉血、滋阴降火、解毒散结的功效，常用于咽痛、白喉、热病伤阴、舌绛烦渴、津伤便秘、骨蒸劳嗽、目赤等疾病。《本草正义》记载："玄参，禀至阴之性，专主热病，味苦则泄降下行，故能治脏腑热结等证。味又辛而微咸，故直走血分而通血瘀。亦能外行于经隧，而消散热结之痈肿。寒而不峻，润而不腻，性情和知、柏、生地近似，而较为和缓，流弊差轻。玄参赋禀阴寒，能退邪热，而究非滋益之品……疗风热之咽痛。"《医学衷中参西录》言："玄参，味甘微苦，性凉多液，原为清补肾经之药，又能入肺以清肺家烁热，解毒消火。"现代药理研究，玄参主要含有环烯醚萜类、苯丙素类等成分，具有保肝、镇痛、抗炎、抗菌、抗氧化、免疫调节、降血压等作用，其富含的生物碱有助于解毒抗炎和扩张局部血管。《神农本草经》记载，桔梗性平，味苦、辛，具有宣肺、利咽、祛痰、排脓的功效。桔梗作为药食同源的传统中药，现代药理研究表明其具有免疫调节、抗炎、祛痰、保肝、调血脂、抗氧化等方面的药理作用，临床上多用于咳嗽痰多、咽痛、音哑、肺痈吐脓、疮疡脓成不溃、胸闷不畅等症。甘草，又名国老、甜草，在《神农本草经》中列为上品。著名金元四大家之朱震亨云："甘草味甘，大缓诸火，黄中通理，厚德载物之君子也。"李东垣云："甘草气薄味浓，可升可降，阴中阳也。阳不足者，补之以甘。甘温能除大热，故生用则气平，补脾胃不足而大泻心火；炙之则气温，补三焦元气而散表寒，除邪热，去咽痛，缓正气，养阴血。"张仲景所著《伤寒论》中亦有用甘草二两治疗咽痛的记载。现代药理学研究证明，甘草具有广泛的抗肿瘤、抗炎、抗菌、抗病毒、神经保护、肝脏保护等药理作用。桔梗中的皂碱成分可促进呼吸道的分泌，甘草所含的甜素可增加气管分泌，有助于祛痰，两者合用则具有开宣肺气、清咽利膈、排毒祛痰的功效。现代医学研究证明，玄参、甘草、桔梗、麦冬能起到消炎、祛痰、抗疲劳、镇痛的作用。本方中玄参滋阴降火，利咽消肿，为治疗慢性咽炎的主药；麦冬滋阴润肺，清心生津；桔梗、甘草开提肺气，清利咽膈。诸药合用，共奏滋阴润肺，祛痰利咽之功，可有效控制慢性咽炎引起咳嗽的反复性，达到预防与治疗的双重作用。本方适用于阴虚火旺所致的咽炎、咳嗽等疾病的患者。

4. 金银花果茶

【组成】 金银花、玄参、青果各9g，胖大海6g。

【制法】 将上述药物冷水洗净后沥干，冷水适量浸泡约半小时。大火煎煮，沸腾后小火续煎约20分钟，冷却后过滤，倒出药液静置。如法续煎第二次，滤出药液。将两煎药液混匀，再次过滤后静置，即可茶饮。或以上洗净装入杯中，加开水泡饮，每日饮用，可连续服用。

【用法】 代茶饮，每日可数次。

【功效】 养阴清热，解毒利咽。

【禁忌】 脾虚便溏者慎用。

【方解】 金银花又称忍冬花，性寒，味甘，归肺、心、胃经，具有清热解毒、疏散风热等功效，《本草新编》认为金银花"味纯良，性又补阴，虽善消毒，而功用甚缓"。现代药用功能主要有抗菌及抗病毒、增强免疫功能、对炎症有明显的抑制作用，可治疗咽喉炎症。青果又名橄榄，性平，味甘、涩、酸，归肺、胃经，入口初嚼时味涩，久嚼回甘，具有清热生津、解毒利咽等功效。其常用于治疗咽喉肿痛、咳嗽、烦渴、鱼蟹中毒等。《本草纲目》中记载其"生津液、止烦渴，治咽喉痛，咀嚼咽汁，能解一切鱼蟹毒"。《滇南本草》中记载其"治一切喉火上炎，大头瘟症。能解湿热、春温，生津止渴，利痰，解鱼毒、酒、积滞"。《本草再新》也有"平肝开胃，润肺滋阴，消痰理气，止咳嗽，治吐血"的记载。现代研究表明青果具有清咽利喉、清热解毒、抗炎镇痛等功效，常用于治疗各种急慢性咽喉炎、支气管炎等咽喉类疾病。胖大海，又名安南子、大洞果、大发，被称为肺部"清洁剂"，与其性质甘润，功用清解有关。它既是一味常用中药，又是人们日常生活中常用的一味茶饮原料，味甘性寒，主归肺和大肠经，具有清热润肺、宣畅肺气、利咽开音、润肠通便等功效。其主要用于与肺热有关的病证，尤其适用于热性咽喉疾患，为"喉科要药"。现代药理研究表明，胖大海具有抗炎、通便、镇痛抑菌、免疫调节等作用，对治疗慢性咽炎具有良好的临床疗效。本方中金银花清热解毒，青果清热解毒利咽，胖大海清热利咽，玄参滋阴清热，合用共奏养阴清热、解毒利咽之功，尤其适用于肺热较甚而见咽部灼热疼痛不适明显，甚至声嘶诸症。

5.山药薏苡仁粥

【组成】 山药30 g，薏苡仁30 g，白扁豆30 g，莲子15 g，粳米50 g，白糖少许（可不加）。

【制法】 将山药、薏苡仁、白扁豆洗净，莲子去心洗净，放入锅中，加水适量，与粳米同煮，大火烧开后用小火煮40分钟，即成稠粥，可根据个人口味加白糖少许调味。

【用法】 早、晚温热服用。

【功效】 健脾益气，补肺滋肾。

【禁忌】 无。

【方解】 山药，又名薯蓣，性平，味甘，归脾、肺、肾经，具有补脾养胃、生津益肺、补肾涩精等功效，常用于脾虚食少、久泻不止、肺虚喘咳、肾虚遗精、带下、尿频、虚热消渴等症。现代药理学研究表明，山药根茎中主要活性成分是甾体皂苷类、多糖、尿囊素等。其中皂苷类主要包括纤细薯蓣皂苷、薯蓣皂苷和延龄草皂苷等，此外还有黄酮类和菲醌类化合物，目前已经从山药根茎中分离出了20多种化合物，山药中活性成分具有抗氧化、抗炎镇痛、降低血糖和免疫调节等生物学活性。其作为一种传统的药食同源食物，来源广泛、价格低廉，较易获得。薏苡仁为禾本科植物薏米成熟的干燥种仁，有"禾本科之王"之称，其甘淡性寒，归肺、胃及脾经，具有利脾健胃、渗湿利尿、清热排脓等功效，可用于治疗脾虚泄泻、湿痹拘挛、水肿、脚气、小便不畅以及痈疽不溃等症状。薏苡仁具有很高的药用价值和营养价值，《神农本草经》和《本草纲目》均将其列为上品，《本草从新》言其"微寒而属土，阳明（胃）药也……泻水所以益土，故健脾"。薏苡仁作为药食同源的药材，药力平顺，故用时可加大用量，正如《本草蒙筌》载："此药力和缓，凡用之时，须当倍于他药尔。"现代药理学研究表明，薏苡仁含有淀粉、脂肪酸及酯类、多糖、蛋白质，以及酚酸、甾醇、黄酮、内酰胺、三萜、生物碱、腺苷等各种营养物质。其主要活性成分为酯类、不饱和脂肪酸、糖类及内酰胺类等，具有镇痛抗炎、降压、改善糖脂代谢、调节肠道菌群、美白、抗肿瘤等作用。白扁豆，别名藊豆、白藊豆、南扁豆、眉豆，嚼之有豆腥味，味甘，性微温，可以补脾和中、化湿消暑，主要用于脾虚、食欲不振、大便溏泄、白带过多、暑湿吐泻、胸闷腹胀等症。《本草纲目》记载"扁豆调肝和胃，清暑祛湿，止泄泻"。《名医别录》记载扁豆"和中下气"，可升清降浊，因而有调肝和胃的功效。现代研究认为，白扁豆的营养成分较丰富，含有脂肪、多糖、蛋白质、钙、铁、磷、维生素等营养物质，具有抗菌、抗病毒、抗氧化活性等作用。粳米味甘淡，性平和，每日食用，是滋补之物。《食鉴本草》认为，粳米有补脾胃、养五脏、壮气力等功效。《本草思辨录》记载"粳米平调五脏，补益中气……粳米得金水之气多，于益气之中兼能养阴"。李时珍在《本草纲目》中记载多食粳米粥以养生的方法。本方中山药补脾养胃，补益肺肾；薏苡仁利脾健胃；白扁豆补脾和中；莲子肉健脾益气；粳米补益脾胃。全方共奏健脾益气，补肺滋肾之功，适用于脾气虚弱所致的咽部哽哽不利或痰黏着感，咽燥微痛，平素倦怠乏力、少气懒言、胃纳欠佳或大便溏薄的患者。

第四节 慢性喉炎

慢性喉炎是指喉部慢性非特异性炎症，病因常见于用声过度、长期吸入有害气体或粉尘、鼻腔、鼻窦或咽部慢性炎症、急性喉炎反复发作或迁延不愈及下呼吸道慢性炎症等。声音嘶哑是慢性喉炎最主要的表现，还伴有喉部的不适，如干燥感、异物感、疼痛感等，有的患者喉部分泌物增加，形成黏痰，常通过咳嗽来缓解症状。声带小结的主要症状也表现为声嘶，声带小结是声带的良性增生性病变，多见于用声过度的人，如歌唱演员、教师、儿童及其他用声过度的职业。声带的前、中1/3交界处，该处在发声时振幅最大，用声过度会导致该处形成声带小结。声带小结的早期仅用声过度时感到疲劳，或声音稍粗，休息后可缓解，症状反复，随病情进展声嘶可呈持续性，声音嘶哑的程度与声带小结的大小、位置有关，小结越大、位置越靠上声音嘶哑则越严重。

此病归于中医中的"喉瘖"范畴，明代医籍《保婴撮要》卷五："厚重声嘶者，则为喉瘖。"喉为肺系所属，喉的发音有赖于肺气的推动，肺于五行属金，《景岳全书》卷十九："咳嗽声哑者，以肺本属金，盖金实则不鸣，金破亦不鸣。金实者，以肺中有邪，非寒邪即火邪也；金破者，以真阴受损，非气虚即精虚也。"因此，肺部的虚实病变均可影响喉部发声，实证多见寒、热、痰、瘀，虚证病位可及脾肾，可见气虚、阴虚或气阴两虚。除药物治疗外，在治疗疾病的同时，可选用适当的膳食辅助调养。

（一）宜用食材及中药

1. 蔬果类　白萝卜、莲藕、西红柿、蜂蜜、无花果、柚子、猕猴桃、樱桃、甘蔗、梨等。

2. 肉类　牛奶、鸡蛋、鸭蛋、鸡肉、鸭肉、猪肉、鲤鱼等。

3. 中药类　金银花、桔梗、罗汉果、胖大海、枸杞子、生地黄、玄参、麦冬、玉竹、甘草等。

（二）推荐药膳

1. 清喉饮

【组成】　胖大海2个，金银花3 g，生甘草3 g。

【制法】　开水冲泡半小时后饮用。

【用法】　代茶饮，每日可数次。

【功效】　疏散风热，清喉开音。

【禁忌】　风寒、脾胃虚寒、食少便溏者不宜。

【方解】　方中胖大海味甘、淡，性凉，具有清热润肺、利咽喉、清肠通便的功效。金银花性甘、寒，具有清热解毒、疏散风热的功效，可用于痈肿疔疮、咽喉肿痛。生甘草可补脾益气、祛痰止咳、缓急止痛、清热解毒、调和药性，适用于咽喉肿痛。三者相配，可疏散风热，清喉开音，用于热证之喉瘖。胖大海在《本草纲目拾遗》中记载"治六经之火""治火闭痘，服之立起；并治一切热症劳伤、吐衄下血、消毒去暑，时行赤眼，风火牙痛，虫积下食，痔疮漏管，干咳无痰，骨蒸内热，三焦火症，诸疮皆效"，适用于因风热外邪、肺热郁闭所引起的咽喉干痛。胖大海性凉，久服易引起腹泻。现代研究表明，胖大海主要含有糖类、黄酮类、生物碱类、有机酸类等化合物，富含多糖，主要为半乳糖、阿拉伯糖、鼠李糖、葡萄糖、木糖、半乳糖醛酸等，以及一些游离脂肪酸和微量元素，药理作用主要有抗炎及解热镇痛作用、抑菌作用、促进肠道蠕动等。胖大海还具有降压效果，长期服用胖大海可能会导致血压偏低的不良反应。此方用于风热外袭、肺热壅盛所致咽喉肿痛、声音嘶哑者。

2. 无花果润喉茶

【组成】 无花果3个，金银花9 g，麦冬6 g，北沙参6 g。

【制法】 无花果切块与金银花、麦冬、北沙参加开水1 000 mL冲泡半小时后分次饮用。

【用法】 代茶饮，每日可数次。

【功效】 清热生津，消肿润喉。

【禁忌】 脾胃虚寒、食少便溏泄泻者不宜。

【方解】 方中无花果性甘寒，清热润肠，上利咽喉，可用于咽喉肿痛、便秘、痔疮。金银花具有清热解毒、疏散风热的功效，可用于痈肿疔疮、咽喉肿痛。麦冬归胃、肺、心经，可养阴润肺、益胃生津、清心除烦、润肠通便。北沙参亦可清肺养阴，益胃生津，用于肺阴不足之干咳少痰、咽干口渴。北沙参、麦冬相配有滋养肺胃、生津润燥之效。现代研究表明无花果含有的酸性化合物和酶类可以增加食欲、促进消化，其含有的多种脂类还可以起到润肠通便的作用。其富含的黄酮、多糖等物质具有防治心血管疾病和阿尔茨海默病的作用。无花果含有的苯甲醛和其衍生物还可发挥止痛的作用。此外金银花中的有机酸类、挥发油、黄酮类、三萜皂苷类以及β-谷甾醇等，具有抗菌、抗病毒、解热、抗炎、保肝利胆、降脂降糖等药理作用，皆有助于慢性喉炎患者的恢复。本方用于阴虚火旺所致的咽喉干痛、声音嘶哑者。

3. 枸杞川贝雪梨羹

【组成】 枸杞子5 g，川贝母5 g，雪梨1个，冰糖15 g。

【制法】 将雪梨去皮切块后与其他材料一同放入炖盅，加水100～200 mL，待水开后隔水炖30～40分钟后食用。

【用法】 口服，枸杞子、雪梨与汤汁应一同服用，川贝母取出丢弃，每日1剂，分2次温服。

【功效】 润肺化痰，清利咽喉。

【禁忌】 寒痰、湿痰者不宜。

【方解】 方中枸杞子可滋补肝肾、润肺、明目。川贝母有清热润肺，化痰止咳的作用。雪梨可生津润燥、清热化痰。此药膳适用于咽喉肿痛、口燥咽干、干咳少痰等症。冰糖性温，可补脾缓肝，润肺和中。川贝母、枸杞子润肺化痰，配以雪梨、冰糖生津润燥。研究表明，川贝母中含有的生物碱有明显的镇咳作用，可缓解由于慢性喉炎引起的咳嗽，有助于修复气管的病理损伤，起到良好的祛痰作用，还可通过松弛支气管平滑肌，减轻气管、支气管痉挛改善通气状况起到止咳平喘的作用。枸杞子中的枸杞多糖、硒和类胡萝卜素等多种生物元素有促进调节免疫功能、保肝、延缓衰老及抗疲劳等药理作用。枸杞子、川贝母、雪梨三者相配可用于慢性喉炎的辅助治疗，有助于身体的恢复。本方用于痰热所致咽喉肿痛、干咳少痰、声音嘶哑者。

4. 青果舒喉粥

【组成】 青果3枚，白萝卜1个，猪瘦肉150 g，粳米50 g。

【制法】 青果用刀划开，白萝卜、猪瘦肉洗净，切块，同入锅内，加1 000 mL水，煲半小时，加入盐或白糖调味。

【用法】 早、晚温热服用。

【功效】 补肾滋阴，开音舒喉。

【禁忌】 无。

【方解】 方中青果有清热生津、利咽开音的作用。白萝卜可消食下气、化痰、解渴、利尿，可用于消化不良、痰热咳嗽、咽喉不利、消渴等。猪瘦肉味甘，性平，有补肾滋阴、养血润燥、益气、消肿之功效，可用于肾虚羸瘦、燥咳等。现代研究表明，青果含有多种化学成分，药理活性多样，其中挥发油、多酚、黄酮、没食子酸等成分具有消除自由基、抗氧化、抑菌、抗病毒等功效，研究表明没食子酸、东莨菪内酯和滨蒿内酯是青果的主要清热利咽成分。萝卜含丰富的酶类、有机酸、维生素等有助于增强机体的免疫力，多种有机酸能止咳化痰的功效。萝卜中的芥子油能促进胃肠蠕动，增加食欲，帮助消化。猪瘦肉含有丰富的蛋白质、微量矿物质、维生素等，可以提供优质的动物性蛋白和能量，以及矿物质和维生素等，有利于机体各方面的营养补充。本方适用于阴虚所致咽喉干痒、发声不利者。

5. 罗汉果猪肉煲

【组成】 罗汉果2个，猪瘦肉150 g，鲜山药70 g，薏苡仁10 g，茯苓10 g，陈皮6 g。

【制法】 罗汉果掰开，猪瘦肉洗净切块，鲜山药去皮清洗后切块，加水1 000 mL，食材一同放入，大火煮开后转小火煮1小时后加少许盐调味。

【用法】 每日1次。

【功效】 祛湿化痰，利咽开音。

【禁忌】 脾胃虚寒泄泻者慎用。

【方解】 方中罗汉果味甘、凉，归肺、大肠经，有清热润肺、利咽开音、滑肠通便的功效，可用于肺热燥咳、咽痛失音、肠燥便秘等症。猪瘦肉性甘，平，归脾、胃、肾经，有补肾滋阴、养血润燥、益气、消肿之功效，可用于肾虚羸瘦、燥咳等症。山药补肺、脾、肾三脏，可补脾养胃，生津益肺，补肾涩精。薏苡仁、茯苓健脾化湿，陈皮理气调中，助脾之运化。现代研究表明，罗汉果主要含三萜苷类，包括赛门苷Ⅰ、罗汉果苷ⅡE、罗汉果苷Ⅲ、罗汉果苷ⅢE、罗汉果苷Ⅴ、罗汉果苷Ⅵ、罗汉果新苷、黄酮类成分，还含有丰富的蛋白质、葡萄糖、果糖、多种维生素和微量元素等，具有止咳祛痰、抗氧化、保肝、增强机体免疫功能、正向调节机体血脂代谢、降血糖、提高生理功能、抑菌、解痉、泻下以及抗癌的作用，且基本无毒。其镇咳、祛痰活性的主要活性成分为甜苷Ⅴ，其中的罗汉果皂苷是一种有效的自由基清除剂，对自由基造成的组织损伤有明显保护作用，还可增强机体的免疫功能，因此对咽喉部的慢性炎症损伤有良好的辅助作用，有利于声音嘶哑的恢复。本方适用于痰湿蕴结之声音嘶哑者。

6. 玉竹红枣炖乌骨鸡

【组成】 乌鸡1只，玉竹30 g，红枣10颗，莲子20 g，姜3片（2人份）。

【制法】 加水2 000 mL炖1小时。

【用法】 每日1次。

【功效】 滋阴润燥，清热生津。

【禁忌】 无。

【方解】 方中玉竹有益胃生津、滋阴清热之功效，主养胃肾之阴，可养阴润燥，生津止渴。红枣具有养胃健脾、补血益气等功效，可润肺、止咳、治虚、养胃，《本草纲目》记载："大枣味甘，无毒，安中养脾，平胃气，通九窍。"乌骨鸡味甘性平，可治疗身体虚弱劳伤、补益肝肾、补养气血。乌骨鸡中含有丰富的蛋白质和微量元素，具有良好的保健作用。莲子有益心、补肾、健脾、止泻、固精和安神之效。生姜可解表散寒，温中止呕，化痰止咳。玉竹中主要含有多糖、甾体皂苷类、高异黄酮类、多糖类及挥发油类等化合物，现代药理学研究证明其具有降血糖、调节免疫、抗氧化、延缓衰老、抗肿瘤等作用，其中含量最高的玉竹多糖可能是其药理作用的主要有效成分之一，有利于提高机体免疫力，可用于疾病恢复期的辅助调养。红枣中的红枣多糖具有明显的止咳祛痰、增强免疫等功效，红枣中含量较高的铁元素，是维持人体生命不可缺少的微量元素，对贫血、腹泻、倦怠无力、心悸失眠者有很好的补益作用。本方以滋阴润燥为主，兼以乌骨鸡补养，亦可用于鼻咽癌放疗后的膳食辅助。此方适用于阴虚燥热引起的咽喉痒痛，干咳少痰，口舌干燥，声音嘶哑等症。

7. 桃仁开音粥

【组成】 桃仁9 g，夏枯草15 g，山楂10 g，陈皮6 g，大米50 g。

【制法】 将4味药加水600 mL煎煮30分钟后取汁加入大米煮粥。

【用法】 早、晚温热服用。

【功效】 活血化瘀，散结开音。

【禁忌】 妇女经量多、血虚经闭、出血者忌用。

【方解】 方中桃仁有活血祛瘀、润肠通便、止咳平喘之功效。夏枯草可清肝泻火、明目、散结消肿。山楂用于消食健胃、行气散瘀、化浊降脂。陈皮可理气健脾、燥湿化痰。四药相配，有活血化瘀、软坚散结之功，适用于气滞痰阻、痰瘀互结之咽喉不利、声音嘶哑。现代药理研究表明桃仁中含有脂肪酸、蛋白质、甾醇及其糖苷类、黄酮类、酚酸类等化合物，证明其具有抗凝血、抗血栓、预防肝纤维化和增强免疫力等药理作用，因此桃仁有助于改善血液循环。夏枯草中主要含有萜类、酚酸类、黄酮类、甾醇类、香豆素类、有机酸类、挥发油类及糖类等成分，在抗肿瘤、抗菌、抗炎及免疫抑制等方面均表现出显著作用，其抗炎作用有利于消除咽喉部的炎症，有助于声音嘶哑的恢复。桃仁配以夏枯草可活血化瘀、散结开音，山楂、陈皮理气健脾，助以脾之运化、行气散瘀，适用于气滞血瘀、痰瘀互结所引起的声音嘶哑。本方适用于气滞血瘀之声音嘶哑者。

[参考文献]

［1］吕金良，牟新利，王武宝，等.维药芹菜籽化学成分研究［J］.时珍国医国药，2006（1）：6-7.

［2］于金慧，尤升波，高建伟，等.芹菜功能性成分及生物活性研究进展［J］.江苏农业科学，2019，47（7）：5-10.

［3］刘嘉宝，范国栋，冯武.白萝卜的营养保健功用［J］.中国食物与营养，2002（2）：46-47.

［4］刘雪，周阳，邹少钧，等.中药枸杞研究进展［J］.科学技术创新，2019（2）：45-46.

［5］胡兆东，田硕，苗艳艳，等.百合的现代化学、药理及临床应用研究进展［J］.中药药理与临床，2022，38（4）：241-246.

［6］韩鹏，李冀，胡晓阳，等.酸枣仁的化学成分、药理作用及临床应用研究进展［J］.中医药学报，2021，49（2）：110-114.

［7］李媛，宋媛媛，张洪泉.肉苁蓉的化学成分及药理作用研究进展［J］.中国野生植物资源，2010，29（1）：7-11.

［8］刘莹，覃骊兰，蓝毓营.桑葚化学成分、药理作用及质量标志物研究进展［J］.重庆医学，2021，50（6）：1063-1067.

［9］倪红霞，王春梅.白芷总香豆素联合白芷挥发油对大鼠偏头痛的预防作用及其机制［J］.吉林大学学报（医学版），2018，44（3）：487-492.

［10］陈宇，张国庆，曾屹生，等.玉屏风散对肺气虚型变应性鼻炎转录因子T-bet/GATA-3表达的影响［J］.福建中医药，2021，52（3）：27-29，32.

［11］高胡彤悦，高盼盼，臧应达，等.补骨脂的化学成分研究［J］.中国药物警戒，2021，18（6）：556-561.

［12］李洁，邵蒙苏，朱向东.莲子肉的临床应用及其用量探究［J］.长春中医药大学学报，2021，37（5）：976-979.

［13］迟宇昊，李旸，申远.麦冬化学成分及药理作用研究进展［J］.新乡医学院学报，2021，38（2）：189-192.

［14］李葆林，麻景梅，田宇柔，等.甘草中新发现化学成分和药理作用的研究进展［J］.中草药，2021，52（8）：2438-2448.

［15］杨锦竹，蒋佳洛，张玉蝶，等.青果的本草考证及药理研究进展［J］.轻工科技，2020，36（11）：17-19，48.

［16］于凡，王秋玲，许利嘉，等.胖大海本草考证及现代应用进展［J］.中国现代中药，2022，24（2）：352-356.

第二十四章 治未病科

治未病科以治未病理念为核心，针对个体人健康状态，运用中医药养生保健技术和方法，结合现代健康管理手段和方法，管理个体人健康状态风险，实现"不得病，少得病，晚得病，不复发"的健康目标。上海市中医医院治未病科为海派中医流派颜氏内科传承分基地，秉承传统中医，中医特色浓郁。科室的服务特点是以人的健康状态的辨识、评估和干预为主，而非着眼于疾病治疗；突出非药物方法的运用，注重整体调节，求得整体效果；重视连续、动态、全程的管理，并充分发挥服务对象的参与意识与能力，求得长远效果。目前常设治未病专科门诊、体质辨识专科门诊、预防胃食管反流病专科门诊、非遗陈氏外科防治糖尿病足专科门诊，为广大群众提供疾病前期健康管理服务。治未病科主要擅长中西医结合，通过药膳、敷贴、导引功法等非药物治疗手段，用以防治自身免疫性甲状腺炎、糖脂代谢异常、高尿酸血症等内分泌相关疾病，在疾病初期阶段防控防治。

上海市名中医沈丕安教授结合多年临床经验提出"五高五低"理论。五高——高血脂、高体重、高尿酸、高血糖、高血压。检查指标增高了，但还没有构成疾病，例如，血清胆固醇、三酰甘油指标增高，但没有成为冠心病；尿酸指标增高，但还没有痛风发病；血糖指标增高，但还没有成为糖尿病；血压偏高但还没有成为高血压病；体重增高，但还没有成为肥胖病。

五低——免疫功能降低，血细胞减少，内分泌功能降低，脑功能降低，钙磷代谢功能降低。这些功能性减退，但还没有构成某个疾病，如没有继发感染，没有肿瘤；不是血液病；中年人内分泌失调，性减退；经常头晕头痛，但没有器质性脑病，不是阿尔茨海默病；检查有骨质疏松，骨质增生，但血钙正常，没有疼痛，没有骨坏死。

还有一些患者有这样那样的不适服，如容易疲劳，乏力，半夜出汗；经常失眠早醒，记忆减退；尿频，尤其夜间次多；大便不畅，有时腹胀腹泻；

常有心慌，胸闷，气促；常有腰膝酸软，关节畏冷等。症状很多，但还没有成为符合诊断标准的疾病。这些情况总称为亚健康状态。

五高五低影响人体健康，不及时调节，可能会进一步发展成为某个疾病，最终能影响人的长寿。

调理是中医所长，调理的意思包括补益，调节，治疗。服用一段时期的中药，能使人体渐渐地康复，症状渐渐地消除。各项检查指标渐渐地正常。调节五高五低的目的，是防病治病，使中老年人健康长寿。对于老年人在没有慢性疾病的基础上，还需进一步延缓衰老。延缓衰老是中医所长。中医恰当的调理能使老人们延年益寿。

第一节 四季药膳

中医认为人体与自然环境是整体统一的，并维持着相对动态平衡，从而保持人体的健康状态。中医有"三因制宜"的理论学说，强调中医治疗与调养必须依据"因人制宜""因时制宜""因地制宜"的原则进行。《素问·四气调神大论》"夫四时阴阳者，万物之根本也。所以圣人春夏养阳，秋冬养阴，以从其根，故与万物沉浮于生长之门"，四季药膳的配伍原则即是"因时制宜"的具体体现。自然界有四季的变化，食物也有不同的性味，依据气候时节的不同而选择相应的生活饮食，"春夏养阳，秋冬养阴"，这就是中医养生的智慧。《素问·五常政大论》云"必先岁气，无伐天和"，所以四季药膳的配伍原则是：春天万物复苏，属木，其气温，与人体肝气相应，当疏肝，宜于升补；夏季万物生长，属火，其气热，与人体心气相应，当清心，宜于清补；秋季万物结实，属金，其气凉，与人体肺气相应，当润肺，宜于平补；冬季万物收藏，属水，其气寒，与人体肾气相应，当暖肾，宜于温补；另有长夏以应四季，属土，与人体脾气相应，当健脾，宜于淡补。上海地处我国东部、长江入海口，东临东海，北、西与江苏、浙江两省相接，四季分明且多湿，从而形成具有海派风格的四季药膳。

一、春季

春季，为四季之首，万物萌发，阳气初生。每年3—5月，历立春、雨水、惊蛰、春分、清明、谷雨六个节气，《素问·四气调神大论》有云："春三月，此为发陈。天地俱生，万物以荣……此春气之应，养生之道也；逆之则伤肝，夏为寒变，奉长者少。"春季五脏属肝，肝属木，其味酸，宜于升补养阳。饮食上因少吃酸味的食物。《寿世传真》"勿多食酸味，减酸以养脾气（春，肝木正旺，酸味属木，脾属土，恐酸味助木克土，令脾受病）"。具体说即在春季若过多食用酸性的食物，虽然补了肝气，但肝气过盛，会使脾的运化功能受到制约，而造成脾病。所以春季应该多食用一些具有辛散升发的食品，帮助消化，提高人体免疫功能，为全年打下良好的健康基础。《寿世传真》以韭菜为例曰："宜常食新韭，大益人。过春后勿食，多昏神。"同时也指出食用禁忌，这些辛散升发的食品过了春季就不宜再多食用了。

（一）宜用食材及中药

1. 蔬果类　春笋、蘑菇、香菇、冬笋、竹笋、金针菜、芹菜、豌豆苗、韭黄、大蒜、白菜、龙眼、荔枝、栗子等。

2. 肉类　鸡、牛、羊、猪、鸽、鹌鹑、青鱼、鳗鱼、海参、动物肝脏等。

3. 中药类　党参、太子参、黄芪、五味子、山药、白术、灵芝、杜仲、补骨脂、大枣、松子、核桃仁、白扁豆等。

（二）推荐药膳

1. 参芪乳鸽肉

【组成】　用乳鸽500 g以上1只，党参10 g，黄芪20 g（1～2人份）。

【制法】　乳鸽去毛及内脏，将党参、黄芪放入棉布袋中，扎好后置入鸽腹缝合加盐、姜、酒、葱及适量的水，清炖至熟烂为度。食前去药渣及布袋，即可。

【用法】　吃鸽肉及汤，每周食用2～3次。

【功效】　益气健脾，升阳益胃。体弱多病、食欲欠佳、易于感冒者常吃有效。

【禁忌】　阴虚实热，大便秘结者慎用。

【方解】　本方以乳鸽为君，乳鸽味咸性平，归肝、肾二经，能滋肾益气，祛风解毒。《本经逢原》："久患虚羸者，食之有益。"现代研究表明，鸽肉易消化、易吸收，含有丰富的营养物质，粗蛋白含量为67.8%，粗脂肪含量为38.8%，其中不饱和脂肪酸含量在65.1%～65.2%，油酸含量特别高，占脂肪酸总量的39.9%，矿物质及微量元素也高于一般动物性食物。动物实验证明，鸽酶解液能增强小鼠的巨噬细胞吞噬功能，提高小鼠免疫器官指数；能显著延长小鼠的常压耐缺氧时间，增强小鼠抗疲劳能力；对小鼠由环磷酰胺引起的白细胞、红细胞、血红蛋白、血小板降低具拮抗作用。党参、黄芪对药为臣。党参味甘性平，归脾、肺二经，能补中益气，健脾益肺。黄芪味甘性温，归肺、脾二经，能补气固表，利尿托毒，排脓，敛疮生肌。党参、黄芪都是补气要药，二者协同，增强了益气健脾之功，现代药理学也证明了党参与黄芪联用有调节免疫、抗氧化、延缓衰老等作用。三者联用，共奏益气健脾、升阳益胃之功。

2. 枸桃羊糕

【组成】 羊腿肉500 g，枸杞子20 g，核桃仁50 g（3～4人份）。

【制法】 将羊腿肉切成块，核桃仁切成小粒状，与枸杞子一起入锅加水同煮，待熟加入蒜、葱、姜、酒、盐、糖等适量，再煮至熟烂，冷却后自然冻结，即成枸桃羊糕，可切块食用。

【用法】 可做正餐食用，亦可作零食。

【功效】 壮阳补肾，益肝健腰。对阳痿神倦有益。

【禁忌】 凡外感时邪或内有宿热者忌服。

【方解】 本方以羊肉为君，羊肉味甘性温，归脾、肾二经，能益气补虚，温中暖下。《日用本草》"治腰膝羸弱，壮筋骨，厚肠胃"，辅以枸杞子、核桃仁二药为臣。中国自古以来就将羊肉用于治疗与养生，《黄帝内经》中将羊肉归于五肉之一；马王堆出土的《五十二病方》中记载了清煮羊肉疗疾的内容；中医典籍《伤寒杂病论》中当归生姜羊肉汤一方更是著名，且意义重大，此方是中医食疗的首个成熟的方剂，是药食同源的具体表现。羊肉的营养成分全面，是一种高蛋白、低脂肪、低胆固醇的营养食品，每百克羊肉中含有：热量118 kcal，蛋白质20.5 g，脂肪3.9 g，糖类0.2 g，胆固醇60 mg，生物素12 μg，叶酸1 μg，泛酸0.72 mg，烟酸5.2 mg，以及各种微量元素和维生素等。枸杞子味甘，性平，归肝、肾二经，能滋补肝肾，益精明目。现代药理学研究表明，枸杞子化学成分主要包括多糖类、糖脂类、苯丙素类、绿原酸类衍生物、醌类、黄酮类、萜类、含氮类化合物和其他化合物等成分，具有抗氧化、延缓衰老、神经保护、抗阿尔茨海默病和保肝明目等药理作用。核桃仁味甘，性温，归肾、肺、大肠三经，能主治补肾，温肺，润肠。核桃仁的润肠作用又能降低此方因温热而造成的便秘。现代药理学证明了核桃仁具有抗癌、抗氧化、健脑益智等作用。所以三者联用，可以共奏壮阳补肾，益肝健腰之功，而无便秘之害。

二、夏季

夏季，阳气最盛，天气炎热，植物繁盛。每年6—8月，历立夏、小满、芒种、夏至、小暑、大暑六个节气，《素问·四气调神大论》有云："夏三月，此为蕃秀。天地气交，万物华实……此夏气之应，养长之道也；逆之则伤心，秋为疟疾，奉收者少，冬至重病。"夏季五脏属心，心属火，其味苦，宜于清补而养心。应以清淡饮食为主，不要过多食用苦味食物。《寿世传真》云："勿多食苦味，减苦以养肺气（夏，心火正旺，苦味属火，肺属金，恐苦味助火克金，令肺受病）。"又云："虽大热，勿食冻水、冷粉、冷粥等物，虽取快一时，冷热相搏，多致腹疾。"因上海地处江南，东临大海，所以夏季以暑湿为主，防暑热、祛暑湿是海派药膳的特点。

（一）宜用食材及中药

1. 蔬果类　椰汁、番茄汁、黄瓜、藕、豆腐、冬瓜、小麦、绿豆、胡萝卜、茄子、菠菜等。

2. 肉类　火腿、鸭子、兔肉等。

3. 中药类　太子参、沙参、玉竹、木耳、菊花、金银花、芦根、白茅根、荷叶、大枣、薏苡仁、白扁豆、麦冬等。

（二）推荐药膳

1. 茅根鸭汤

【组成】　鸭块200g，冬瓜100g，白茅根50g（1～2人份）。

【制法】　先将白茅根加水煎汁约20分钟后去渣，用此汁煮鸭块及冬瓜加调料，至熟酥为度。

【用法】　每周食用2～3次。

【功效】　益气生津，清热消暑。

【禁忌】　虚寒肾冷、久病滑泄者慎用。

【方解】　本方以鸭肉为君，鸭肉性味甘、咸，性平、微寒，能滋阴补血、益气利水消肿。《食疗本草》："滋五脏之阴，清虚劳之热，补血行水，养胃生津，止咳息惊。"以鸭入药最著名的当属东晋王献之的《鸭头丸》帖了，此帖为唐代摹本，两行15字，现藏于上海博物馆。张英君等研究饲喂羊肉、鸭肉或狗肉对大鼠部分生理体征的影响，并通过检测大鼠血清下丘脑—垂体—甲状腺轴内分泌激素、水盐代谢指标、血清酶、代谢物、矿物元素、血清细胞因子和血清蛋白质指纹图谱的变化，初步探索羊肉和狗肉性热、鸭肉性凉的生理机制。鸭有很多品种，其中以乌嘴白鸭最有药性，被誉为治疗虚劳的圣药。《十药神书》中以乌嘴白鸭为君药制成的"壬字白凤膏"，能治"一切久怯极虚惫，咳嗽吐痰，咯血发热"，是治疗结核病的古方。现代研究表明壬字白凤膏有益于调节机体免疫，具有抑制病菌的作用，对肺细胞抵抗耻垢杆菌感染有一定的疗效。辅以冬瓜，味甘、淡，性微寒，归肺、大肠、小肠、膀胱四经，能利尿，清热解毒，生津化痰，为臣。白茅根味甘性寒，归肺、胃、膀胱三经，能凉血止血，清热利尿为佐。三者联用，能共奏益气生津、清热消暑之效。

2. 芦根薏苡仁粥

【组成】 鲜芦根250 g，薏苡仁50 g，粳米50 g（2～3人份）。

【制法】 将鲜芦根洗净切短，加水煮30分钟捞去渣，将薏苡仁、粳米淘净入锅中，加入芦根汤，煮粥食用。

【用法】 每日食用。

【功效】 清暑养胃，润肺生津，清热利湿。

【禁忌】 脾胃虚寒者慎用。

【方解】 此方为孟仲法经验方。本方以鲜芦根为君，芦根味甘性寒，归肺、胃二经，能清热生津，除烦止呕，利尿。《玉楸药解》："清降肺胃，消荡郁烦，生津止渴，除呕下食，治噎哕懊。"芦根的化学成分较为复杂，其中多糖类成分占的比例较大，此外还含有黄酮类、蒽醌类、酚类、甾体类、小分子酚酸以及挥发性成分等多种成分。芦根的药理作用主要有抗氧化和保肝两方面。临床多用于感冒、胆囊炎、口臭、肝炎、支气管炎、肺脓疡、急性扁桃体炎等症。粳米味甘，性平，归脾、胃二经，能补中益气，健脾和胃，除烦渴，为臣。薏苡仁味甘淡，性凉，归脾、胃、肺三经，能健脾渗湿，除痹止泻，清热排脓，为佐。薏苡仁在我国分布广泛，是传统的药食两用食物，薏苡仁含有脂肪酸及其脂类、糖类、甾醇类、生物碱类及三萜类等多种活性成分，具有抗肿瘤、抗炎、镇痛、抗菌、提高机体免疫、降血糖和调血脂等药理作用。此方中的薏苡仁既辅助粳米健脾养胃之功，又能制约芦根、粳米联用，生津之力太过造成湿气。三者联用，能共奏清暑养胃、润肺生津、清热利湿之功。

三、秋季

秋季，风高物燥，阳气渐收，阴气渐长。每年9—11月，历立秋、处暑、白露、秋分、寒露、霜降六个节气，《素问·四气调神大论》有云："秋三月，此谓容平。天气以急，地气以明……此秋气之应，养收之道也；逆之则伤肺，冬为飧泄，奉藏者少。"秋季五脏属肺，肺属金，其味辛，宜于平补养阴润燥。不要过于食用辛味食物。《寿世传真》云："勿多食辛味，减辛以养肝气（秋，肺金正旺，辛味属金，肝属木，恐辛味助金克木，令肝受病）。"又曰："勿食生冷，以防痢疾。""勿食新姜，大热，损目。"秋燥伤人又分温、凉之分，早秋温燥，晚秋凉燥，上海以温燥时长居多，故是海派药膳的主要考虑的因素。

（一）宜用食材及中药

1. 蔬果类　莲子、芝麻、银耳、燕窝、梨、银杏、栗子、茭白、荸荠、豆制品等。

2. 肉类　蜂蜜、鸭、鹅、鲤鱼、鲫鱼、虾、甲鱼、牛肉等。

3. 中药类　川贝母、麦冬、沙参、冬虫夏草、黄精、枸杞子、松仁、杏仁、百合等。

（二）推荐药膳

1. 芡莲藕粥

【组成】　芡实、莲子各30 g，鲜藕50 g，粳米100 g（3～4人份）。

【制法】　藕切成小块，芡实，莲子去皮，与粳米加水后煮粥。

【用法】　每日食用。

【功效】　健脾养心，实肠止泻。可治痔疮出血及妇女白带。

【禁忌】　便秘者慎用。

【方解】　本方芡实、莲子二药为君，芡实味甘、涩，性平，归脾、肾二经，能益肾固精，补脾止泻，祛湿止带。《神农本草经》："主湿痹腰脊膝痛，补中除暴疾，益精气，强志，令耳目聪明。"现代药理学研究表明，芡实具有抗氧化、延缓衰老、降血糖、改善心肌缺血等药理作用，临床上对多种肾脏疾病以及慢性肠炎、遗精、中风后遗症等症状均具有较好的疗效，且作为食品被广泛食用。莲子味甘、涩，性平，归脾、肾、心三经，能补脾止泻，益肾涩精，养心安神。《神农本草经》："主补中、养神、益气力。"二者共用，补脾止泻，益肾固精之力大增，但易产生便秘的副作用。藕味甘性寒，归心、脾、胃、肝、肺五经，能清热生津，凉血止血。方中增入鲜藕能制约芡实、莲子的干涩之性，增强健脾之力，三者联用，能共奏健脾养心，实肠止泻。

2. 四米粥

【组成】 粳米、玉米、麦米、粟米各 30 g（1～2 人份）。

【制法】 四种食材混合加水煮粥。

【用法】 每日食用。

【功效】 健脾胃，润五脏。治泄泻，疗虚羸。

【方解】 玉米味甘性平，能调中开胃，益肺宁心。现代医学认为，玉米具有扩张血管、改善冠状动脉血液循环、降低血压等作用，对冠心病、动脉硬化有特殊疗效，其所含的谷胱甘肽，是抗癌因子，它能与其他一些物质结合，使之失去致癌性。麦米即为大麦，禾本科一年生草本植物，又名饭麦、赤膊麦。中医认为其味甘、咸，性凉，归脾、胃二经，能和胃宽肠，利水。大麦具有"三高二低"的特点，即高蛋白、高膳食纤维、高维生素、低脂肪、低糖。因此是一种理想的保健食品。粟米味甘、咸，性凉，归肾、脾、胃三经，能和中益肾，除热解毒。四者联用，能共奏健脾胃、润五脏之功。

四、冬季

冬季，天寒地冻，寒气当令，万物收藏。每年12月至次年2月，历立冬、小雪、大雪、冬至、小寒、大寒六个节气，《素问·四气调神大论》有云："冬三月，此谓闭藏。水冰地坼，勿扰乎阳……此冬气之应，养藏之道也；逆之则伤肾，春为痿厥，奉生者少。"冬季五脏属肾，肾属水，其味咸，饮食不宜多食咸味，可略增食苦味以养心气。《寿世传真》云："勿多食咸味，减咸以养心气（冬，肾水正旺，咸属水，心属火，恐咸味助水克火，令心受病）。"又曰："勿多食葱，亦恐发散阳气。"隆冬三九，以寒为主，上海地区寒中夹湿，寒湿刺骨，更伤肾阳，故海派冬令药膳以温阳祛湿为主要特征。

（一）宜用食材及中药

1. 蔬果类　香菇、蘑菇、黑豆、龙眼、荔枝、芝麻、核桃、板栗、甜橙、香柚等。

2. 肉类　牛肉、羊肉、火腿、乌鸡、狗肉、鳝鱼、鳗鲡、甲鱼、龟肉、鲍鱼、海参等。

3. 中药类　人参、鹿茸、海马、蛤蚧、牛羊狗鞭、灵芝、阿胶、海狗肾等。

（二）推荐药膳

1. 核桃松子虾仁

【组成】　虾仁200 g，核桃仁50 g，松子仁30 g（1～2人份）。

【制法】　先将虾用调料芡粉浆好，入油锅爆熟备用。再将核桃仁与松子仁入油锅中炸熟，另起油锅，三者同炒匀，加蒜泥、盐、糖、酒等调料即成。

【用法】　每周食用2～3次。

【功效】　壮阳补肾。对肾亏耳鸣、阳痿畏寒、腰酸腿软、记忆不良有益。

【方解】　本方虾仁为君，虾仁味甘性温，归肝、肾二经，能补肾壮阳、通乳。《本草纲目》："作羹，治鳖瘕，托痘疮，下乳汁，法制壮阳道，煮汁吐风痰，捣膏敷虫疽。"核桃仁味甘，性温，能补肾温肺，润肠，为臣。自古以来，核桃仁有万岁子、长寿果之称，现代研究表明，核桃仁含有丰富的优质脂肪、蛋白质、氨基酸、碳水化合物、磷、钙、铁、钾等矿物元素和维生素B、维生素C、维生素E等，在降血脂、预防心血管疾病、延缓衰老、保护大脑和神经系统中的意义很大。松子仁味甘，性温，能润肺滑肠，为佐。现代药理学认为松子仁具有软化血管、降低血脂、胆固醇、三酰甘油及防止衰老的功能，入药能够息风，润肺，治风痹、头眩、燥咳、吐血、便秘，对动脉粥样硬化、高血压有明显的预防和治疗作用。三者联用，能共壮阳补肾之功。

2. 双参寿茶

【组成】　生晒参、西洋参各3 g，枸杞子5 g。

【制法】　上述三物放茶杯中，用沸水泡饮，饮至味淡时，可将参渣等嚼咽吞服。

【用法】 每日饮用。

【功效】 益气养阴，护嗓明目，延年增寿。

【禁忌】 实证忌服。

【方解】 生晒参、西洋参同为五加科植物，都有补气的功效。生晒参味甘、微苦，性平，归脾、肺、心三经，能大补元气，复脉固脱，补脾益肺，生津，安神。《神农本草经》："主补五脏，安精神，定魂魄，止惊悸，除邪气，明目，开心益智。"西洋参味甘、微苦，性凉，归心、肺、肾三经，能补气养阴，清热生津。《医学衷中参西录》："西洋参，性凉而补，凡欲用人参而不受人参之温补者，皆可以此代之。"二者联用既增强了补气的作用，又无温补太过之弊。辅以枸杞子，三者联用，共奏益气养阴，护嗓明目，延年增寿之功。

第二节 体质药膳

根据中医理论对正常成人，分成不同的体质，然后根据各人所具体质的特点，选择合适的食物。人们若能经常按照辨体施食的原则和要求来选食就膳，则能调整体质阴阳方面的偏胜偏衰，能有利于健康，也就能防病于未然，起到良好的保健作用。

"体质"一词起源于《黄帝内经》，随着时代的发展和变化，体质的概念也在不断完善。在现代社会看来，体质是人体生命过程中的生命特征，在遗传的基础上，受生物、心理、社会和自然环境等影响下具有形态结构、功能、代谢和心理上相对稳定性。据中华中医药学会多年的总结，归纳出我国人群中存在的九种基本体质类型。包括平和型、气虚质、阳虚质、阴虚质、痰湿质、湿热质、血瘀质、气郁质和特禀质。这九种体质基本反映了体质的群体趋同性，也可以通过不同层次、不同角度来观察。古代文献中记载药膳方的功能描述也会因人体健康状态的不同层次，服用不同的药膳来预防和治疗疾病。而且，不同类型和不同程度的体质兼夹也能反映每个人的体质不同。有许多人的体质会出现兼夹情况，但是，药膳的功效同样可适用于两种或多种体质。如果某种药膳的功效能对应两种或多种体质，那么该药膳就可以适用于多种体质的兼夹情况。

一、平和型体质

特征表现：体型匀称健壮，体态适中；精力充沛，目光有神，面色红润；饮食正常，二便正常；阴阳气血调和，舌色淡红，苔薄白，脉和缓有力；性格开朗，患病较少，对外界环境适应力强。

（一）宜用食材及中药

1. **蔬果类** 苹果、葡萄、李子、车厘子、西瓜、哈密瓜、松子、核桃仁、板栗、红薯、韭菜、青菜、菠菜、黄豆、土豆、丝瓜、冬瓜等。

2. **肉类** 鸡肉、猪肉、牛肉、羊肉、鸡蛋、鸭蛋、鸽子、鹌鹑、鹌鹑蛋、海参、黄鱼、鲳鱼、带鱼、墨鱼、小龙虾、虾类、青鱼、鲫鱼、鲈鱼、桂鱼等。

3. **中药类** 生地黄、熟地黄、黄芪、白术、地骨皮、神曲、麦冬、芍药、巴戟天、肉苁蓉、杜仲、鹿茸、石斛、五加皮、远志等。

（二）推荐药膳

1. 芪党鸽

【组成】 鸽子1只，黄芪、党参各15 g，山药50 g（1～2人份）。

【制法】 鸽子宰杀后，去毛及内脏，洗净，与诸药同放入炖盅内，注入八成满开水，加盖，隔水炖4小时左右，调味食用。

【用法】 食鸽肉及汤，亦可将山药一同食用。每周食用1～2次即可。

【功效】 补中益气，健脾和胃。对中气不足、体倦乏力、少气懒言者有效。

【禁忌】 阴虚内热者慎用。

【方解】 本方以鸽肉为主，鸽味咸，性平，归肝、肾二经，能滋肾益气，祛风解毒，《本经逢原》云"久患虚羸者，食之有益"。现代研究表明，鸽肉易消化易吸收，含有丰富的营养物质，粗蛋白含量为67.8%，粗脂肪含量为38.8%，其中不饱和脂肪酸含量在65.1%～65.2%，油酸含量特别高，占脂肪酸总量的39.93%，矿物质及微量元素也高于一般动物性食物。动物实验证明，鸽酶解液能增强小鼠的巨噬细胞吞噬功能，提高小鼠免疫器官指数；能显著延长小鼠的常压耐缺氧时间，增强小鼠抗疲劳能力；对小鼠由环磷酰胺引起的白细胞、红细胞、血红蛋白、血小板降低具有拮抗作用。黄芪、党参、山药均为臣药，黄芪味甘，性温，归肺、脾二经，能补气固表，利尿托毒，排脓，敛疮生肌。党参味甘，平，归脾、肺经，能健脾益肺，养血生津，用于脾肺气虚，食少倦怠，咳嗽虚喘，气血不足，面色萎黄，气短心悸，津伤口渴，内热消渴等症。山药味甘，平，归脾、肺、肾经，能补脾养胃，生津益肺，补肾涩精，用于脾虚食少，久泻不止，肺虚喘咳，肾虚遗精，带下，尿频，虚热消渴等症。三者配伍联用，同时能健脾益气，增强养胃之功效。

2. 芝麻茯苓粉

【组成】 黑芝麻、茯苓等量。

【制法】 将黑芝麻炒熟，与茯苓混合，研成细粉。

【用法】 晨服 20 ~ 30 g，加白糖适量（或不加）。

【功效】 补益脾肾，延年益寿。

【禁忌】 有习惯性滑肠者慎用。

【方解】 本方以芝麻与茯苓共同配伍组成。茯苓自古以来被列为仙品药，古代医家、道家都对此物十分推崇，后世又被人们称为"四时神药"。其性味甘、淡，平，归心、肺、脾、肾经，能利水渗湿，健脾宁心，用于水肿尿少，痰饮眩悸，脾虚食少，便溏泄泻，心神不安，惊悸失眠等症。据现代研究发现，茯苓主要化学成分为茯苓多糖、茯苓素、茯苓酸，还含有蛋白质、麦角甾醇及无机盐成分钾、钠、镁、磷等。其茯苓多糖、羟甲基茯苓多糖、茯苓素具有增强机体免疫功能的作用。而芝麻在古代又被称为胡麻，在《神农本草经》中就有它的身影，且被列为上品。其主要功效为补肝肾，益精血，润肠燥。据现代研究表明，黑芝麻具有抗氧化性能、调节脂质代谢、降低胆固醇、保护肝脏、降低血压、抗癌等功能，也可以根据黑芝麻中的油、木脂素、芝黑素、芝麻蛋白等进行综合利用。如芝麻素可以对心血管起到保护作用，黑色素具有保肝作用等。同时黑芝麻也是营养丰富的食物，其中含有 20% 左右蛋白质，大量不饱和脂肪酸油、亚油酸等。因此，在南北朝时期陶弘景所著的《本草经集注》中就对黑芝麻评价写到"八谷之中，惟此为良"。

二、气虚质

特征表现：肌肉松软不实，体态瘦弱；元气不足，精神不振，易疲劳；

常出现气短、自汗等气虚症状；舌淡红，舌边有齿痕，脉弱；性格内向，易患病，病后恢复慢，不耐受风寒暑湿之邪。此类体质人群在饮食上以健脾益胃为主，要合理饮食，规律饮食。

（一）宜用食材及中药

1. 蔬果类　香菇、红薯、胡萝卜、葱、核桃仁、柏子仁、莼菜、蚕豆等。
2. 肉类　羊肉、羊髓、牛肉、猪肝、猪肚、乌鸡、鸡肉、甲鱼、鲫鱼等。
3. 中药类　黄芪、人参、肉苁蓉、生地黄、川芎、白术、芍药、六曲等。

（二）推荐药膳

1. 人参蒸乌鸡

【组成】　人参10 g，净乌骨鸡1只，盐少许。

【制法】　人参浸软切片，装入净乌骨鸡腹，放入砂锅内，加盐，隔水炖煮至乌骨鸡烂熟。

【用法】　食肉饮汤。每日2～3次。

【功效】　益气摄血。适用于气虚诸症。尤宜于气虚月经先期，量多色淡，质清稀等症。

【禁忌】　气滞者，体质强壮者不适合多服。

【方解】　本方以乌骨鸡为主，味甘，性平，归肝、肾经，能补肝益肾，养阴退热。《本草纲目》记载其主治遗精，久泻，久痢，消渴，赤白带下，阴虚发热等症。据现代研究发现，乌骨鸡中含有维生素A、维生素B_1、维生素B_2、维生素B_6、维生素B_{12}、维生素C、维生素E等多种维生素。其维生素A含量是鳗鱼的10倍。乌骨鸡中所含胡萝卜素、维生素C也均高于普通肉鸡，特别是乌骨鸡中维生素E含量是普通鸡的2.6倍。维生素E是许多动物正常生殖所必需的物质，也是细胞核磷酸化反应和代谢的调经剂。乌骨鸡的滋阴润颜作用可能与所含维生素C、维生素E含量较高有关。人参自古以来作为滋补的上品，其味甘、微苦、微温，归脾、肺、心、肾经，能大补元气，复脉固脱，补脾益肺，生津养血，安神益智，用于体虚欲脱，肢冷脉微，脾虚食少，肺虚喘咳，津伤口渴，内热消渴，气血亏虚，久病虚羸，惊悸失眠，阳痿宫冷等症。

2. 人参胡桃饮

【组成】　人参3 g，核桃3个。

【制法】　人参洗净切片。砸开核桃，取出核桃仁。二者水煮，用大火烧沸后转用小火煮1小时。

【用法】　每日1剂，睡前服用。

【功效】　益气固肾。适用于气短喘息，自汗，不耐劳累，面色黄白，形体羸瘦等症。

【禁忌】　气滞者，体质强壮者不适合多服。

【方解】　人参味甘、微苦，微温，归脾、肺、心、肾经，能大补元气，复脉固脱，补脾益肺，生津养血，安神益智，用于体虚欲脱，肢冷脉微，脾虚食少，肺虚喘咳，津伤口渴，内热消渴，气血亏虚，久病虚羸，惊悸失眠，阳痿宫冷等症。人参的主要有效成分为人参皂苷，按苷元分为三类：人参二醇类、人参三醇类和齐墩果酸类等。人参具有抗疲劳作用，其中人参二醇、人参三醇和各种人参皂苷有抗疲劳作用，特别是人参三醇的作用要比人参二醇强1倍以上。此外，人参还能促进蛋白质及核酸的合成。近年来的研究证明，人参提取物能明显促进大鼠肝、肾、骨髓、睾丸细胞的核酸及蛋白质的合成，促进其血清蛋白质的合成。核桃味甘，性温，归肾、肺、大肠经，能补肾，温肺，润肠。用于肾阳不足，腰膝酸软，虚寒喘嗽，阳痿遗精，肠燥便秘。核桃仁中有丰富的油酸和亚麻酸，这些均属于不饱和脂肪酸，其好处便是能够帮助人类降低胆固醇，减少体内胆固醇的吸收，保护血管。研究也表明，如果每日吃点核桃仁，那么发生心血管疾病的概率也会明显降低。

三、阳虚质

特征表现：肌肉松软不实；阳气不足，畏寒怕冷，手足不温，精神不振；喜热饮食；舌淡胖嫩，脉沉迟；性格多沉静内向，易患痰饮、肿胀、泄泻，感邪易从寒化，易感风寒湿邪。此类体质人群在饮食上要多吃热性食物，如肉类熟食，少吃生冷食物。

（一）宜用食材及中药

1. 蔬果类　葱、姜、花椒、韭菜、蒜、蒜薹、杧果、榴梿、橘子等。

2. 肉类　羊肉、牛肉、猪肉、羊腰、乌骨鸡、牛髓、羊脊骨、猪肝、墨鱼等。

3. 中药类　黄芪、人参、红参、肉苁蓉、干姜、赤石脂、白术等。

（二）推荐药膳

1. 山药羊肉粥

【组成】 鲜山药500 g，羊肉、糯米各250 g。

【制法】 羊肉去筋膜，洗净，切碎，与山药同煮烂，研泥，下糯米，共煮为粥。

【用法】 早、晚餐温热服食。

【功效】 温补脾肾，涩精止泻。适用于慢性腹泻及遗精、滑精等症。

【禁忌】 实热疮疡者、火邪上炎者禁用。

【方解】 本方以羊肉为主要补阳之品，羊肉含有较多的蛋白质、脂肪，还有碳水化合物、多种维生素及钙、磷、铁等无机盐类，历来被视为补阳佳品，尤以冬季食之为宜，热量比牛肉要高。中医认为羊肉性味甘温暖中，具有补虚益下，温中暖下，御风寒，生肌健力，利胎产之功效。适用于冬季时手足不温、阳气不足、衰弱无力、怕寒畏冷的群体。吃羊肉还可以作为治疗肺结核、胃病、贫血、产后气血两虚，或乳少，或恶露不止等一切虚寒病的辅助食疗药物。山药同样是一味滋补的佳品，原名薯蓣，始载于《神农本草经》，后因皇帝的避讳问题改名为山药。其味甘，平，归脾、肺、肾经，能补脾养胃，生津益肺，补肾涩精，用于脾虚食少，久泻不止，肺虚喘咳，肾虚遗精，带下，尿频，虚热消渴等症。据现代药理发现，山药还具有降血糖、助消化、预防动脉粥样硬化和儿童骨折等作用。糯米中含有大量的糊精，其味甘温，具有补肺气、充胃津，具有暖内脏的功效。经常将其应用于久泄食减、自汗不止、胎动不安、虚劳不足、腰痛、消渴等症状上，但不可频食，因其性太黏滞难消化，故小儿和年长者尽量少食。

2. 生姜当归羊肉汤

【组成】 羊肉300 g，当归30 g，生姜60 g，盐少许。

【制法】 羊肉洗净，切成小块，烧一锅水，水开之后把羊肉块放入沸水中焯一下，把血水焯掉，然后把羊肉捞出来，沥干水分，再倒进砂锅里。加入当归、生姜，倒入清水，清水一定要多一些，大约是羊肉的2倍。盖上盖子，上火煮，先用大火煮开之后，换小火再煮大约2小时。煮好之后加入适量的盐，即可食用。

【用法】 中、晚餐时，食肉喝汤。

【功效】 温中补虚。

【禁忌】 实火、阴虚、易怒者慎服。

【方解】 生姜当归羊肉汤相传是汉代张仲景传下来的方子,在《本草纲目》中被称为补元阳、益血气的温热补品。当归是常用的补血药,其味甘、辛,温,归肝、心、脾经,能补血活血,调经止痛,润肠通便,用于血虚萎黄,眩晕心悸,月经不调,经闭痛经,虚寒腹痛,肠燥便秘,风湿痹痛,跌扑损伤,痈疽疮疡等症。生姜既是厨房不可缺少的调料,也是作用广泛的中药,其味辛,微温,归肺、胃、脾经,可以解表散寒,温中止呕,化痰止咳,解鱼蟹毒,用于风寒感冒,胃寒呕吐,寒痰咳嗽,鱼蟹中毒等症。羊肉性温热,可补气助阳,暖中补虚,温中补血,祛寒止痛。而且,羊肉含有较多的蛋白质、脂肪,还有碳水化合物、多种维生素及钙、磷、铁等无机盐类,历来被视为补阳佳品,特别适合冬季食用。

四、阴虚质

特征表现:体型偏瘦;阴液亏少,口燥咽干,手足心热,易烦躁;喜冷饮,大便干燥;舌红少津,脉细数;性格外向,性情急躁、好动,易患虚劳、不寐、失精,感邪易从热化,不耐受暑热燥邪。此类体质人群在饮食上以清淡饮食为主,少食温燥之食,以免耗损阴液。

(一)宜用食材及中药

1. 蔬果类　藕、莼菜、黑豆、梨、苹果、甘蔗、松子、甜瓜、桑椹等。
2. 肉类　鸡蛋、鳗鱼、田螺、乌骨鸡、牛肉、猪肚、鲫鱼、甲鱼、鸭子、鸽子等。
3. 中药类　生地黄、地骨皮、麦冬、天冬、桑白皮、知母、芍药、贝母等。

(二)推荐药膳

1. 沙参煨鸭汤
【组成】 北沙参50 g,母水鸭1只(重约1 500 g),干橘皮1只,黄酒适量。
【制法】 北沙参洗净,加黄酒1匙湿润。鸭宰杀后去毛,剖腹,洗净,切成大块,与内脏同倒入砂锅内,加冷水浸没,用旺火烧开后,加黄酒2匙、干橘皮,改用小火慢煨1小时,倒入北沙参,继续慢煨2小时即可。
【用法】 饮汤,每次1小碗,每日3次;鸭肉蘸酱油佐膳食。
【功效】 滋补肺阴,养胃生津,清热利水。适用于肺燥干咳,阴虚潮热，津亏口干等症。咯血后，也可用此方调养。

【禁忌】 寒痰畏冷者慎服。

【方解】 本方以鸭子为主要食材，鸭肉性偏凉，有滋阴养胃、利水消肿的功效，中医认为一般体内有热、有火的人更适合吃鸭肉，特别适宜于低热、虚弱、食少便干、水肿、盗汗、咽干口渴者。据现代研究发现鸭肉中的脂肪酸熔点低，易于消化。其所含B族维生素和维生素E较其他肉类多，能有效抵抗脚气病、神经炎和多种炎症，还能延缓衰老。鸭肉中所含的较为丰富的烟酸，是构成人体内两种重要辅酶的成分之一，对心肌梗死等心脏疾病患者有保护作用。北沙参为滋阴之药，其味甘、微苦、微寒，归肺、胃经，能养阴清肺，益胃生津，用于肺热燥咳，劳嗽痰血，胃阴不足，热病津伤，咽干口渴等症。现代药理研究表明，北沙参具有免疫调节、抗肿瘤、抗炎、抗氧化、保肝等方面的活性。橘皮又叫陈皮或广陈皮，其味苦、辛，温，归肺、脾经，能理气健脾，燥湿化痰，用于胸脘胀满，食少吐泻，咳嗽痰多等症。现代药理学研究表明，陈皮所含的挥发油以及醇提取物的平喘、镇咳、化痰作用比较显著。

2. 麦冬竹叶粥

【组成】 麦冬30 g，炙甘草10 g，淡竹叶15 g，粳米100 g，大枣6枚。

【制法】 麦冬、炙甘草、淡竹叶、大枣煎水，去渣取汁，入粳米煮粥。

【用法】 随意食。

【功效】 甘淡清热，益气和胃。适用于胃热口渴，气短乏力，不思纳食等症。

【禁忌】 胃寒者禁用。

【方解】 麦冬原名麦门冬，为我国传统的大宗常用中药材。其味甘、微苦，微寒，归心、肺、胃经，能养阴生津，润肺清心，用于肺燥干咳，虚痨咳嗽，津伤口渴，心烦失眠，内热消渴，肠燥便秘，咽白喉等症。据麦冬的药理作用研究表明，麦冬具多种药效功能，主要集中在抗心肌缺血、抗血栓形成、耐缺氧、延缓衰老、降血糖等方面。甘草无论从临床还是在日常生活均有它的身影。其味甘、平，归心、肺、脾、胃经，能补脾益气，清热解毒，祛痰止咳，缓急止痛，调和诸药，用于脾胃虚弱，倦怠乏力，心悸气短，咳嗽痰多，脘腹、四肢挛急疼痛，痈肿疮毒，缓解药物毒性、烈性等症。蜜炙后长于补脾和胃，益气复脉。根据现代研究发现，甘草主要含三萜皂苷类和黄酮类。三萜皂苷类主要有甘草甜素，又名甘草酸和甘草次酸。黄酮类主要包括甘草素、甘草苷、异甘草苷、新甘草苷、异甘草素等成分。这些成分影响着甘草的药理作用，能起到调节机体免疫功能、抗胃溃疡、解痉、保肝、镇咳、祛痰等作用。淡竹叶味甘、淡，寒，归心、胃、小肠经，能清热泻火，除烦止渴，利尿通淋，用于热病烦渴，小便短赤涩痛，口舌生疮等症。其主要药理作用为解热。此外，淡竹叶水煎剂体外试验对金黄色葡萄球菌、溶血性链球菌有抑制作用。大枣是历代运用最广泛的药食两用的食物之一。作为药物应用始载于《神农本草经》，被列为上品。其味甘、温，归脾、胃、心经，能补中益气，养血安神，用于脾虚食少、乏力便溏、妇人脏躁等症。大枣含有大量的糖类物质，主要为葡萄糖，也含有果糖、蔗糖，以及由葡萄糖和果糖组成的低聚糖、阿拉伯聚糖及半乳醛聚糖等物质，并含有大量的维生素C、核黄素、硫胺素、胡萝卜素、烟酸等多种营养物质，具有较强的补养作用，能提高人体免疫功能，增强抗病能力。在现代药理实验中发现粳米米汤有止泻作用，能促进钠、钾离子吸收，改善肠道运动功能等。五味食材共同组成麦冬竹叶粥，能使阴虚体质者的胃热口渴等症状得到缓解。

五、痰湿质

特征表现：体型肥胖，腹部肥满，面部皮肤油腻；痰湿凝聚，口黏腻，胸闷痰多；喜食肥甘甜腻；苔腻，脉滑；性格温和稳重，易患消渴、中风、胸痹，对湿重环境适应力差。肥者多痰湿者，此类体质人群在饮食上以清淡素食为主，多食健脾利水之物，少吃肥甘厚腻之品。

（一）宜用食材及中药

1. 蔬果类　葱、梨、萝卜、大豆、黑豆、冬瓜、赤小豆、薏苡仁、籼米等。
2. 肉类　甲鱼、鸡肉、鸽子、牡蛎、鸭子、鲫鱼、河虾等。
3. 中药类　白术、海藻、泽泻、茯苓等。

（二）推荐药膳

1. 冬瓜薏苡仁粥

【组成】　冬瓜仁20～30g，薏苡仁15～20g，粳米100g。

【制法】　冬瓜仁水煎取汁，再与粳米、薏苡仁同煮稀粥。

【用法】 每日2～3次。

【功效】 健脾燥湿化痰。适用于湿痰咳嗽，痰多色白，咳声重浊，胸闷脘痞等症。

【禁忌】 阴虚者，口渴咽干者等慎用。

【方解】 本方以粳米为主，粳米属于稻米一种。稻米总的分糯米和黏米，黏米又分粳米和籼米两种。张锡纯认为粳米清和甘缓，能逗留金石之药于胃中，使之由胃输脾，由脾达肺，药力四布，经络贯通。冬瓜子味甘，微寒，归肺、大肠经，能清热化痰，排脓，用于痰热咳嗽、肺痈、肠痈等症。在现代药理研究，冬瓜子有抗氧化、提高免疫力、抗肿瘤、镇痛清热及抗糖尿病等多种药理活性。薏苡仁味甘、淡，性凉，归脾、胃、肺经，能利水渗湿，健脾止泻，除痹，排脓，解毒散结，用于水肿、脚气、小便不利、脾虚泄泻、湿痹拘挛、肺痈、肠痈、赘疣、癌肿等症。在现代药理作用研究中发现薏苡仁还能抗肿瘤、增强免疫功能、降血糖等作用。三者合用对于利水消痰有着相辅相成的作用。

2. 杏陈薏苡仁粥

【组成】 杏仁5 g，陈皮6 g，薏苡仁30 g，粳米100 g。

【制法】 杏仁、陈皮水煎取汁，入薏苡仁、粳米煮稀粥。

【用法】 温服。

【功效】 健脾和胃，化痰祛湿。适用于痰浊中阻所致的眩晕、恶心呕吐、胸闷食少、倦困多寐、舌苔白腻等症。

【禁忌】 阴虚火旺者，素日口渴咽干、易怒易燥之人慎服。

【方解】 薏苡仁是日常生活中常见的一味祛湿药物，含有人体所必需的8种氨基酸，并且比例非常接近人体的需要。经测定，每百克薏苡仁中约含有蛋白质9.4 g、脂肪2.7 g、碳水化合物66.5 g、维生素B_1 0.33 g、维生素B_2 0.13 g、烟酸7.9 mg、维生素E 0.22 mg、膳食纤维4.9 g。薏苡仁还含有磷、铁、钙、锌、钾等矿质元素。现已证实，薏苡仁中的薏苡仁油、薏苡仁酯等成分有抗肿瘤作用，如抑制癌细胞转移和增生、诱导癌细胞凋亡、抑制肿瘤血管形成且能提高放射时的敏感性等。粳米更是平时日常生活中也会食用到的一种食物，它含有丰富的脂肪、磷、铁等矿物质，以及B族维生素等营养成分，能有效地减少高血压，降低胆固醇，减少心脏病发作和中风的概率，能预防糖尿病、脚气病、老年斑等疾病，还能预防一些过敏性皮肤病的发生。杏仁有时候也会被做成各式点心出现在我们的生活中，但杏仁可分为苦杏仁和甜杏仁两种，二者功效类似。此方中所用杏仁为苦杏仁，其苦，微温，有小毒。归肺、大肠经，能降气止咳平喘，润肠通便，用于咳嗽气喘、胸满痰多、血虚津枯、肠燥便秘等症。苦杏仁中主要含有苦杏仁苷，能生成氢氰酸，从而抑制呼吸中枢达到镇咳、平喘的效果。陈皮通常也会分为两种，即陈皮和广陈皮。其味苦、辛，温，归肺、脾经，能理气健脾，燥湿化痰，用于胸脘胀满、食少吐泻、咳嗽痰多等症。据现代药理研究发现，陈皮所含挥发油，对胃肠道有温和的刺激作用，可促进消化液的分泌，排除肠管内积气，有芳香健胃和祛风下气的效用，对支气管有微弱的扩张作用。其醇提物的平喘效价较高。四者结合煮粥，可以共奏祛湿祛痰的作用，达到止咳平喘的效果。

六、湿热质

特征表现：体态中等或偏瘦，面垢油光；口干口苦，身重困倦；大便黏滞不畅或燥结，小便短黄；舌质偏红，苔黄腻，脉滑数；男性易阴囊潮湿，女性易带下增多，易患疮疖、黄疸、热淋，对夏末秋初湿热气候、湿重或气温偏高环境较难适应。此类体质人群在饮食上应以清淡为主，可食甘寒之品，避免食用油腻温燥之品。

（一）宜用食材及中药

1. 蔬果类　冬瓜、赤小豆、丝瓜、佛手果、蒲公英、枸杞叶等。
2. 肉类　鲫鱼、鸡肉、鸽子、河虾、鸭子、鹌鹑等。
3. 中药类　茯苓、车前子、薏苡仁、芡实等。

（二）推荐药膳

1. 车前子饮

【组成】　车前子30 g，粳米米汤适量。

【制法】　将车前子用纱布包好，加水500 mL，煎至300 mL，去药包，加米汤。

【用法】　分2次服用。

【功效】　清热利尿，渗湿止泻。适用于小便不利，淋沥涩痛或湿热泄泻，大便黄褐而臭，肛门灼热，小便短赤，尿道炎，膀胱炎，及支气管炎咳嗽多痰等症。

【禁忌】 素日畏冷，口渴咽干者慎用。

【方解】 车前子味甘，微寒，归肝、肾、肺、小肠经，能清热利尿，渗湿通淋，明目，祛痰，用于水肿胀满、热淋涩痛、暑湿泄泻、目赤肿痛、痰热咳嗽等症。而且，车前子在现代药理研究下也十分热门，其所含的桃叶珊瑚可以促进胆汁分泌，具有明显的抗肝脏毒性作用，可护肝利胆。车前子中含有的黏液质：车前子胶，具有良好的调节血糖、降低血脂作用，可以预防由脂质代谢紊乱所引起的脂质过氧化问题，同时还可以防治冠心病和动脉粥样硬化。粳米米汤有止泻作用，促进钠、钾离子吸收，改善肠道运动功能等。

2. 六一散冲腐浆

【组成】 六一散（滑石18 g、甘草3 g），豆浆500 mL。

【制法】 豆浆与六一散（滑石6份，甘草1份，研末制成）同煮沸，加白糖适量调味。

【用法】 顿服。

【功效】 清暑利尿。适用于暑热湿热季节小便不畅，短赤而痛等症。

【禁忌】 阳虚畏寒者慎服。

【方解】 六一散为中医方剂中著名的祛暑湿之方，具有清暑利湿之功效，用于感受暑湿所致的发热、身倦、口渴、泄泻、小便黄少等症，外用可治痱子。方中滑石味淡，性寒，质重而滑，淡能渗湿，寒能清热，重能下降，滑能利窍，故能上清水源，下利膀胱水道，除三焦内蕴之热，使从小便而出，以解暑湿之邪；少佐甘草和其中气，并可缓和滑石寒凉之性。二药相配，共奏清暑利湿之效。现代药理研究表明六一散也可用于治疗膀胱炎、尿道炎、膀胱结石、复发性尿路结石、新生儿腹泻、百日咳痉挛、小儿胃热流涎、肾囊风、药物致皮肤过敏、黄疸型肝炎、精液异常、糜烂性胃炎等多种疾患。豆浆更是一种老幼皆宜、价廉质优的液态营养品，其中所含的铁元素是牛奶的6倍，所含的蛋白质虽不如牛奶高，但在人体内的吸收率可达到85%，因此有人称豆浆为"植物牛奶"。

七、血瘀质

特征表现：体型胖瘦均见，肤色晦暗；血行不畅，口唇黯淡，易出现瘀斑；舌黯或有瘀点，舌下络脉紫黯或增粗，脉涩；性格烦躁，健忘，易患癥瘕、痛证、血证，不耐受寒邪。此类体质人群在饮食上应避免生冷饮食。

（一）宜用食材及中药

1. 蔬果类　藕、菠菜、韭菜、荠菜、龙眼、红枣、苋菜、南瓜、荸荠等。
2. 肉类　猪心、牛肉、鸭血、鹿肉、羊肉、猪肝、牛骨髓、猪骨髓等。
3. 中药类　党参、当归、黄芪、红参、女贞子、墨旱莲等。

（二）推荐药膳

1. 毛冬青炖猪蹄

【组成】　毛冬青150 g，猪蹄1只。

【制法】　毛冬青洗净，猪蹄去毛洗净。同放锅内，放葱、姜、盐、黄酒、清水适量，沸后小火炖熬4小时即可（味精可放可不放）。

【用法】　食肉饮汤。日内分3次服完，20日为1个疗程，每疗程间隔5～7日。

【功效】　活血通脉，解毒托疮。适用于血栓闭塞性脉管炎。

【禁忌】　有脂肪肝、高血脂、高血压等尽量少食。

【方解】　毛冬青味微苦、涩、寒，归心、肺经，能活血、通脉、清热解毒，用于风热感冒，肺热喘咳，咽喉肿痛，丹毒，烧、烫伤，血栓闭塞性脉管炎，冠心病等病症。毛冬青含有三萜皂苷和苯酚，毛冬青在我国广泛应用于治疗心脑血管疾病，例如，中风、冠状动脉疾病和周围血管疾病，也被用于缓解上呼吸道感染和其他炎症。毛冬青具有多种药理功效，其提取物可以起到扩张血管，改善微循环，降低血压和增强耐缺氧等药理作用。猪蹄也被称为猪手、猪脚，前蹄为猪手、后蹄为猪脚，因含有丰富的胶原蛋白，经常被人们用来滋补身体。胶原蛋白是一种生物高分子胶类物质，又称胶原，是动物结缔组织的主要构成成分，在哺乳动物体内的含量也最丰富，占蛋白质总量的25%～30%。此外，胶原蛋白是改善细胞的营养状况及延缓衰老、防癌的最佳营养物质。

2. 木耳柿饼汤

【组成】　黑木耳6 g，柿饼50 g，红糖50 g。

【制法】　同置器中，加水适量，煮汤食。

【用法】 每日1剂，连服5～6日。

【功效】 活血祛瘀。适用于痔疮，痔核初发，黏膜郁血，肛门瘙痒不适，伴有异物感，或轻微出血、疼痛等症。

【禁忌】 糖尿病患者忌用。

【方解】 黑木耳是我们平时经常会食用的一种菌类膳食。中医认为黑木耳味甘，性凉。可润燥利肠、凉血止血、益气强身、滋肾养胃、活血等功效。黑木耳有很强的药用价值，黑木耳中含有丰富的木耳多糖，木耳多糖有明显的增加免疫力抗血栓、降血脂、降血糖、缓解动脉粥样硬化、消炎、抗辐射、抗癌等作用。柿饼则是由柿子经过加工后制作而来，其中含有大量的碘元素和维生素，可以为人体补充丰富的碘，经常食用可以预防和治疗缺碘性甲状腺肿大，其含有的有机酸，可以增进食欲，促进胃肠的消化，其还可以降血压、软化血管，改善心血管的功能。而且，柿饼还可以促进乙醇的氧化，促进体内酒精的排泄，从而起到解酒的功效。红糖自古以来就被视为补血之品。在20世纪七八十年代，红糖还一度被视为营养补充品。红糖的原料是甘蔗，红糖95%以上的成分为蔗糖，另外还含有维生素和微量元素。红糖所含有的葡萄糖释放能量快，吸收利用率高，可以快速地补充体力，将红糖煮成红糖水喝比直接吃更容易吸收其中的营养成分。三者合用既能活血祛瘀，又能补益气血，对于血瘀体质的患者是比较适宜食用的。

八、气郁质

特征表现：体型多瘦；气机郁滞，神情抑郁，情感脆弱；舌淡红，苔薄白，脉弦；性格内向不稳定、烦闷不乐、敏感多虑，易患脏燥、梅核气、郁证等，对精神刺激适应力差，不适应阴雨天气。此类体质人群在饮食上建议多食芽类、绿叶蔬菜类等食物。

（一）宜用食材及中药

1. 蔬果类 苋菜、荠菜、菠菜、红枣、松子仁、苹果、香蕉、哈密瓜等。
2. 肉类 鸡肉、猪肉、猪肝、黄鱼、河虾、鸽子等。
3. 中药类 玫瑰花、月季花、梅花、枳壳、枳实、甘草等。

（二）推荐药膳

1. 健乐饮

【组成】 灵芝15 g，香菇9 g，冰糖适量。

【制法】 将灵芝和香菇分别进行热水浸提或煎煮，再将二者煎液混匀浓缩，放入冰糖共煮，可制成晶体，亦可直接饮用。

【用法】 制成晶体用开水冲服，或直接饮用浓缩煎液。每日2～3次。

【功效】 健脑，和血，提高机体免疫力，防老延衰。适用于神经衰弱，失眠，血小板减少，肝炎等。常服可防止衰老，延年益寿。

【禁忌】 糖尿病患者可将冰糖替换成木糖醇。

【方解】 灵芝自古以来被称为"仙草"，其味甘、平，归心、肺、肝、肾经，能补气安神，止咳平喘，用于眩晕不眠，心悸气短，虚劳咳喘等症。灵芝主要含灵芝多糖、甾醇类、三萜类、氨基酸类、生物碱类、核苷类、酶类、有机锗、无机离子等十大类成分，其中灵芝多糖是灵芝主要有效成分。现代药理研究发现，灵芝有镇静、抗惊厥、抗癫痫、增强免疫、抗肿瘤等药理作用。香菇性味甘平，具有益胃气、托痘疹之功效。香菇中主要含蛋白质20.5%、脂肪6.4%、糖类60%。并且，香菇还具有降血脂、抗佝偻病、抗肿瘤作用。二者合用同时可以提高机体免疫力，配上冰糖可以大大舒缓低落的情绪。

2. 佛手炒肉片

【组成】 鲜佛手250 g，胡萝卜250 g，里脊肉100 g，葱、姜、油适量。

【制法】 将里脊肉、鲜佛手、胡萝卜切片。起锅下油，将葱姜末炒出香味，加入里脊肉翻炒至变白。加入佛手和胡萝卜，炒熟，加入盐，炒匀即可出锅。

【用法】 每周服2～3次即可。

【功效】 温补强身，行气止痛，和胃化痰。适用于体质气郁，食欲不振、咳喘痰多患者。

【禁忌】 胃寒者少食。

【方解】 本方以佛手为主要行气解郁之药，其味辛、苦、酸，温，归肝、脾、肺经，能疏肝理气，和胃止痛，燥湿化痰，用于肝胃气滞、胸胁胀痛、胃脘痞满、食少呕吐之症。最新实验表明，其含有的佛手挥发油的抗抑郁作用机制可能与调节血清CORT水平和海马组织BDNF表达水平有关。胡萝卜中含有丰富的维生素A、维生素C和维生素E，以及多种维生素和其他的微量元素。其还被誉为"小人参"。胡萝卜素进入人体，在酶元素的作用下，大约50%的胡萝卜素将转化成维生素A，维生素A具有治疗夜盲症、补肝明目的功效。猪肉（即本方中里脊肉）在古代是十分珍贵的食材。中医认为，猪肉性平味甘，有润肠胃、生津液、补肾气、解热毒的功效。它富含的铁元素，是人体血液中红细胞的生成和功能维持所必需的，猪肉还是人体所必需维生素的主要来源，食用猪肉有补肾、滋阴、补充蛋白质以及脂肪酸的功效。佛手结合猪肉能很有效地去除猪肉的油腻，同时佛手配伍胡萝卜均可起到疏肝的功能。中医认为，肝主情志。本方通过疏肝养肝来调节气郁是比较合理的。

九、特禀质

特征表现：过敏体质者一般无特殊，常见哮喘、风团、咽痒、鼻塞、喷嚏等，易患哮喘、荨麻疹、花粉症及药食物过敏；先天禀赋异常者或有畸形，或有生理缺陷，有遗传性、先天性、家族性特征，常有遗传性疾病、胎传性疾病；对外界适应能力差。此类体质人群在饮食上注意荤素搭配，尽可能地避免食用辛辣、腥味、酒类等刺激性强的食物。

（一）宜用食材及中药

1. 蔬果类　秫米、枸杞叶、青菜、苹果、松子、花生、芝麻等。
2. 肉类　猪肉、鸡肉、鸽子、黑鱼、鲫鱼、河虾、蚌等。
3. 中药类　白术、黄芪、枳壳、陈皮、淡豆豉、牛蒡子等。

（二）推荐药膳

1. 参枣米饭

【组成】　党参10 g，红枣20枚，糯米250 g，白糖50 g。

【制法】　将红枣洗净，与党参同煮30分钟。然后将党参、红枣与药汁分开。糯米洗净，加适量水放于小盆中，隔水蒸熟，扣于盘中，把党参、红枣摆于上面。另用锅将药汁、白糖熬成浓汁，浇在枣饭上。

【用法】　早晚餐服用。

【功效】　健脾益气。适用于脾虚气弱，倦怠乏力等。

【禁忌】 糖尿病患者慎用。

【方解】 本方以糯米为主，糯米中含有大量的糊精，其味甘、温，具有补肺气、充胃津，具有暖内脏的功效。经常将其应用于久泄食减、自汗不止、胎动不安、虚劳不足、腰痛、消渴等症状。糯米中矿物元素较多，能够使人体的身体水平提高，补充人体所需的营养，对于营养均衡非常有益。但不可频食，因其性太黏滞难消化，小儿和年长者尽量少食。党参味甘，性平，归脾、肺经，具有补中益气、健脾益肺之功效，用于脾肺虚弱、气短心悸、食少便溏、虚喘咳嗽、内热消渴等症。现代药理研究发现党参能纠正胃肠运动功能紊乱，抑制胃酸分泌而起到抗溃疡作用，还能增强机体免疫功能，增强造血功能，对保护心血管系统有着不凡的效果。红枣具有重要的营养价值和药用价值，除含有大量的糖和纤维素以外，还含有丰富的维生素C、维生素E、维生素B和钙、磷、铁等多种微量矿物质。新鲜红枣中还含有丰富的有机酸、人体必需氨基酸以及环磷酸腺苷、芦丁等生理活性物质。三者合用能够有效地气血双补，使患者的正气充盈，外邪不可干。

2. 玉屏风粥

【组成】 黄芪15～30 g，白术12 g，防风6 g，粳米100 g，白糖适量。

【制法】 将上药加水煎煮，取汁去渣，再加入粳米一并煮粥，加白糖少许即可。

【用法】 每周服3～4次。

【功效】 补气健脾，利水固表。适用于体质偏弱、容易感冒着凉的人群，特别适宜于冬春季节。

【禁忌】 实火内盛者慎服，黄芪多食容易上火。

【方解】 玉屏风粥是由中医名方玉屏风散化裁而来，在原方的基础上加入粳米。玉屏风散用于汗出恶风，面白无华，舌质淡、苔薄白，脉象浮虚等症。黄芪是健脾补气药的代表，于内，可大补脾肺之气；于外，可固表止汗，特别适合于治疗肌表卫气不固导致的体虚盗汗，是方中的主打药物。白术则能健脾益气，帮助黄芪加强益气固表的功能，为辅药。防风异名叫"屏风"，可以解表祛风。玉屏风做成粥，有补益脾气的作用，也有提高免疫力、增强体质的作用。

[参考文献]

［1］山东中医学院.黄帝内经素问校释［M］.北京：人民卫生出版社，2009.

［2］徐文弼.寿世传真［M］.北京：中国医药科技出版社，2017.

［3］国家中医药管理局.中华本草［M］.上海：上海科学技术出版社，1999.

［4］中国食品药品检定研究所.中国药典2020版［M］.北京：中国医药科技出版社，2020.

［5］南京中医药大学.中药大辞典［M］.上海：上海科学技术出版社，2006.

［6］孟仲法，顾燕敏.药膳与健康［M］.上海：上海医科大学出版社，1992.

［7］卢业玉，吴雅红，吴国杰，等.乌鸡白凤丸中几种营养成分的分析［J］.广东化工，1999（2）：75-76.

第二十四章 治未病科

一、上海中医药大学

1.豌豆山药炒虾仁（附图1-1）

【组成】　新鲜豌豆100 g，铁棍山药100 g，虾仁100 g，胡萝卜50 g，鸡蛋清一个，葱、姜少许，淀粉、黑胡椒、盐、蚝油、食用油适量。

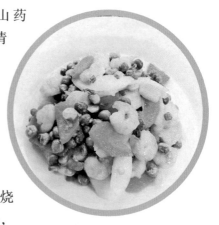

附图1-1　豌豆山药炒虾仁

【制法】　豌豆剥出，铁棍山药、胡萝卜削皮切片，葱、姜切碎备用。处理好的虾仁加入蛋清、水淀粉、料酒、姜末和盐抓匀腌制。沸水中加入盐、食用油，下入豌豆焯水2分钟捞出。起锅烧油，下入虾仁翻炒断生捞出。重新起锅，热锅凉油烧至八分热时下豌豆翻炒，再下入铁棍山药、胡萝卜片翻炒断生，最后加入虾仁，加盐、蚝油调味，翻炒至全熟。出锅前加入葱花提香。随餐食用。

【用法】　佐餐食用，每日1次。

【功效】　中和下气，健脾除湿，补气益肺，固肾益精。

【应用】　吐逆、脾虚体弱、肾阴不足之证。

【禁忌】　无。

【方解】　本方中豌豆性平，味甘，归脾、胃经，中和下气，通乳利水，解毒。山药性平，味甘，归手、足太阴二经，健脾补肾生津。虾仁性微温，味甘，归肝、胃、肾经，补肾壮阳，通乳脱毒。辅以胡萝卜健脾化滞、鸡蛋清清热利咽。诸药合用中和下气，健脾除湿，补气益肺，固肾益精。

320

2. 霜蜜糕（山药柿饼杏仁糕）（附图1-2）

【组成】 山药100 g，甜杏仁（去皮）10 g，柿霜饼30 g，蜂蜜适量。

【制法】 山药去皮切块，上锅蒸熟后捣泥备用。甜杏仁、剪碎的柿霜饼打碎成泥状。山药泥、杏仁柿霜饼泥3：1分层放好，模具定型为糕状。杏仁柿霜饼泥在上层，放入烤箱中180℃烤10分钟。取出后淋上蜂蜜即成。

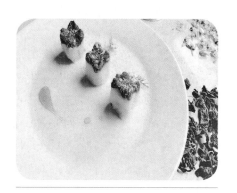

附图1-2 霜蜜糕（山药柿饼杏仁糕）

【用法】 冷菜。

【功效】 润肺止咳，清肺益气，健脾养胃。阴虚肺燥证，肺气虚或气阴两虚证。

【禁忌】 糖尿病患者慎用。

【方解】 本方中甜杏仁味甘，性平，无毒，归肺、大肠经，性属滋养，功能润肺止咳。山药甘，平，归脾、肺、肾经，能补脾养胃，生津益肺能用于诸虚所致之食少、肺虚喘咳。柿饼为柿科植物果实柿子的制成品，味甘、平，微温，归心、肺、大肠经，能润肺、止血、健脾、涩肠，其上柿霜色白入肺，甘凉华润、甘益肺气、凉清肺热，有滑利肺痰、润滋肺燥的功效。调味用的蜂蜜甘，平，归脾、胃、肺、大肠经，可调补脾胃，缓急止痛，润肺止咳，用于脾气虚弱或肺虚所致之脘腹隐痛、肺燥干咳等症。诸药合用清肺润肺、止咳平喘，还能健脾养胃。

3. 玫瑰葡萄三炮台（附图1-3）

【组成】 春尖茶2～3 g，若羌小灰枣3粒，桂圆1颗，枸杞子3～4颗，绿宝石葡萄干4～6颗，老冰糖3 g，干玫瑰花2颗，蜂蜜适量（用量可随杯容量增减）。

【制法】 桂圆破口，若羌小灰枣经干锅烘焙至微褐色出香气。将所有原料一起放进茶碗里。洗茶：浇上烧开的热水，盖上盖焖，这是第一泡水，5分钟后，撇去。饮用第二、第三泡茶。

【用法】 代茶饮用。

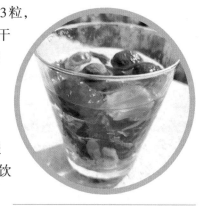

附图1-3 玫瑰葡萄三炮台

【功效】 益气补血，安神醒脑，消痰化痰。用于缓解肺气虚而导致的咳嗽痰多现象，还可以辅助治疗气血亏虚导致的头晕、头痛、自汗、盗汗等现象。

【禁忌】 对绿茶不耐者慎用。

【方解】 本方中绿茶（春尖茶）味甘、苦，归心经、肺经、胃经，可清头目，除烦渴，化痰，消食，利尿，清热解毒。大枣甘、平，归心、脾、胃经，可补中益气，养血安神，调和药性。桂圆甘、温，归心、脾经，可补益心脾，养血安神。枸杞子甘、平，归肝、肾经，可养肝、明目，滋肾，润肺。葡萄干甘、酸、平，归肺、脾、肾经，可益气补血，强壮筋骨，通利小便。玫瑰甘微苦，温，可理气解郁，和血散瘀。老冰糖则补中益气、和胃、润肺，有生津、清热的功效。调味用的蜂蜜甘、平，归脾、胃、肺、大肠经，可调补脾胃，缓急止痛，润肺止咳，用于脾气虚弱或肺虚所致之脘腹隐痛、肺燥干咳等。诸药合用可益气补血，安神醒脑，还能消痰化痰。

二、上海中医药大学附属曙光医院

1. 灵芝参杞排骨汤（附图1-4）

【组成】 猪小排2块，老姜一小块，红枣1颗，盐少许，香醋少许，矿泉水250 mL，贵州纯野生灵芝（紫灵芝）1根（约10 g），宁夏中宁头茬枸杞子6粒（约3 g），柘荣野生太子参3根（约5 g）。

【制法】 将猪小排2块洗净，放入420 mL炖盅中，倒入约250 mL矿泉水，盖上盅盖。取紫灵芝1根掰碎、枸杞子6粒、太子参3根、老姜一小块，红枣1颗劈开，分别洗净备用。将炖盅放入电炖锅中，隔水炖约10分钟左右，开盖将浮沫去除，顺便加入几滴香醋，可加快骨头钙质的溶解，缩短烹饪时间，同时可使排骨中的钙、磷、铁等矿物质溶解出来，利于吸收，营养价值更高。分别放入已洗净的紫灵芝、枸杞子、太子参、老姜、红枣，继续炖约30分钟，加入少许盐调味即可。

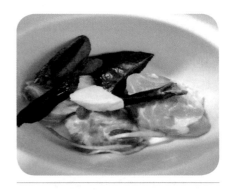

附图1-4 灵芝参杞排骨汤

【用法】 由于药材比较名贵，1次炖煮无法将其精华全部炖出，因此1份食材可加水连续炖煮3次，分3日食用。一般1个月为1个疗程。

【功效】 补气养阴，填精安神。

【禁忌】 外感邪气、内伤食滞、痰湿重者忌服；有慢性基础性疾病者，请务必在医师指导下食用。

【方解】 此款药膳按照中医君、臣、佐、使原则进行配伍，以猪小排、紫灵芝为君，太子参为臣，枸杞子为佐，姜、枣为使，共奏补气养阴、填精安神之效，可用于慢性疲劳综合征、失眠、虚咳、大病后调养等，也可用于平时的养生保健。

2.冰糖川贝炖雪梨（附图1-5）

【组成】 雪梨，冰糖，川贝粉。

【制法】 把雪梨削去皮、切开约1/3的顶部，挖去梨核，注意不要挖透底部。把雪梨清理干净后放入冰糖、川贝粉。把梨顶盖回去。隔水蒸1～1.5小时。

【用法】 梨肉、梨汤全部吃光，药效最好。

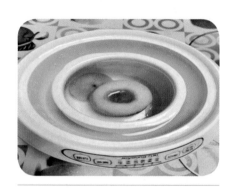

附图1-5 冰糖川贝炖雪梨

【功效】 川贝粉味苦，性微寒，归肺经，其主要功用适用于外感风热咳嗽、肺虚久咳、痰少咽燥等症。

【禁忌】 脾胃虚寒者慎服。

【方解】 雪梨味甘，性寒，含苹果酸、柠檬酸、维生素B_1、维生素B_2、维生素C、胡萝卜素等营养素，具有生津润燥、清热化痰之功效，特别适合秋天食用。药用能治风热、润肺、凉心、消痰、降火、解毒等症。冰糖味甘、性平、无毒，归肺、脾经，具有润肺、止咳、清痰和去火的作用，主治肺燥咳嗽，干咳无痰，咯痰带血。用于肺燥、肺虚、风寒劳累所致的咳喘、小儿疟疾、噤口痢、口疮、风火牙痛。

冰糖川贝炖雪梨作为中国古代流传下来的药膳食品，不仅香甜可口，也具有化痰止咳的作用。本药膳主要治疗急性支气管炎燥热伤肺型：干咳无痰或咳嗽痰少，鼻咽干燥，咳甚则胸痛，或见恶寒、身热，舌尖红，苔薄干或黄或白，脉浮数；也可以化痰止咳、清热生津、润肺平喘、止咳化痰、滋阴润肺，可减轻咽干喉痒、喉痛失音的症状。

3. 蓝莓山药（附图1-6）

【组成】 怀山药1根，蓝莓30颗，绵砂糖少许。

【制法】 戴手套将怀山药洗净并削皮切块，蓝莓清洗后装盘备用。将怀山药放入蒸箱中蒸30分钟，捏团装盘备用。将蓝莓倒入锅中小火炒制，加入少量绵白糖调味，制作成蓝莓酱。将蓝莓酱浇到摆好造型的山药上。

【用法】 佐餐食用，每日1次。

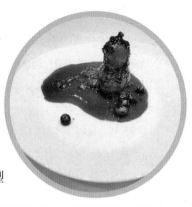

附图1-6 蓝莓山药

【功效】 具有平补脾胃，改善视力、增强自身免疫力等功能。

【禁忌】 无。

【方解】 怀山药味甘，性平，归脾、肺、肾经，有补脾养胃、生津益肺之功效。蓝莓含有丰富的花青素和维生素C，具有改善视力、增强自身免疫力等功能。酸甜的蓝莓酱汁搭配软糯的怀山药泥，开胃可口且利于脾胃消化吸收功能，是一味平补脾胃的药食两用之品。

4. 五红汤（附图1-7）

【组成】 红枣，红豆，红衣花生，红糖，枸杞子。

【制法】 红豆、红枣、红衣花生、枸杞子洗净，红豆和红衣花生用水浸泡1小时。把红豆、红枣、红衣花生放入锅内，加适量清水，大火煮沸后转小火熬煮1小时30分钟左右，放入红糖和枸杞子再煮30分钟。

【用法】 佐餐食用，每日1次。

【功效】 健脾去湿，养血安神，滋补肝肾，提高机体免疫力。

【禁忌】 肠胃不好、糖尿病患者、月经量大的女性在经期不宜食用。

【方解】 红豆具有行健脾祛湿的作用。红枣味甘性温，具有滋阴补阳、补中益气的功效。花生俗称"长生果"，它的营养成分丰富，又较为全面，是公认的健康食

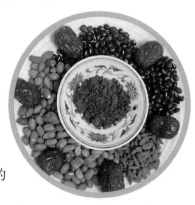

附图1-7 五红汤

海派药膳

品，其"补血止血"的作用主要就是花生外面那一层薄薄的红衣。红糖是未经精炼的粗糖，味甘性温，由于保留了较多的维生素和矿物质，使得其营养价值优于白糖，因此具有健脾暖胃、缓中止痛、益气补血、活血化瘀的作用。枸杞子性味甘平，具有降血压、降血脂、降血糖的作用。

5.西洋参枸杞茶（附图1-8）

【组成】 西洋参3 g，枸杞子5 g，清水500～800 mL。

【制法】 将西洋参和枸杞子洗净后放入养生壶内加入500～800 mL的清水后煮沸即可。

【用法】 每日1次。

【功效】 益气养阴，补气血，提高免疫力。

【禁忌】 脾胃虚寒、脾虚便溏的人群最好不宜服用。

【方解】 西洋参具有补气养阴，清热生津，抗疲劳的作用。枸杞子含有胡萝卜素、维生素B_1、维生素C等营养成分，具有滋补益精明目的作用。

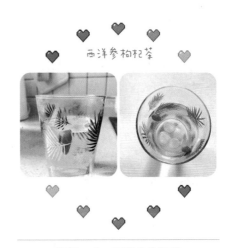

附图1-8　西洋参枸杞茶

6.黄精羊排汤（附图1-9）

【组成】 新鲜崇明山羊排1 000 g，九华山九蒸九晒黄精50～100 g，甘草1片，高良姜1个，白芷1片，草豆蔻1个，整砂仁1个，大葱1段，生姜片适量，枸杞子适量，柠檬叶2片，生抽适量，冰糖适量。

【制法】 山羊排沸水洗净晾干放入砂锅，加入甘草、高良姜、白芷、草豆蔻、整砂仁、大葱、生姜片、柠檬叶、生抽，加水没过食材1 cm左右，大火煮沸，小火煮25分钟左右，加入黄精和枸杞子，以及冰糖，大火煮沸2分钟，出锅。

【用法】 冬季间断食用。

【功效】 补中益气，养胆明目，调良五脏，充盛肌肉，适合于虚弱性体质及老年人。

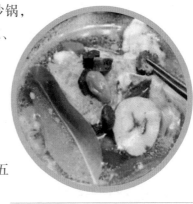

附图1-9　黄精羊排汤

【禁忌】 正在上火的人群、身体存在急性感染的人群、肿瘤性疾病人群忌用。

【方解】 山羊肉能暖中补虚，补中益气，开胃健身，益肾气，养胆明目，治虚劳寒冷，五劳七伤。黄精，号称"仙人余粮""土中精华"，具有宽中益气，使脏调良，肌肉充盛，骨髓坚强，其力倍增的作用。山羊肉性温热，黄精性平偏阴柔，两者相伍，补益气血及五脏之力倍增。

7.九珍乳鸽汤（附图1-10）

【组成】 鸽子1只，当归10g，黄芪30g，西洋参8g，百合、芡实、薏苡仁、山药、银耳、枸杞子、姜、料酒、盐适量。

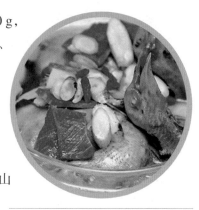

【制法】 清洗食材，芡实、薏苡仁泡水备用，银耳、山药、姜切片备用。将鸽子凉水入锅焯水，开锅后撇去浮沫。加入姜片、大半碗料酒，依次加入黄芪、当归、西洋参、枸杞子、芡实、薏苡仁、百合、山药、银耳等，继续小火慢炖。最后加盐调味即可装盘食用。

附图1-10 九珍乳鸽汤

【用法】 鸽肉和汤一起食用。

【功效】 补气生血，滋阴润燥。适用于气血不足导致的免疫力低下人群。

【禁忌】 无。

【方解】 以鸽子替代传统母鸡，性味平，补血之效更甚。

三、上海中医药大学附属市中医医院

1.三色降压饮（附图1-11）

【组成】 桑叶、白菊花、生山楂各6g。

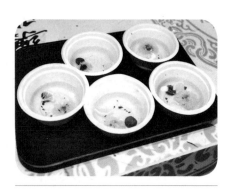

【制法】 三味中药共加水煎汤取汁用，或沸水冲泡，加盖焖片刻即可。

【用法】 日常代茶饮用。

附图1-11 三色降压饮

【功效】 清肝明目，活血散瘀。

【禁忌】 脾胃虚寒、大便溏泄者慎用。

【方解】 方中桑叶、白菊花平抑肝阳，清肝明目。生山楂化痰消滞，活血散瘀。此茶饮有降压的作用，适合高血压患者伴见眩晕、头痛、目赤等症饮用。

2.阿婆花生（附图1-12）

【组成】 花生、木耳、山药、彩椒等各适量。

【制法】 花生水煮去生至酥烂。山药洗净水煮后，去皮，切丁。木耳洗后封水，改刀。与山药、花生加香油、粗、生抽拌匀。

【用法】 作为凉拌菜食用。

【功效】 健脾养胃，润肺化痰。

【禁忌】 霉变花生不可食用。

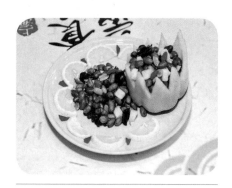

附图1-12 阿婆花生

【方解】 花生富含不饱和脂肪酸，有降压、降血糖、降低胆固醇的作用，可以预防高血压、冠心病、动脉硬化等疾病。木耳具有降脂作用，是天然的血管清道夫。山药补脾益肺补肾。

3.笋菇鸡肉片（附图1-13）

【组成】 蘑菇、芦笋、鸡肉、百合等各适量。

【制法】 蘑菇切片，芦笋切段，百合浸泡备用。鸡肉洗净，切片，腌制后放葱、姜翻炒后备用。芦笋与蘑菇、百合翻炒，最后加入鸡肉炒匀，调味出锅。

【用法】 适合高血压患者伴有血脂偏高或者血糖偏高人群。

【功效】 健脾开胃，养阴润肺。

【禁忌】 对蘑菇或芦笋过敏者不可食用。

【方解】 蘑菇健脾开胃、平肝提神，具有降压保肝作用。芦笋低糖、低脂、高纤维素，含钾量丰富，也有降压作用。鸡肉味甘性温，益气血，补脾

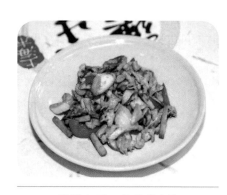

附图1-13 笋菇鸡肉片

胃。百合养阴润肺，清心安神。

四、上海中医药大学附属岳阳中西医结合医院

1. 药汁排骨（附图1-14）

【组成】 药汁（酸枣仁、白菊花、佛手、陈皮、茯苓），排骨，酱油，糖。

【制法】 按酱汁排骨的做法进行烹调，用药汁代替烹调过程中加入的水即可。

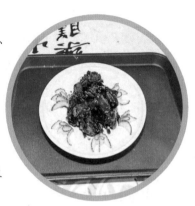

【用法】 药材炖煮2小时，去渣留汤备用，可以提前制备，密封冷藏保存，也可单独作为药茶。

【功效】 疏肝解郁。

【禁忌】 阴虚者慎用。

附图1-14 药汁排骨

【方解】 方中酸枣仁养心安神。白菊花平抑肝阳。佛手疏肝解郁，化痰和中。橘皮理气健脾。茯苓益脾和胃、宁心安神。这组药汁的主要功效就是疏肝解郁，健脾安神。

2. 牛奶安神汤（附图1-15）

【组成】 银耳，百合，牛奶，冰糖。

【制法】 百合、银耳炖煮至起胶感，少量冰糖调味，最后加入牛奶，煮沸及关火。

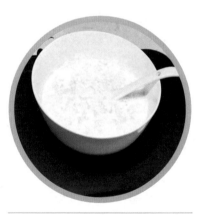

【用法】 睡前1小时服用效果更佳，冰糖可以根据个人口味添加，也可以不加。

【功效】 助眠安神。

【禁忌】 牛奶过敏者忌食。

【方解】 牛奶含有较多色氨酸，有助眠作用。百合、银耳养心安神。

附图1-15 牛奶安神汤

3. 彩椒芦笋（附图1-16）

【组成】 彩椒，芦笋，盐。

【制法】 彩椒、芦笋余水断生，加少量食用油翻炒后调味即可。减少加

热时间可以更好地保留营养成分。

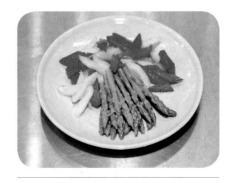

附图1-16　彩椒芦笋

【用法】　佐餐食用，每日1次。

【功效】　清热生津，解郁安神。

【禁忌】　无。

【方解】　芦笋含有人体所必需氨基酸、维生素和矿物质等营养物质，其含有的生物活性成分如黄酮类化合物、甾体皂苷、多糖等，具有抗氧化、抗疲劳、抗肿瘤、抗炎症、调节血脂等功能。彩椒中富含维生素、糖类、膳食纤维、矿物质等营养成分，其维生素A和维生素C的含量较普通蔬菜高。二者共用，营养丰富，口感爽脆，色泽鲜艳，能清热生津，解郁安神。

五、上海中医药大学附属龙华医院

五彩缤纷（附图1-17）

【组成】　猪肝200 g，乌药4 g，益智仁6 g，胡萝卜30 g，怀山药30 g，炒熟的白果3颗，黑木耳5 g，藜麦20 g，菠菜100 g，枸杞子、姜丝少许。

【配料】　鲜酱油5 mL，食用油，卤料少量。

【制法】　猪肝用药材包（乌药、益智仁、枸杞子）和卤料浸泡一晚，再蒸煮切片。洗好的菠菜、胡萝卜、怀山药切段，浸泡黑木耳、藜麦，备用。白果炒熟，去壳。砂锅注水烧热，菠菜、胡萝卜、木耳、汆水待用。猪肝片、藜麦隔水再蒸10分钟。放入菠菜、姜丝，等食材再淋入食用油。调好药汁和酱油。

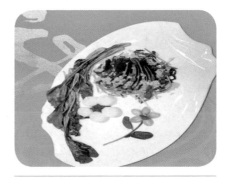

附图1-17　五彩缤纷

【用法】　佐餐食用，每日1次。

【功效】　明目补肾。

【禁忌】　无。

【方解】　猪肝含有丰富的维生素A，胡萝卜含有丰富的胡萝卜素，都具有维持身体正常生长和保护视力的作用。山药养肺固肾、炒熟的白果有敛肺平喘、收敛小便的作用。枸杞子清肝明目、补肾填精的作用。黑木耳有膳食纤维、铁离子、多糖，补肺肾。本药膳具有增强免疫力和补肾补虚的功效，适合肾虚遗尿患儿食用。

六、上海市嘉定区卫生健康委员会

1. 黄精鸡肉丝（附图1-18）

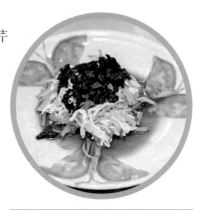

【组成】 鸡肉、黄精、桑椹、玉竹、芹菜各适量。

【制法】 鸡肉煮熟，冷却，手撕成鸡肉丝。黄精用桑椹、玉竹煎煮的热药汁浸泡芹菜焯水，三者搅拌即成。

【用法】 佐餐食用，每日1次。

【功效】 益气养阴，清热生津。

【禁忌】 痰湿体质，高尿酸血症患者慎用。

附图1-18 黄精鸡肉丝

【方解】 此方是基于糖尿病病位在肺、脾（胃）、肾，以气虚、阴虚为主而制作的药膳。鸡肉健脾益气；黄精补气养阴，补益脾肺肾；桑椹补血滋阴，生津止渴；玉竹养阴润燥、生津止渴；芹菜清热利湿，平肝健胃。共奏益气养阴，清热生津之效。鸡肉营养药用价值有维生素C、维生素E等，蛋白质的含量比例较高，种类多，而且消化率高，很容易被人体吸收利用，有增强体力、强壮身体的作用。

2. 健脾养阴山药片（附图1-19）

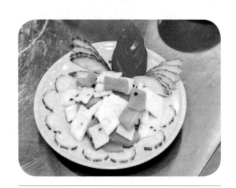

【组成】 山药、南瓜、桑椹、玉竹各适量。

【制法】 南瓜、山药焯水，后加入桑椹、玉竹煎取药汁炒熟而成。

【用法】 佐餐食用，每日1次。

【功效】 健脾养阴，补中益气。

【禁忌】 痰湿壅盛者慎用。

【方解】 山药补中益气、消渴生

附图1-19 健脾养阴山药片

津、健美养颜；桑椹补血滋阴、生津止渴，玉竹养阴润燥、生津止渴，共奏健脾养阴之效。山药营养药用价值有降血糖的作用，对糖尿病有预防和治疗作用，并可明显对抗肾上腺素及葡萄糖引起的血糖升高。南瓜营养药用价值中的果胶能使糖类吸收减慢，可溶性纤维素能推迟胃内食物的排空，控制饭后血糖上升。果胶还能和体内多余的胆固醇结合在一起，使胆固醇吸收减少，血胆固醇浓度下降；同时有改善胰岛素抵抗作用。

3. 益气养阴排骨汤（附图1-20）

【组成】 排骨、黄芪、玉竹、芡实、冬瓜各适量。

【制法】 清洗食材，黄芪、芡实泡水备用，玉竹、冬瓜切片备用。将排骨凉水入锅焯水，开锅后撇去浮沫。依次加入黄芪、芡实、玉竹、冬瓜等，继续小火慢炖。最后加盐调味即可装盘食用。

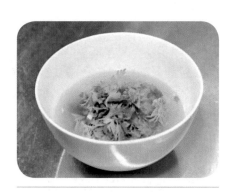

附图1-20　益气养阴排骨汤

【用法】 佐餐食用，每日1次。

【功效】 益气养阴，补骨益髓。

【禁忌】 痰湿体质慎用，高尿酸血症患者慎用。

【方解】 本方是基于糖尿病病位在肺、脾（胃）、肾，以气虚、阴虚为主，伴有骨质疏松而制作的药膳。黄芪健脾补中，升阳举陷，益卫固表，利尿，托毒生肌；玉竹养阴润燥、生津止渴；芡实益肾固精，健脾止泻，除湿止带；冬瓜利尿，清热，化痰，生津，解毒。共奏益气养阴，补骨益髓之效。排骨的营养药用价值中含有丰富的蛋白质及脂肪、碳水化合物、钙、铁、磷等营养成分，具有补虚强身健骨、滋阴润燥、丰肌泽肤的作用。

七、上海市宝山区中西结合医院

1. 参归养心鸡（附图1-21）

【组成】 鸡肉（童子鸡）、当归片、人参片、生姜片、枸杞子、肉桂、桃仁各适量。

【制法】 童子鸡洗净，切块。将鸡块放入锅内，加入凉水，没过鸡块，大火煮沸，小火将鸡块煮熟，备用。当归片、人参片、生姜片取1/3备用。

将另外2/3当归片、人参片、生姜片和桃仁加水，大火煮开后调小火保持微沸30分钟，加入肉桂、料酒，调大火继续煮5分钟，滤出汤汁。将熟鸡块、备用的当归片、人参片、姜片、枸杞子放入碗中，倒入汤汁，上蒸笼，蒸3小时，即可。

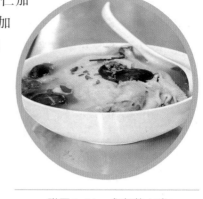

附图1-21　参归养心鸡

【用法】　佐餐食用，每日1次。

【功效】　益气养心，温阳活血。

【禁忌】　浅表性胃炎、胆囊炎、高脂血症和肾功能不全者忌食或少量食用。

【方解】　鸡肉具有益气养血作用。当归养血活血。人参益气养心健脾。生姜散寒调脾。枸杞子养肾。肉桂活血温心阳。桃仁活血化瘀。

2. 芹心舒（附图1-22）

【组成】　芹菜、百合、腐竹、胡萝卜、大蒜各适量。

【制法】　芹菜洗净，切段。百合分成小片，剥去膜衣，洗净。腐竹凉水泡发，切段。胡萝卜洗净，切片。大蒜切碎备用。芹菜、百合、腐竹分别焯水备用。锅内倒入少许食用油，放入蒜末炒香。放入胡萝卜，炒断生。放入芹菜、百合、腐竹，略炒，调味即可。

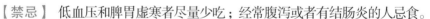

附图1-22　芹心舒

【用法】　佐餐食用，每日1次。

【功效】　清心降压，保护心血管。

【禁忌】　低血压和脾胃虚寒者尽量少吃；经常腹泻或者有结肠炎的人忌食。

【方解】　芹菜利尿消肿，平肝降压，减肥。百合润肺解郁，养心安神，降尿酸。腐竹降低血液中胆固醇含量，有防止高脂血症、动脉硬化的作用。胡萝卜也有补益养肝，改善血液循环的作用。大蒜类似薤白，温阳散寒化痰，中和寒气。

3. 甘麦大枣汤（附图1-23）

【组成】　甘草、麦芽、大枣、枸杞子、桃仁各适量。

【制法】 大枣破开，桃仁捣碎，与其他诸药共煎，大火煮沸后，小火保持微沸20分钟，即可。

【用法】 代茶饮用。

【功效】 疏肝理气兼活血。

【禁忌】 肠胃不好、空腹及孕期不宜饮用。

【方解】 名方和茶饮结合，养心疏肝安神，甘麦大枣汤基础上加入枸杞子补肾调味，加桃仁、山楂活血化瘀通脉，大麦改为麦芽加强疏肝作用。

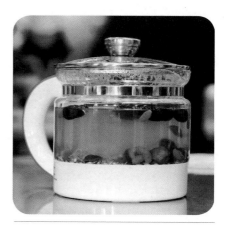

附图1-23　甘麦大枣汤